わたしに効くハーブ大全

JN039608

主婦の友社

はじめに

高まるハーブ人気、そのわけは？

こんにちは。ハーブコンシェルジュの小早川愛です。

いま、ハーブへの関心が非常に高まっています。背景には、コロナ禍で外出を自粛して自宅で過ごす時間が増え、園芸や料理を楽しむ時間が増えたことがあります。私が勤めるハーブ農場「ポタジェガーデン」のオンライン商品の売り上げは、一昨年より約10倍近くも伸びました。また、ハーブ苗を扱うホームセンターも増え、特に人気のハーブ苗は売り切れ、出荷制限が続くほどです。

ハーブがここまで人気になった理由は「香りがよい」「育てやすい」「見た目がかわいい」などさまざまありますが、ほかの園芸植物や野菜が持ち合わせていない、とても大きな魅力があるのが一番の理由だと思います。それは、人間の健康をサポートする「薬草」としてのパワーがあることです。

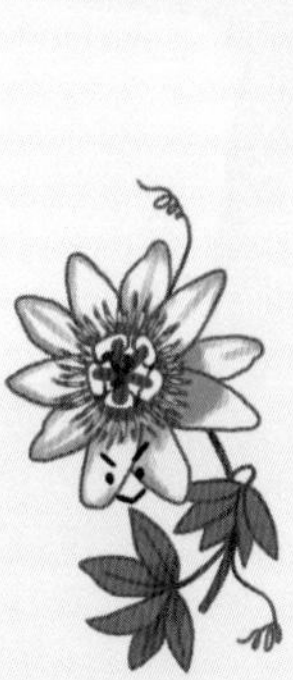

「ハーブを食べれば、体が変わるなんて本当?」と思いますよね。答えは「YES」。それは、私が身をもって体験したからです。また、「ハーブなんて、値段も高いしあまり興味がないわ」というかたもいらっしゃると思います。その気持ちもわかります。何を隠そう、私もその一人でした。

ハーブを知る前は、心身ともに不調だらけ

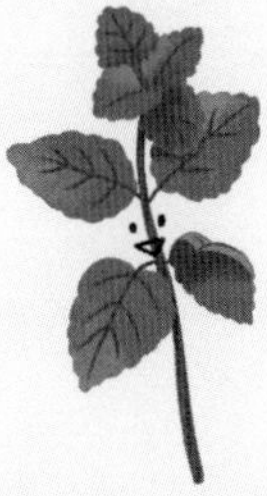

私はいま「ハーブコンシェルジュ」として、より多くのかたにハーブを身近に感じていただけるよう、さまざまな活動をしています。ある日は、埼玉県のハーブ農場の営業担当として、取り扱っていただけそうなお店へハーブの魅力をお伝えしに行きます。ときには両手いっぱいのハーブを持ち、電車で移動(きっとかなり目立っていると思います)。また、ある日は、ハーブの知識と経験を生かして、大学の市民講座や地方自治体のハーブ料理教室の講師を務め、さらに食品メーカーの商品開発にも参加しています。

家庭では小学生から高校生まで4人の子育てと夫の食事面を支えて

いる主婦でもあり、趣味は夫とのランニング。と、ここまで人にお伝えすると、「毎日、仕事とプライベートが忙しいでしょう、大変では？」と言われるのですが、疲れるどころか楽しくて、体も心もとても充実している毎日を送っています。

実は、ハーブに出会う前までの私は、体も心も常に絶不調、まさに「不調のデパート」でした。まず体調面。夏でも凍ったように冷たい足、片頭痛、しつこい咳、不眠、重度のＰＭＳ（月経前症候群）などにさいなまれました。５足重ね靴下をはき、鎮痛剤は手放せず、病院で処方された咳止めの薬は効かなくなり、産後で骨盤底筋が緩んでいるせいか、咳をするたびに尿漏れを起こし、悲しい思いをしたものです。そして、最もつらかったのは精神面です。加齢による自信喪失、先行きの見えない漠然とした恐れがとめどなく渦巻く毎日で、育児を楽しめない自分に、さらに嫌悪に陥る日々でした。

ハーブ農場で働き、ハーブパワーで絶好調に

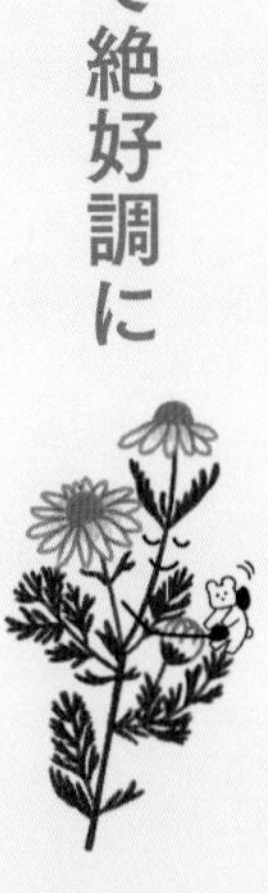

子育てが一段落したときに、ハーブ農場の東京事務所で経理の仕事をスタート。その1年後、初めて農場を訪問したときの、車から降りた瞬間に感じた五感と全身を駆け巡る野性的なハーブの香りは忘れられません。張りつめていた緊張が一気にやわらぎました。また、営業担当としてお客さまにハーブのおいしさや使い勝手を説明するのが仕事のため、その日から会社でも自宅でもハーブを食べることとなりました。農場の皆さんからおすすめの食べ方を聞いては、から揚げやハンバーグなど、いつもの料理に入れてみました。初めてのレシピでも何度も繰り返し作っているうちに、ハーブを入れるだけで料理は格段においしくなり、ハーブに触れることで心が癒やされることも知りました。

そして半年ほどたったころでしょうか。悩まされていたありとあらゆる私の不調は、ほとんどが気にならないものになり、体も心もとても元気に健康そのものになっていたのです。もちろん、仕事への達成感や充実感、子どもたちが成長して手がかからなくなってきたなど、環境の変化もあったと思います。一方で、やはりハーブの特徴や作用を知り、それらを楽しんでいたからこそ、心身の健康を手に入れられたことは間違いありません。薬や病院に頼らない生活はすでに4年以上続いています。ハーブが日々の健康をサポートしてくれているおかげでしょう。4回の出産を繰り返した30代や40代よりも、50歳のいまがいちばん元気で気持ちも安定しています。

不調知らずになるにはハーブがおすすめ

この本は、まさにかつての私のように、不調を少しずつ感じているかた、さらに不調が増え続け病院に通ってケアしているかたにぜひ活用していただきたいのです。病院通いやドラッグストアの薬に頼って不調を「抑える」のではなく、体に「少しずつよい影響をもたらしてくれる」ハーブを上手に生活にとり入れませんか？　女性は特に、年齢を重ねるにつれて思いもよらぬ不調を感じ始めるものです。自然の力・ハーブを日常づかいすることが、心も体も快適な状態になる近道といっても過言ではないでしょう。

ぜひおすすめしたいハーブ生活ですが、あることに気づきました。それは、手に入りやすくなったとはいえ、やはり国内で手に入るハー

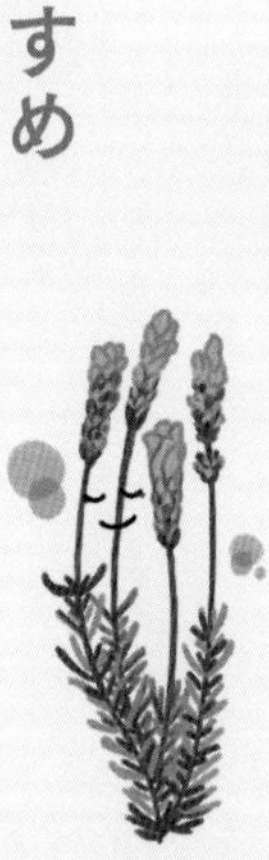

ブの種類は限りがあるということです。友人の一人も「ハーブ図鑑を読んで、このハーブいいな、フレッシュハーブを買いたいなと思って調べたら日本では手に入らないものだったの」と言っていました。使いたくて欲しいハーブなのに手に入らない。残念でなりません。ならば、と考えたのが「手に入りやすいハーブは、どんなふうに私たちの体に作用するのか」と、逆方向からの視点です。それがこの本の誕生につながりました。近所のスーパーなどで手に入りやすいハーブ16品種を中心に、その特徴を図鑑的にリストアップしました。さらに、ドライハーブで手に入れることができ、薬草として大きな力を持った12種類を「パワーハーブ」と名づけ、紹介しています。

この本を参考に、気になるハーブをぜひ試してみてください。そして自分のお気に入りハーブが見つかったら、生活の中にとり入れてみてください。きっと身も心も軽くなり、ハーブという人生の相棒が増えたことに、喜びを感じられると思います。

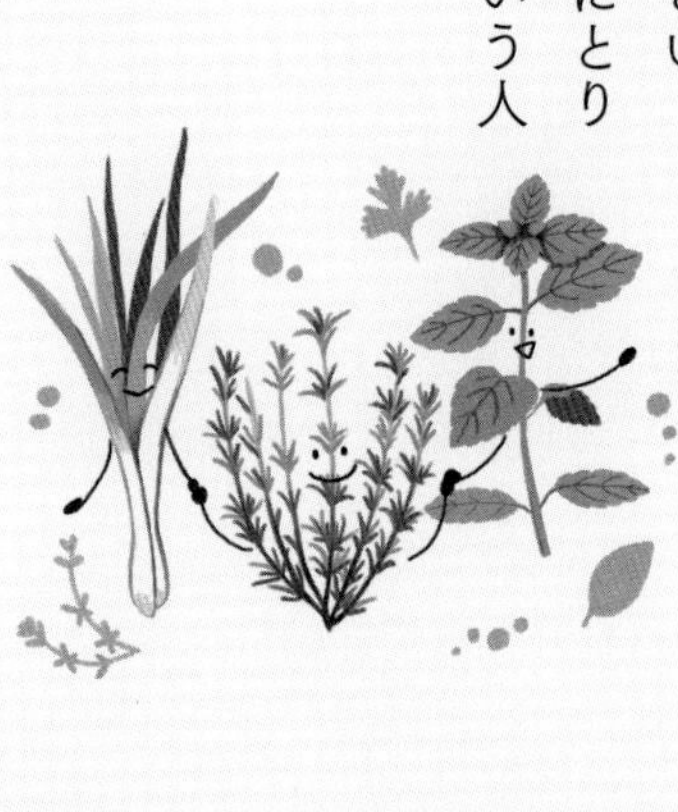

目次

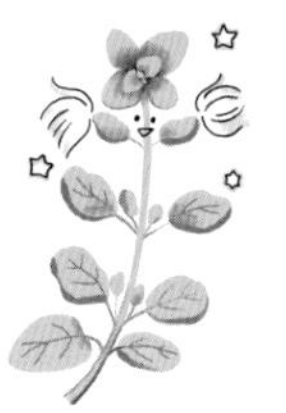

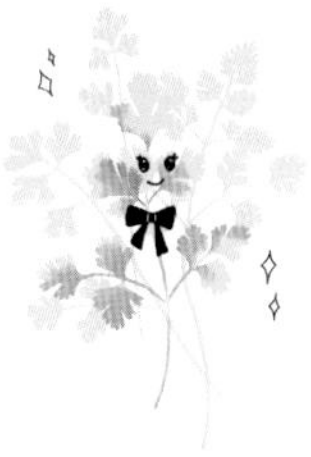

※ハーブの効きめには個人差があります。持病のあるかたは、かかりつけ医にご相談ください。

序章

ハーブの基本Q&A

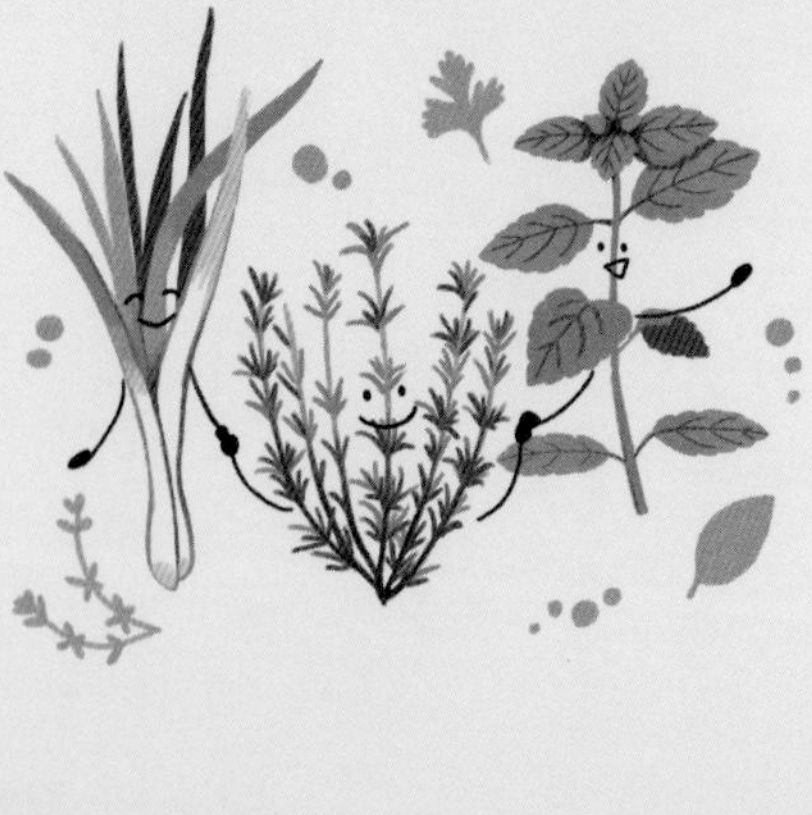

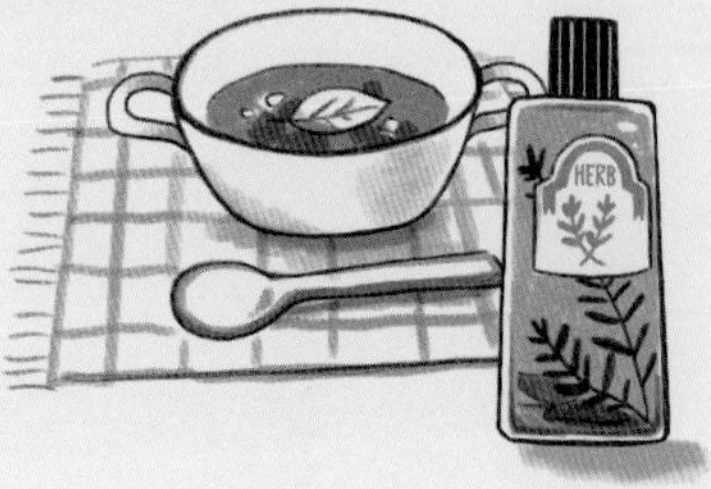

ハーブの奥深い世界に
ご案内する前に
「そもそもハーブってなに?」など、
知っておきたい
ハーブの基本中の
基本を解説します。

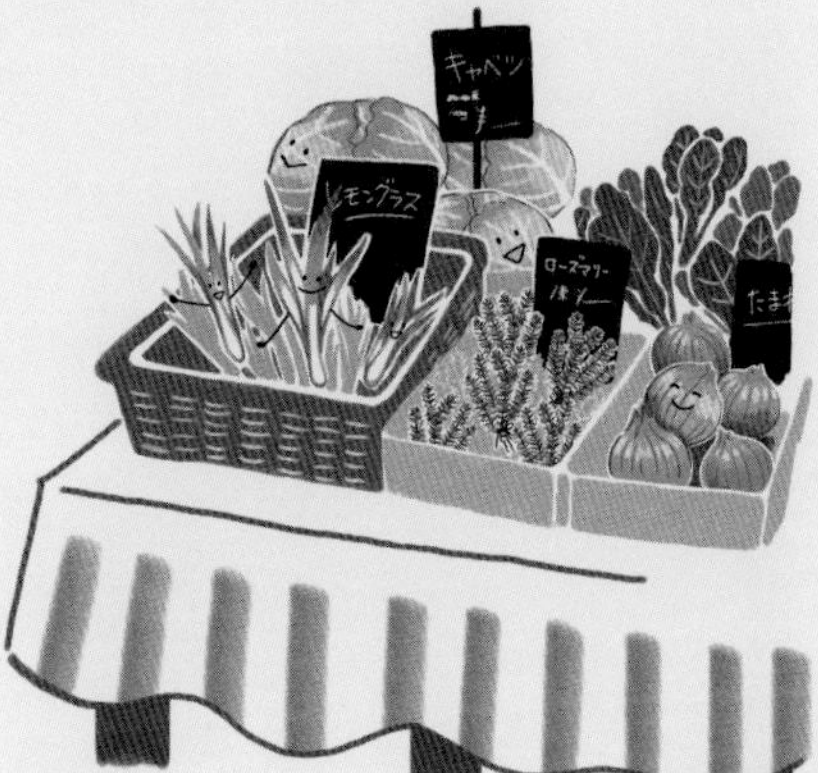

Q
そもそもハーブってなに？

A
私たちの生活に役立つ植物のこと

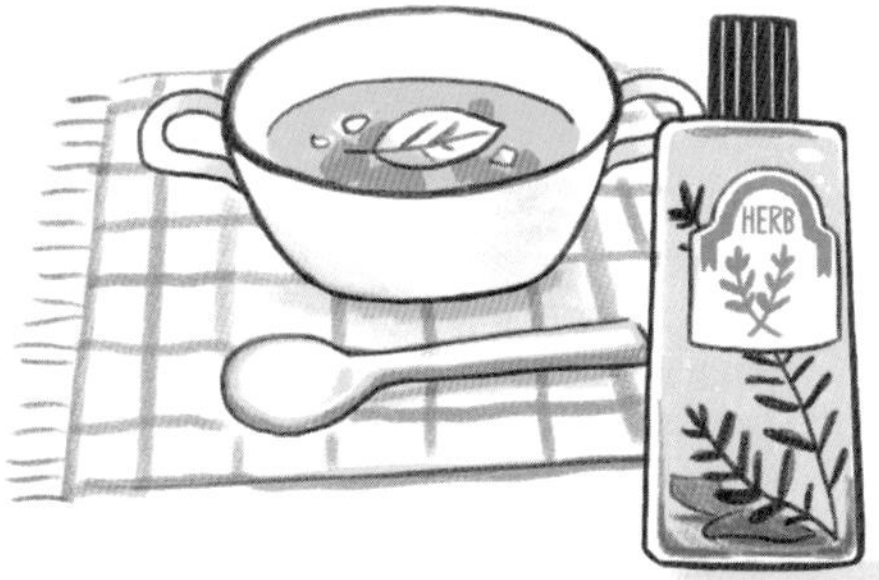

「ハーブ」は日本語で「香草」「薬草」などの意味とされていますが、正確な定義はありません。英語のHerbはもともと、「草」「野草」「草木」などを意味するラテン語のherbaを語源とし、広い定義で「植物のこと」。現在では、**私たちの生活に役立つ有用植物の一部を、ハーブと呼んでいます。**例えば、「入れると香りづけになり、おいしさが増すハーブ」は料理に、「防虫や消臭に効きめがあるハーブ」は防虫剤やポプリとして重宝されてきました。いずれも、古くから伝わってきた薬効や、長年の研究からわかった植物の力を利用したものです。

Q 何種類あるの？

A 国内で手に入るのは約150種類

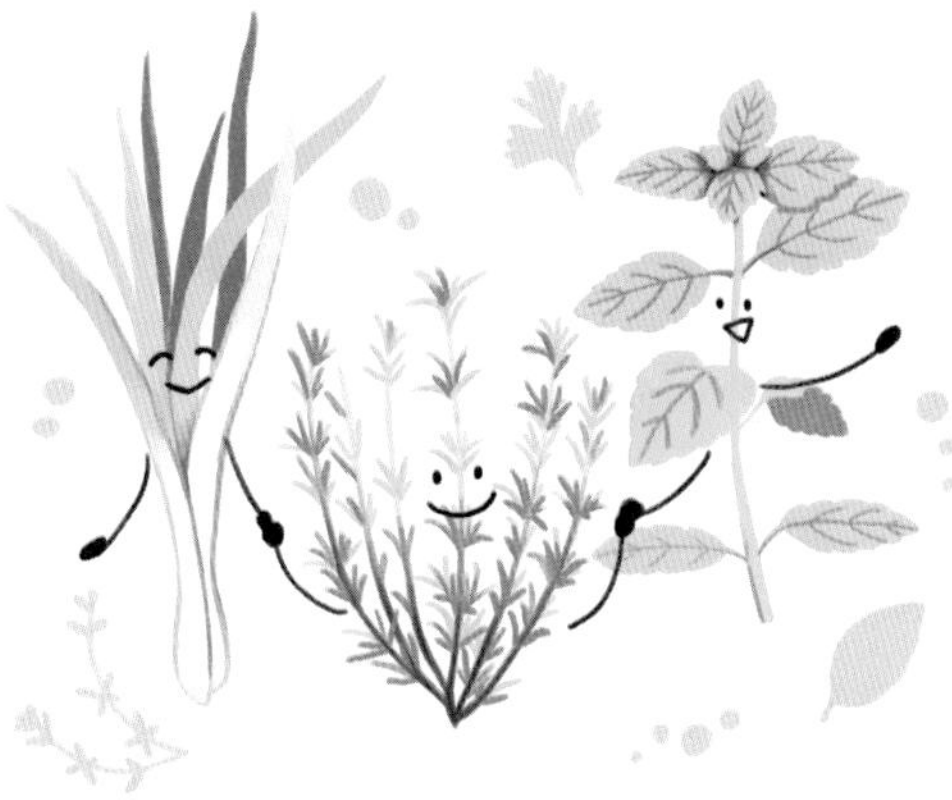

ハーブの定義そのものが曖昧《あいまい》で何種類あるかを断言するのはむずかしいのですが、**国内では約150種類がハーブとして販売されています。**なかには、爽快感があり、ガムの味でおなじみの「ミント」のように、「スペアミント」「キューバミント」「アップルミント」と数種類もの仲間を持つハーブもあります。また、サラダ用に売られているベビーリーフには、ルッコラなどハーブに分類されるものが入っていますし、**野菜として食べているパセリやクレソン、シソもハーブの一種。**意識せずとも、ハーブをとり入れて生活している人は多いのです。

Q どこで手に入るの？

A スーパーで手軽に購入できます

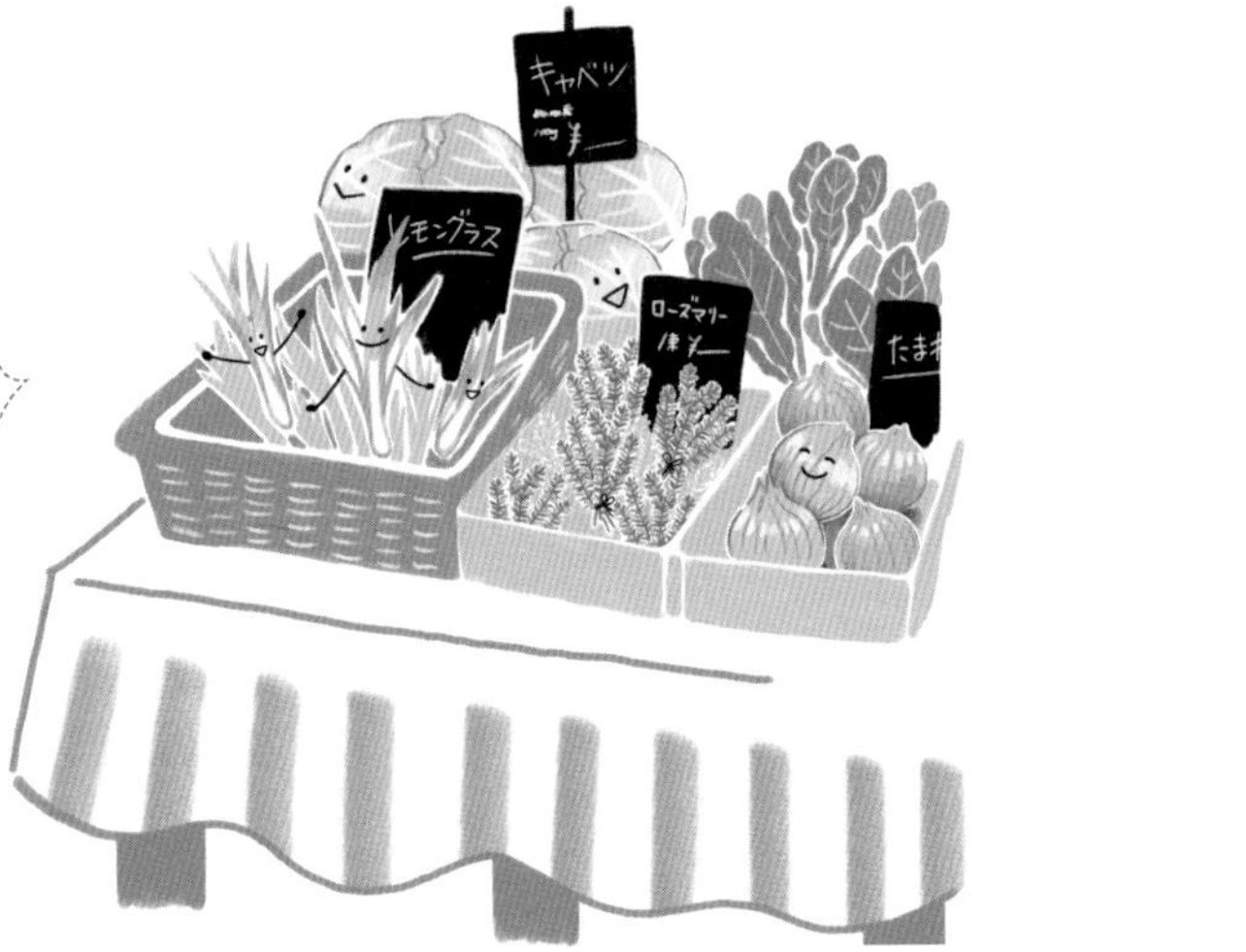

野菜コーナーにも並ぶようになりました

少し前までは、ハーブはデパートや高級スーパーなど一部でしか買えませんでした。ところが、**最近ではスーパーの野菜コーナーにフレッシュハーブをおくところも増えてきました。**コロナ禍のおうち時間で料理やガーデニングが人気となったことや、自然派志向の人が増えてハーブの持つ作用が注目されたこともあり、人気が年々高まっているからです。

また、ハーブの栽培も人気で、**ホームセンターではさまざまな苗が販売されています。オンラインショップでの取り扱いも増え、いつでもハーブが買えるようになりました。**

Q

どのように使うの？

A

「香りを楽しむ」、「食べる」、「育てる」さまざまな楽しみ方があります

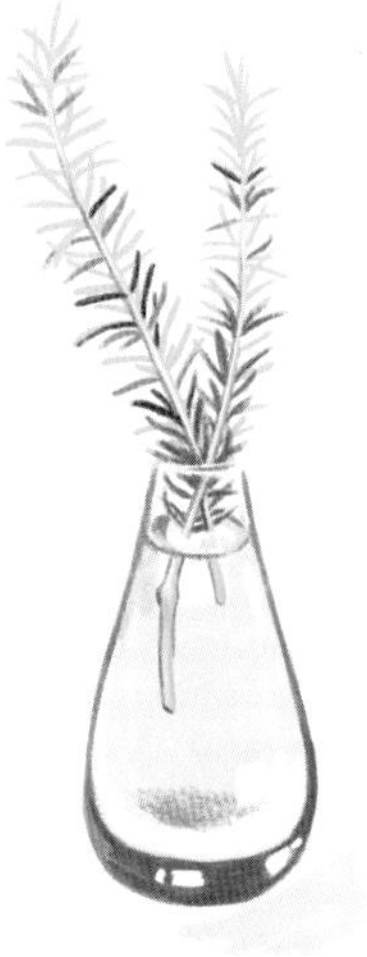

ハーブが持つ作用をとり入れる方法はいくつかあります。サラダや料理に添える、煮込み料理に入れて隠し味にするなど「食べる」こと、ハーブにお湯を注いでお茶として「飲む」ことがよく知られていますが、**実は香りをかぐだけでも十分に効果は期待できます。**買ってきたハーブを水に挿して飾るだけでよいので手軽です。ただし、ハーブの種類によって適した使い方があるので、それぞれに合った方法を選びましょう。ほかにも、**乾燥させてポプリなどのクラフトとして香りを楽しむ、水やアルコール、油などで抽出して用いる**などがあります。

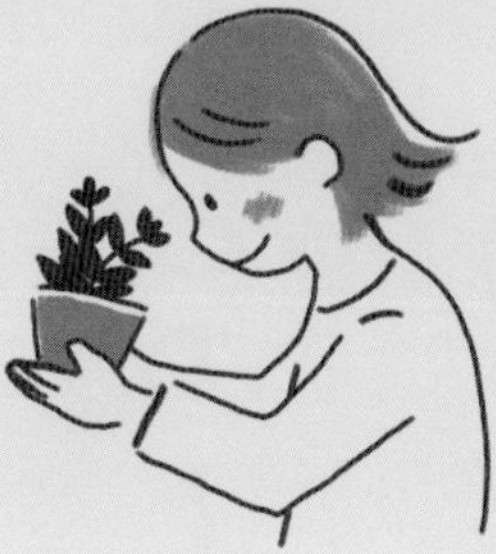

第1章

ハーブの力が体に届く仕組みって？

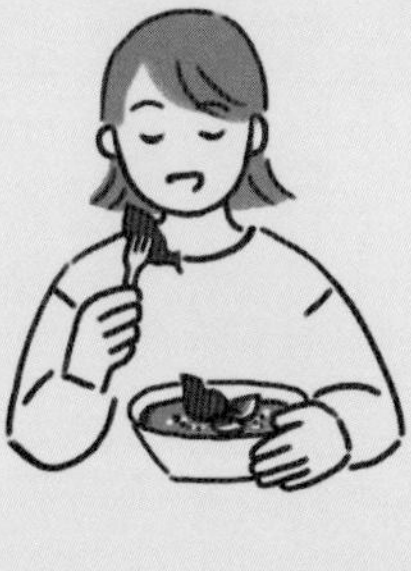

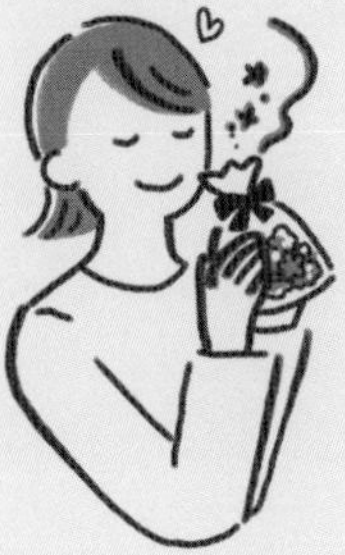

医薬品ではないハーブですが、
体を整えるパワーは絶大。
どんな仕組みでそのパワーが
体に届くのでしょうか？
まずは、そのメカニズムをひもときます。

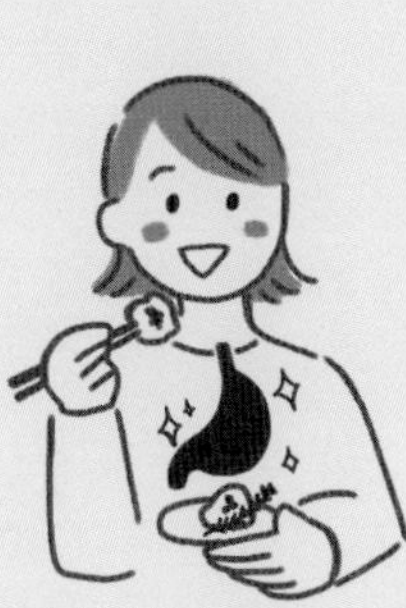

ハーブの力が
体に届く
仕組み ①

かぐ

鼻から入り脳を刺激する

ハーブの「におい分子」を鼻がキャッチし、脳→体へと届きます

ハーブは香りをかぐだけでも、その効果を体内にとり入れることができます。フレッシュハーブの場合は、まず、植物内部にある精油成分が気体となり「におい分子」として空気中に放たれます。そのにおい分子が鼻の「嗅毛《きゅうもう》」と呼ばれるにおいを感じる器官にくっついて嗅神経を刺激し、その刺激が脳の嗅覚野という場所に伝わって、「このハーブはこんな香りだ」と認識するのです。

例えば「イライラを静める」作用を持つハーブの香りをかいだら、その香りの情報が鼻から神経を通じて脳へ届きます。そして、「イライラを静めて心を落ち着かせる」信号として体に伝わるのです。

また、ハーブの香りをかぐことは、ハーブが空気中に放っている精油を呼吸で口と鼻から体内にとり入れることになるため、香りをかぐことと口から成分を摂取することの両側面から、体にハーブの作用が届くことになるのです。

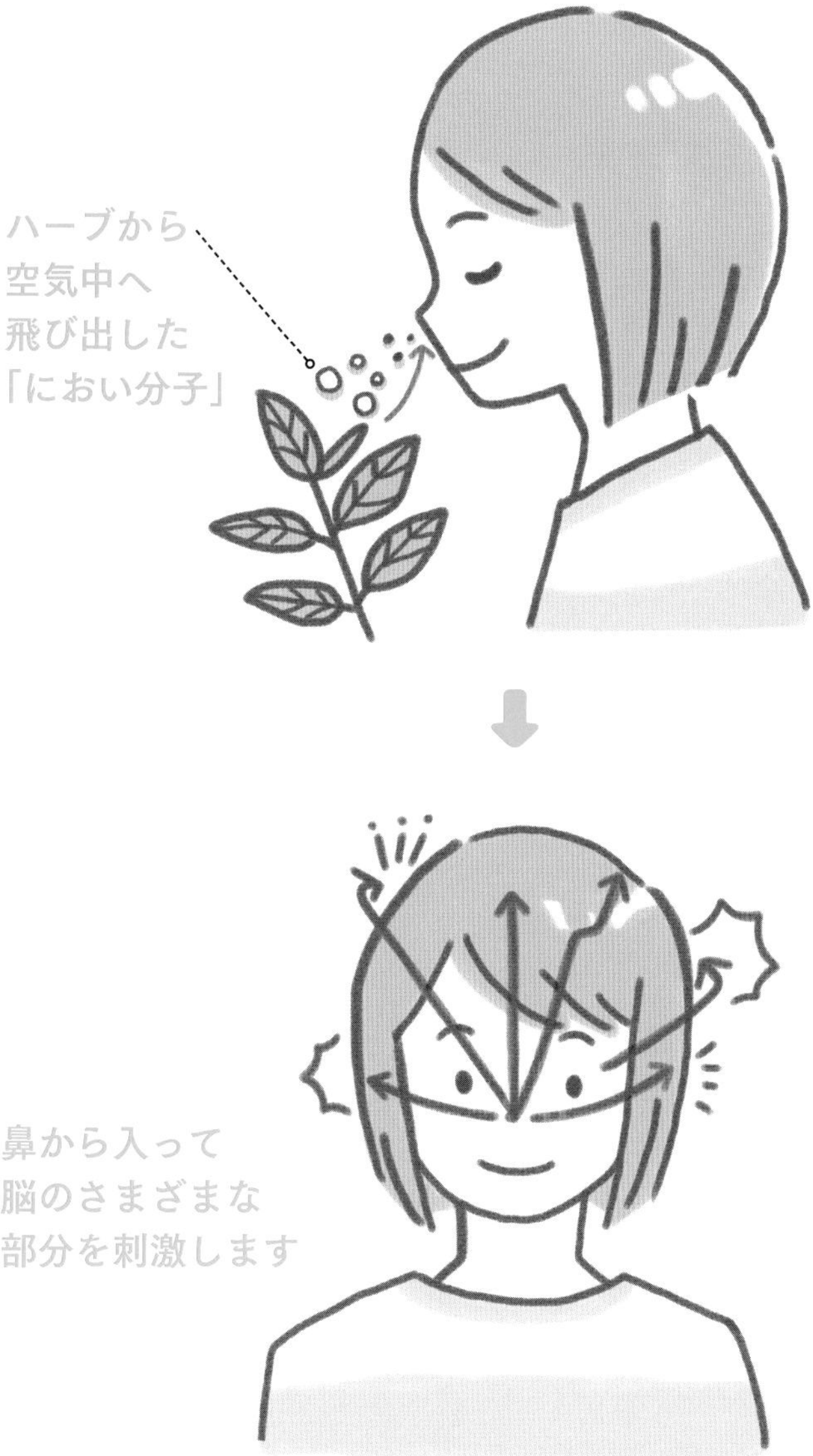
ハーブから
空気中へ
飛び出した
「におい分子」
鼻から入って
脳のさまざまな
部分を刺激します

ハーブの力が
体に届く
仕組み❷

食べる・飲む

口から胃・腸を通じて体内へ

食べたハーブの効果は体中へ行き渡る。味の好みも大事にして

ハーブは食べたり飲んだりすることで、ダイレクトにその効果を体内にとり入れることができます。

ハーブやハーブティーの栄養や成分は、胃や腸などの消化器から吸収されて血液の中に入り、体中に行き渡るのです。

例えば、ぼんやりして集中力が続かないと感じるときに、集中力アップの作用を持つローズマリーを食べれば、その作用・効果が胃や腸から血液へ、そして体全体に伝わり、気持ちをキリッとさせてくれます。

また、食べたり飲んだりするときは同時に食べ物のにおいも感じるので、20ページで説明した香りをかぐときの効果も期待できます。さらに、食べたときに「おいしい」と感じることで、消化器の活動が刺激されて活発になり、ハーブの効果がアップするといわれています。苦手なハーブを我慢して食べるより、好みの味のハーブを食べるほうがよい効果が期待できるというわけです。

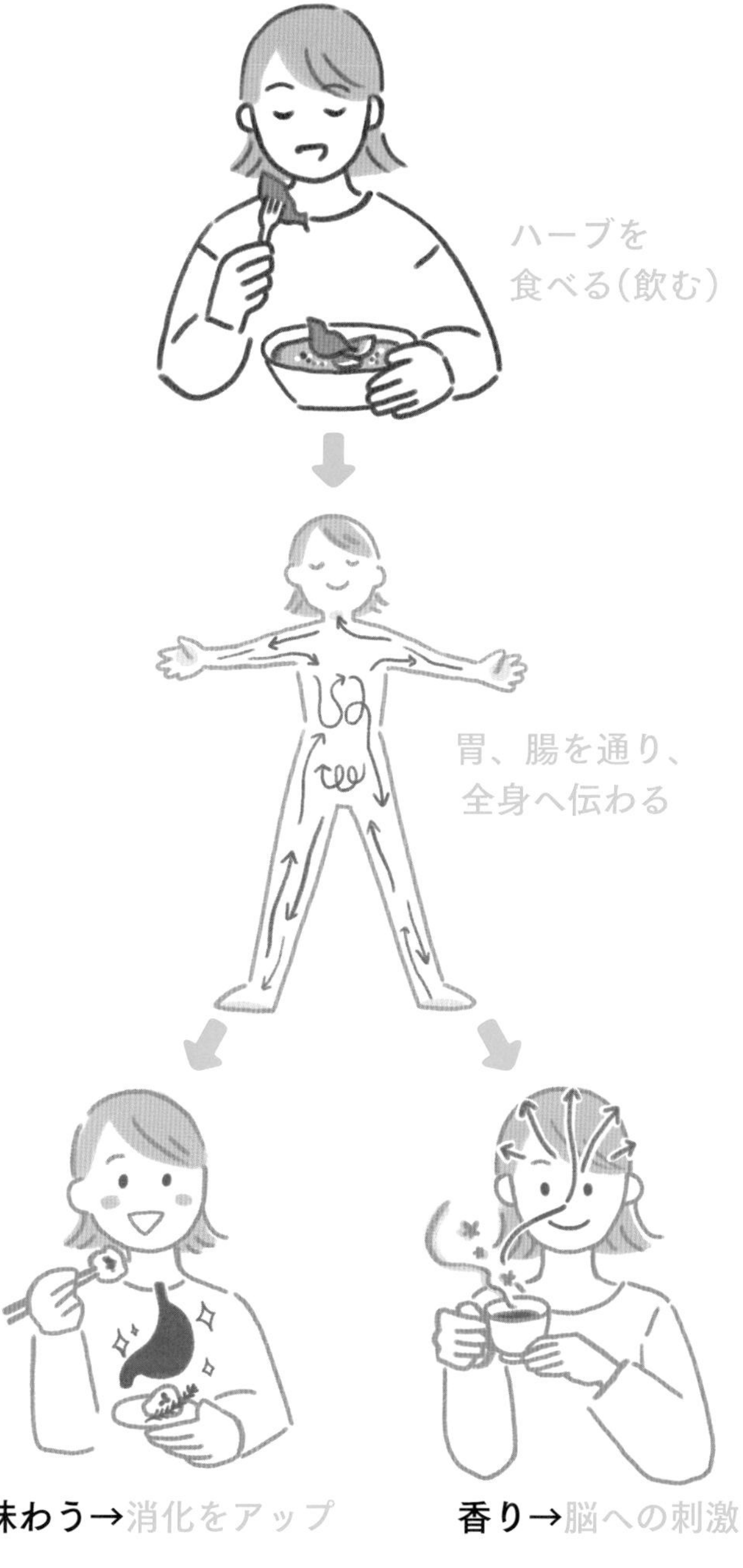
ハーブを
食べる(飲む)
胃、腸を通り、
全身へ伝わる
さらに味わう→消化をアップ
香り→脳への刺激

ハーブの力が
体に届く
仕組み③

塗る

皮膚そのものへ効果あり

ハーブは皮膚に塗ることでも効果を発揮。自分の体質に合うものを見つけて

ハーブの成分を液体やクリーム状にして体につける「塗る」という使い方もあります。塗ったハーブの成分は、皮膚そのものに影響を及ぼすタイプと、皮膚を通して血管に入り、皮膚以外の場所にも影響を及ぼすタイプがあります。

例えば、皮膚を引き締める成分が入ったハーブなら、皮膚につけるだけできゅっと引き締まる効果が感じられます。一方で、心が落ち着く効果のある成分が入ったハーブなら、皮膚から吸収されて血液中に入り、食べたり飲んだりしたときと同様のプロセスで体に影響を与えることになります。

皮膚そのものに影響を及ぼすタイプのハーブが断然多いといわれていますが、このタイプのハーブは体質によって合う・合わないがあるので注意が必要です。

さらに、塗るときには香りをかぐことにもなるため、香りによる効果も同時に期待できます。

皮膚に
ハーブ成分を
塗る

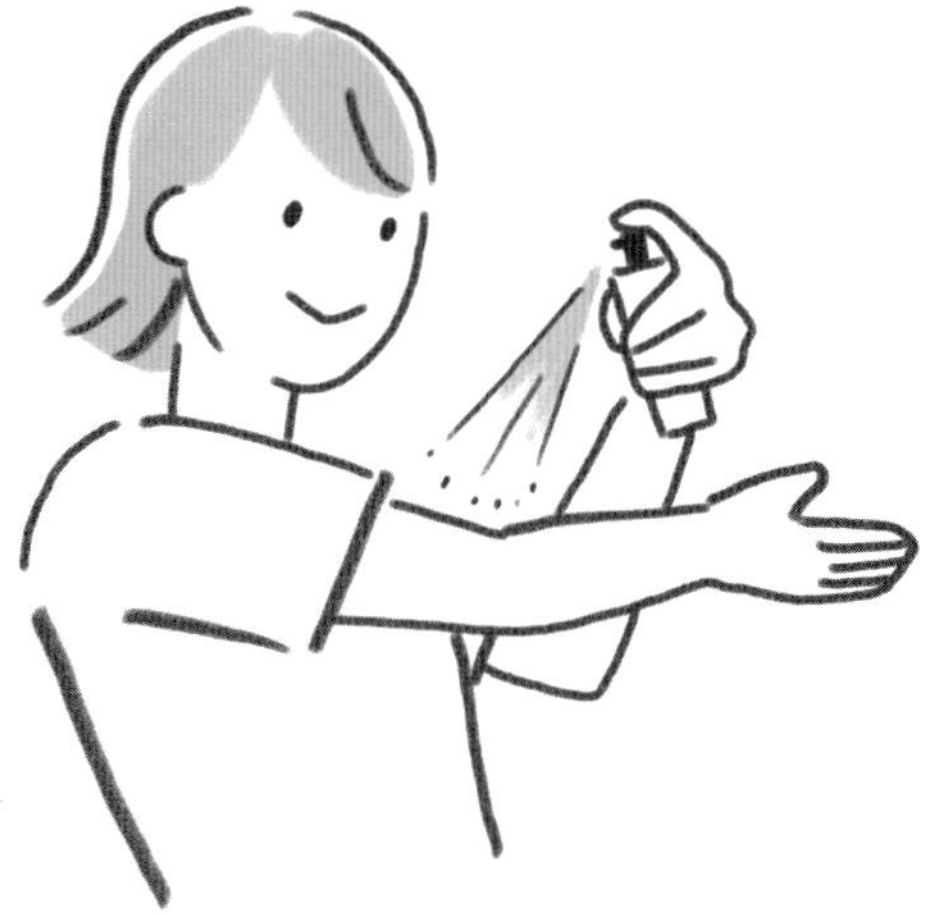

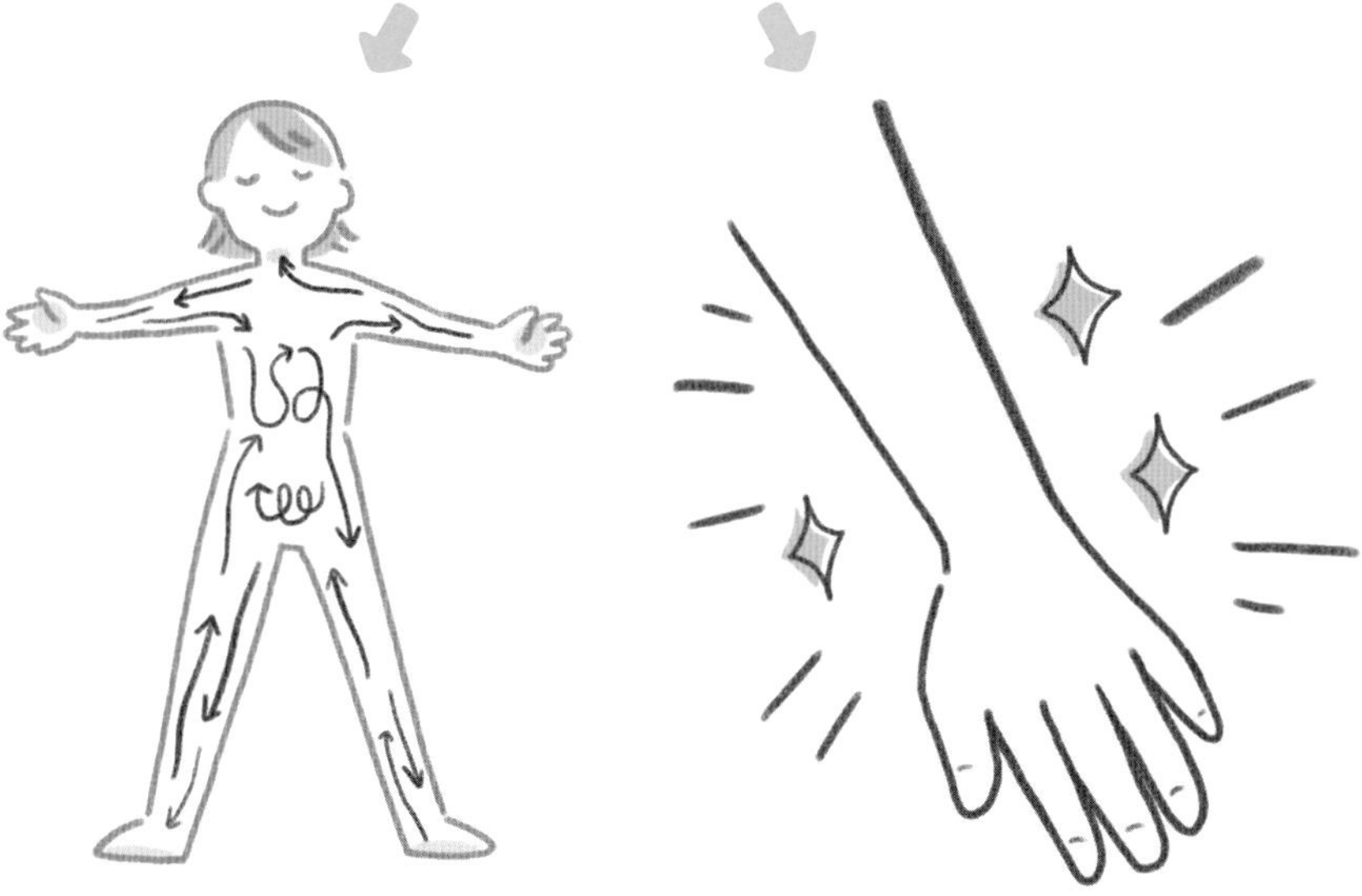

吸収されて血液に入り、
全身へ伝わる

皮膚の表面に
効果あり

ハーブの力が
体に届く
仕組み ④

見る

目で見た情報は感情に直結する

ハーブを「きれい」と感じることでポジティブ感情が刺激されます

ハーブを眺めるだけでも、私たちの体によい影響をもたらすことがわかっています。

私たち人間は、目で見るものと感情が直結しています。悲しいシーンを目にすれば心の中も悲しみで満ち、楽しいシーンを目にすればば心がうきうきと躍ります。このように、現代の私たちは、視覚に頼って自身の感情を判断することが多くなっているといわれています。花やハーブをグラスなどに挿して食卓においておくだけで、なんとなく気分がよくなった経験のあるかたは多いのではないでしょうか。これは、ハーブの葉や花のような「かわいい」「きれい」と思えるものをよく目に入る場所においておくことで、ポジティブな感情が刺激され、心が満たされる効果があらわれたものです。

また、ハーブで雑貨を作ったり、ハーブを育てたりする体験も、同様にポジティブな感情を生み出します。さらに、これらは香りをかぐことによる効果も期待できます。

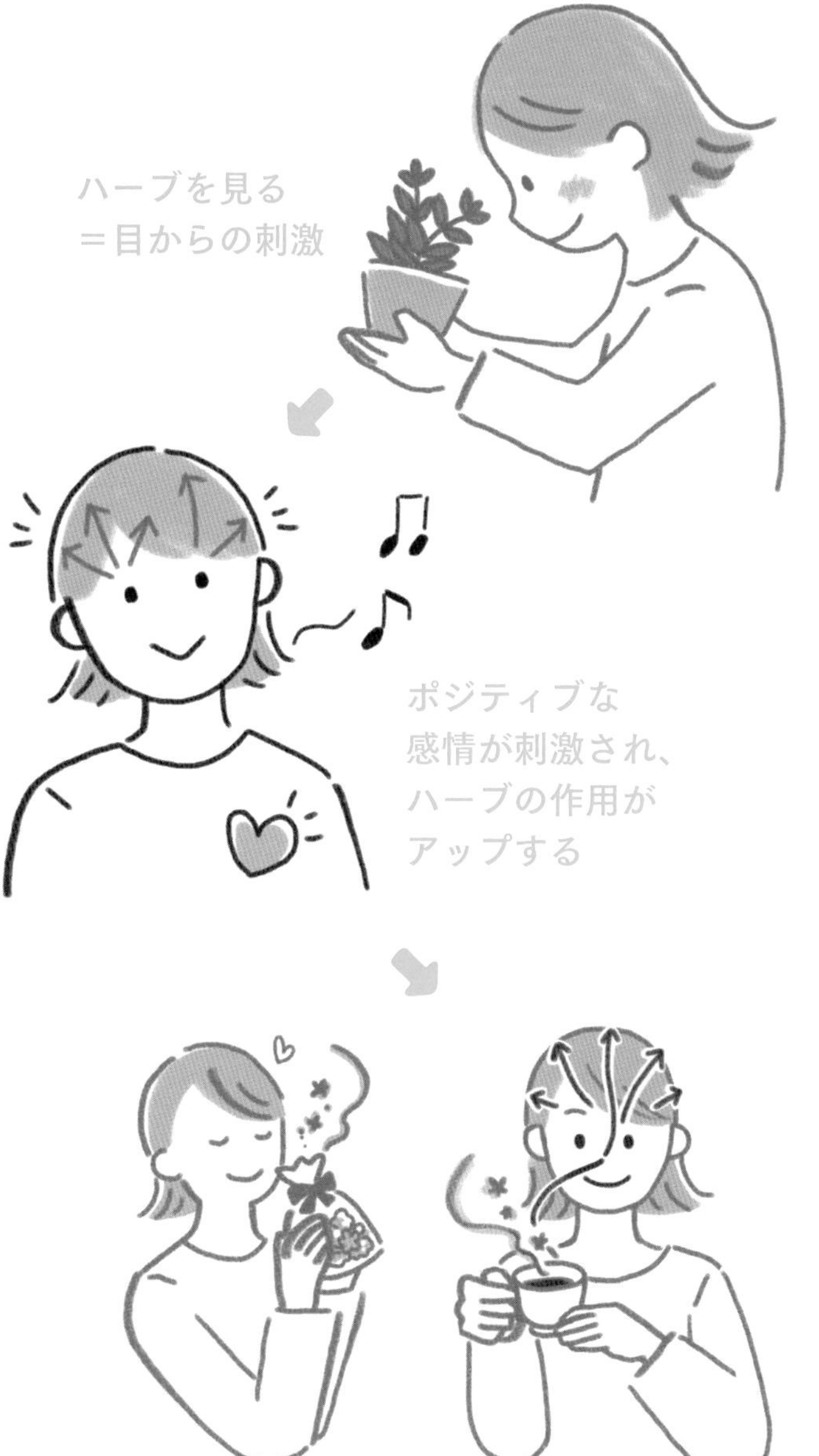
ハーブを見る
＝目からの刺激
ポジティブな
感情が刺激され、
ハーブの作用が
アップする

さわること、香りをかぐことも脳へのよい刺激に

from
ハーブの愛さん
COLUMN 1

ハーブ農場で学んだ上手なハーブの育て方

私は週に1度、ハーブ農場で働いています。東京ドームの3.5倍もある敷地では、四季折々のハーブが育てられ、全国へ出荷されています。真夏のハウスは室内温度40度を超え、真冬のローズマリーの収穫は手がかじかみ、ハサミすら使いづらい環境ですが、ハーブのお世話はとても楽しい時間。熟練スタッフいわく、ハーブの表情は毎日変わるそうで「ハーブと会話をする気持ちでよく観察してごらん」と教わりました。以来、畑では心の中でハーブたちに「今日も元気にいられるのは、みなさんのおかげですよ」と語りかけています。

自宅でも毎朝、ベランダのハーブに「Ｓａｙ Ｈｅｌｌｏ！」しています。「今日も元気かな」「葉の色は？」「しおれてはいない？」「土の状態は？」。水が必要なハーブにはたっぷりあげ、枯れた葉が落ちていたらすかさず取り除き、きれいな状態をキープしています。そして、たっぷりとハーブの香りを吸い込みます。そんな朝から始まる一日は、とても気持ちがよいですよ。

水が好きなハーブばかりではありません

ペパーミント、スペアミントなどのミントは、水をたくさんあげるほうがぐんぐんと育ちますが、乾いている土で育てるほうがよいハーブもあります。鉢に寄せ植えするときは、同じ仲間同士を一緒にしたほうが育てやすいです。

乾いている土を好むハーブ

- ローズマリー
- タイム
- セージ　など

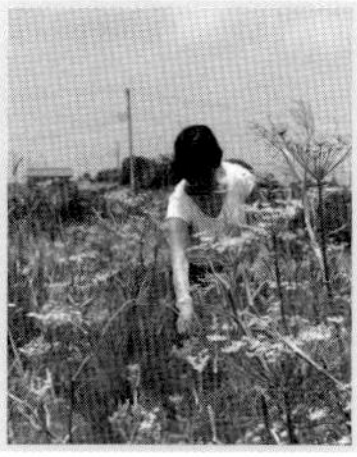

日光に当てる時間はどのくらい？

東や南の方角の午前中の太陽に当てると、ハーブは元気になります。植物は西日より朝日が好きで、光合成が進むのです。農場でもぐんぐん成長させたいハーブたちを南東側に、北西側にはゆっくり成長させたいハーブたちを待機させています。

寒い時期は室内で育てたほうがよい？

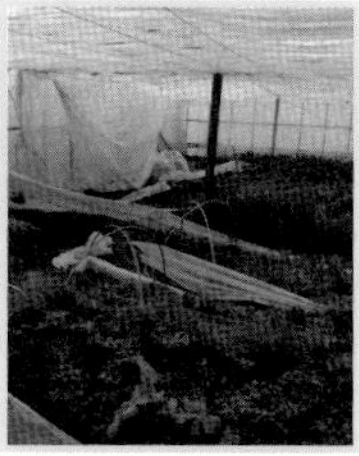

農場では真冬でもハーブが育つよう、ハウスの中に暖房機器を入れ、蚊帳のような大きな幕を張っています。家庭ならば室内に入れてあげるのもよし、屋外ならば不織布をかける、家庭用小型ビニールハウスに入れるなどで寒さは軽減できます。

土ではなく水挿しでも育てられるの？

最近では土を使わず水と液体肥料で育てる水耕栽培も人気です。毎日の水かえが必要ですが、キッチンの近くなどで育てやすく、料理にさっと使うのにも便利です。ただし、香りは土で育てるハーブのほうが強いとされています。

水耕栽培にも向いているハーブ

- ルッコラ
- ミント
- パクチー
- バジル
- パセリ　など

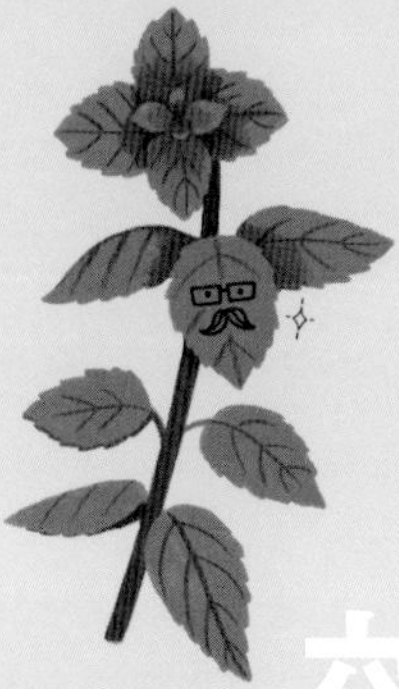

第2章

スーパーで手軽に買える！基本の効くハーブ図鑑

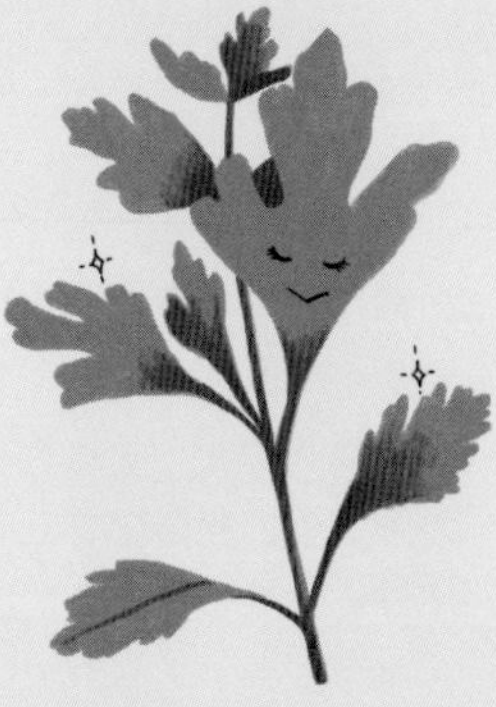

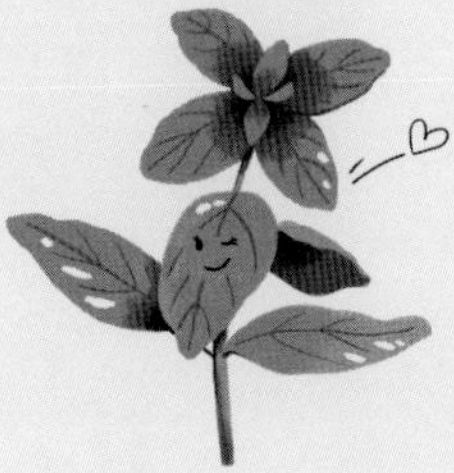

スーパーやホームセンターで**購入**でき、
体や心の**不調に効く**ハーブを
16種類**厳選**しました。
ハーブは敷居の高いものではありません。
ぜひ**毎日の生活**に
気軽にとり入れてみてください。

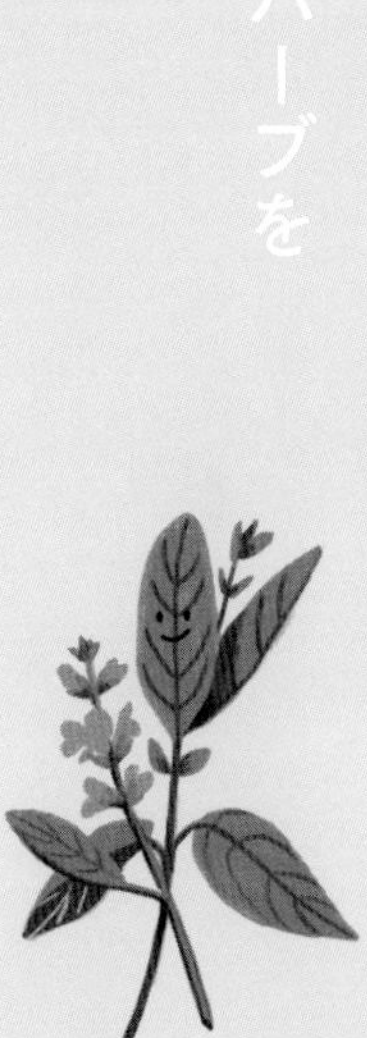

基本の
効くハーブ
1

ルッコラ

見た目はきゃしゃだけど
パワーのあるデトックスハーブ

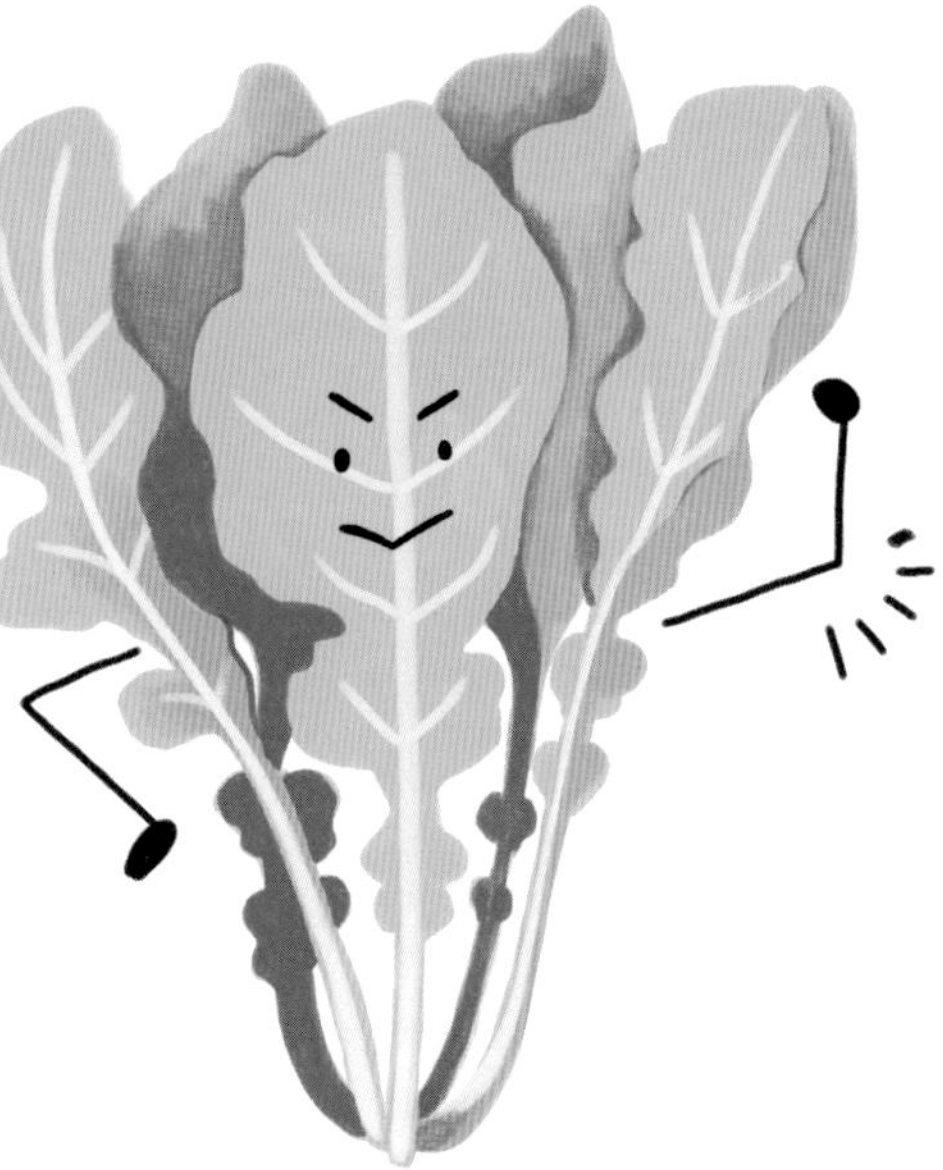

◆**使用部位**
茎、葉、花
◆**別名**
ロケット、キバナスズシロ、エルーカ
◆**風味と香り**
辛みがあり、ごまの香りがする
◆**期待できる効果**
解毒、消化促進、健胃、強壮
◆**主な使い方**
食べる

緑黄色野菜の一つで解毒効果が大

スーパーで野菜として売られているルッコラは、実はハーブの一種です。**緑黄色野菜と認定されており**、豊富に含まれているβカロテンは体の中でビタミンAに変換され、**目や皮膚の健康にアプローチします。**また、ルッコラに含まれる辛み成分アリルイソチオシアネートは、胆汁を排出しやすくすることでコレステロールの代謝を促進するため、**「食べるだけでデトックスできる」**と注目を集めています。さらにカルシウムや鉄も豊富に含まれており、排出や代謝をサポートします。

食べると独特なほろ苦さがあり、「大根おろしのよう」と感じる人もいます。イタリア料理に多用され、トマトとの組み合わせが人気です。

特徴は…

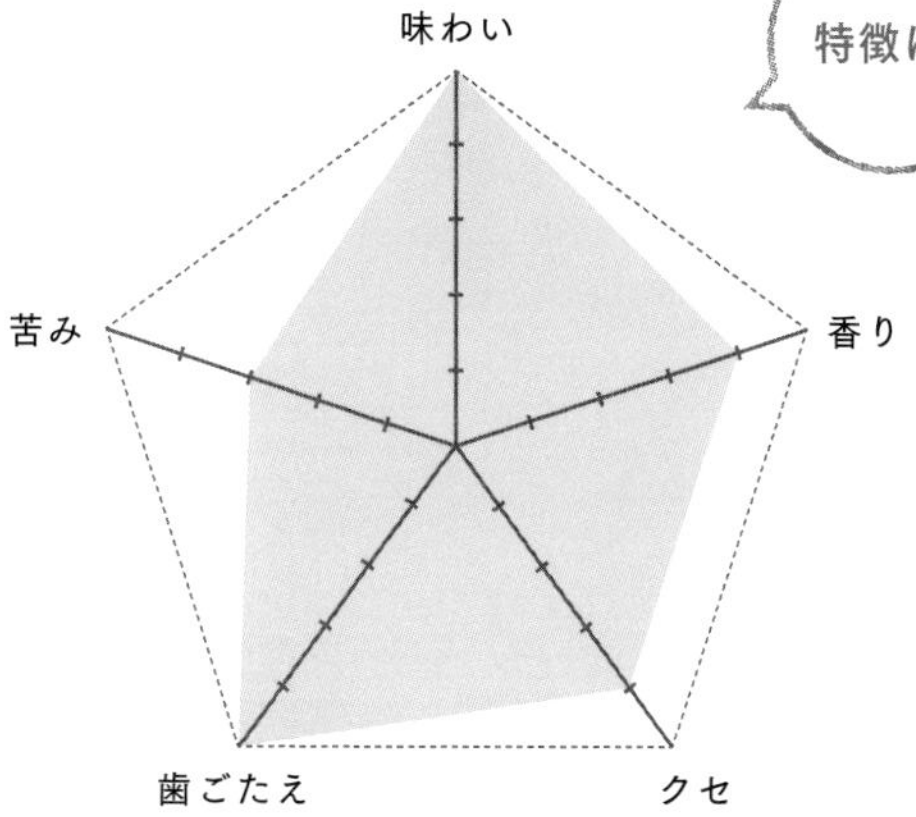

イタリア料理の定番ハーブ。ルッコラの葉はかむとごまに似た香りがし、わさびのような辛みも併せ持つ。歯ごたえや味わいが強いので、生で食べると食感のよさを体感できます。

基本の効くハーブ 2

セージ

不老長寿のハーブとして人気。
野性味あふれる地中海の救世主

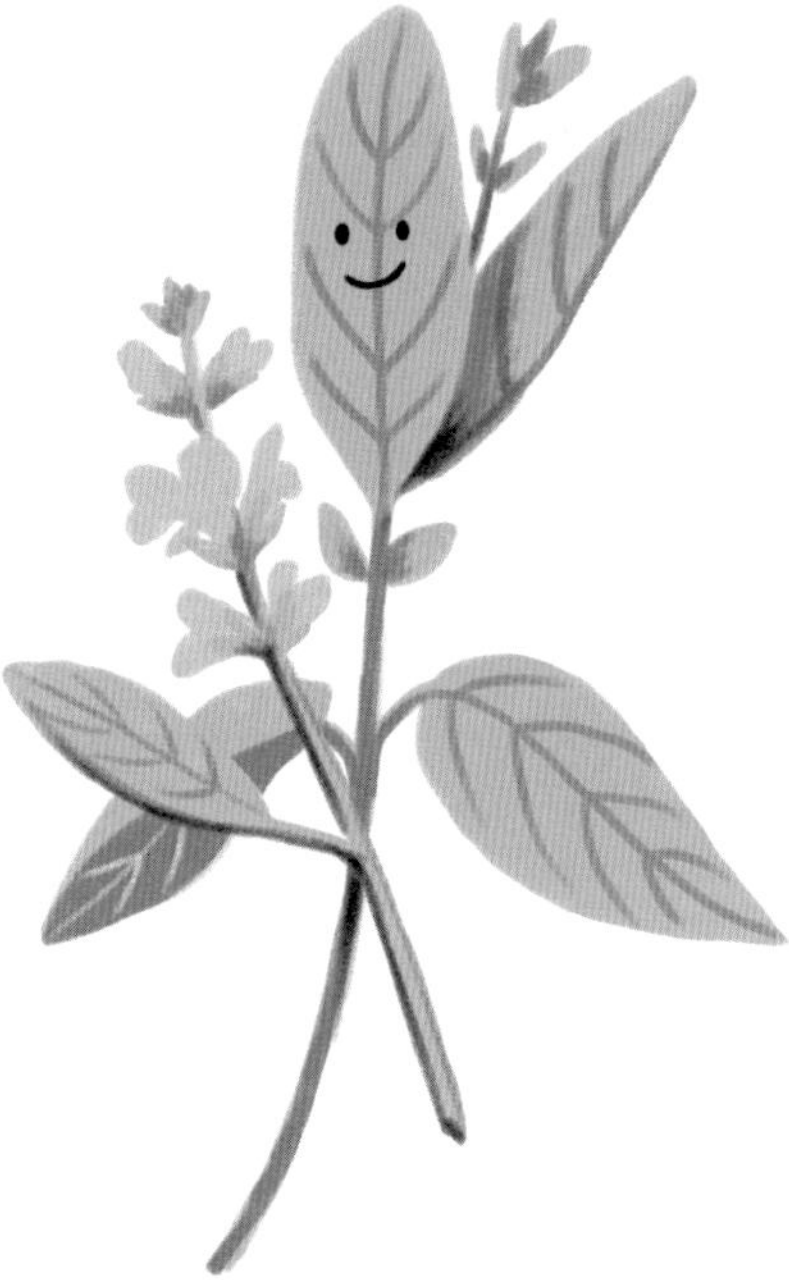

◆**使用部位**
葉、茎
◆**別名**
薬用サルビア
◆**風味と香り**
野性的で印象の強い香り
◆**期待できる効果**
抗酸化、抗菌、収れん、
発汗抑制、口内炎予防
◆**主な使い方**
食べる、飲む、かぐ

ホットフラッシュや多汗にも

セージの故郷・地中海沿岸では、古くから健康や家庭の幸せの象徴として重宝されてきました。薬草らしい、えぐみと苦みが特徴で、ローズマリーの次に強い抗酸化力を持っています。セージを食べていると、**年を重ねても記憶力にすぐれ、みずみずしい感性が維持できるといわれています。**

セージに含まれているカテキン型のサルビアタンニン成分には粘膜や皮膚を引き締める収れん作用があるので、**経血量の多いタイプの生理や更年期の症状であるホットフラッシュやのぼせ、急激に汗をかきやすい状態などへの効果が期待できます。**強力な抗菌作用もあるため、歯肉・口内炎にも効果があり、市販のマウスウォッシュやうがい薬にも使用されています。

特徴は…

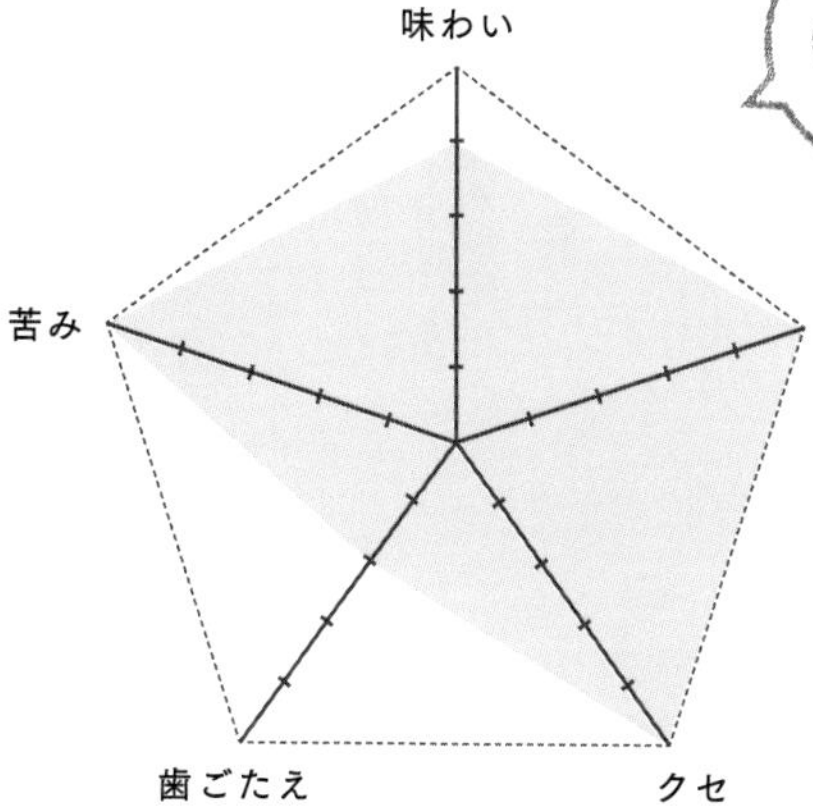

野性味あふれる香りで、葉を生のままかむと、口内にえぐみがあふれ、飲み込みづらい苦さが。バターやビネガーにまぜて生で使う分には問題ありませんが、基本は火を通して。

基本の
効くハーブ
3

イタリアンパセリ

キラキラお肌がいつもうわさに！
美を意識したうるわしハーブ

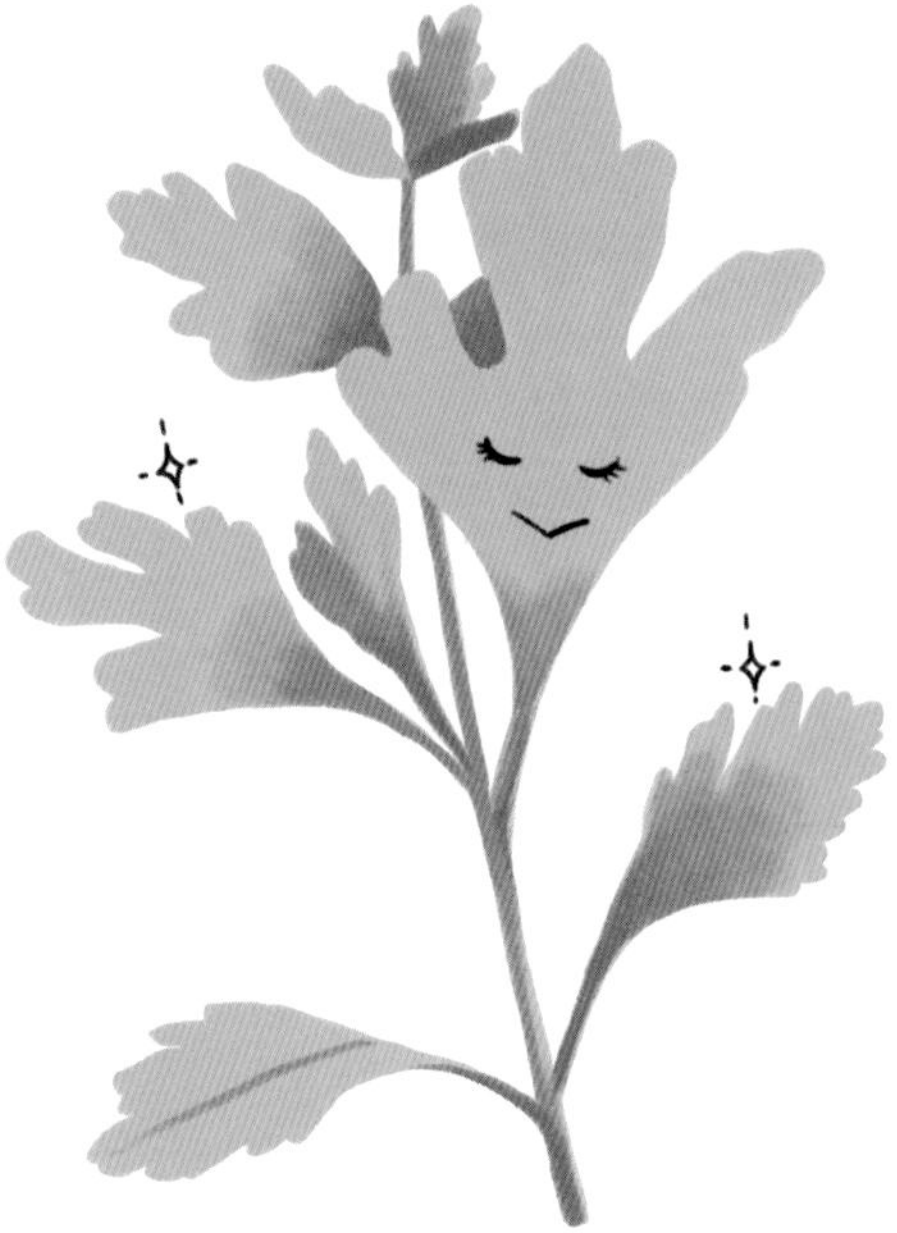

◆使用部位
葉、茎
◆別名
オランダゼリ
◆風味と香り
さわやかさと華やかさを併せ持つ
◆期待できる効果
美肌、抗菌、消化機能活性化、利尿、口臭予防、整腸
◆主な使い方
食べる、飲む、かぐ

ビタミン&ミネラルがたっぷり

イタリアンパセリの特徴は、豊富に含まれるビタミンやミネラル。**βカロテン、ビタミンC、ビタミンE、ビタミンKの含有量はあらゆる食品のなかでもトップクラスです。**βカロテンから変換されたビタミンAには肌のカサつきや肌荒れを改善する働きが、ビタミンCにはコラーゲンの生成を促す働きがあるので、肌にハリが生まれてシワの予防や改善にも役立ちます。

また、**豊富なカリウムを含むことから利尿作用があり、むくみや血圧トラブルの改善にも役立ちます。**精油成分に含まれるアピオールは口臭予防に、香り成分であるミリスチシンは**整腸や便秘への効果が期待できます。**苦みやクセのないハーブなので、世界中で利用されています。

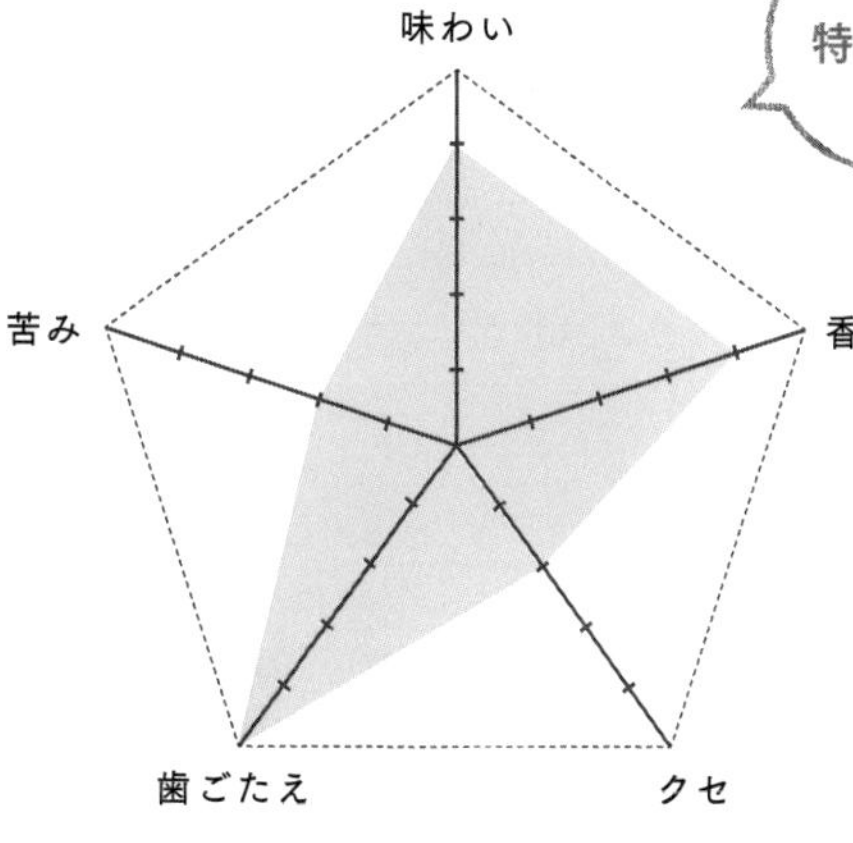

特徴は…

平らな葉が特徴。香り成分が広がりづらいため、食前よりも口内で味や香りを強く感じるタイプ。歯ごたえがよく、苦みやクセもあまりないので、生で食べるのに適しています。

基本の
効くハーブ
4

モスカールドパセリ

さりげない抗菌・消化パワーは
最優秀助演賞なみ

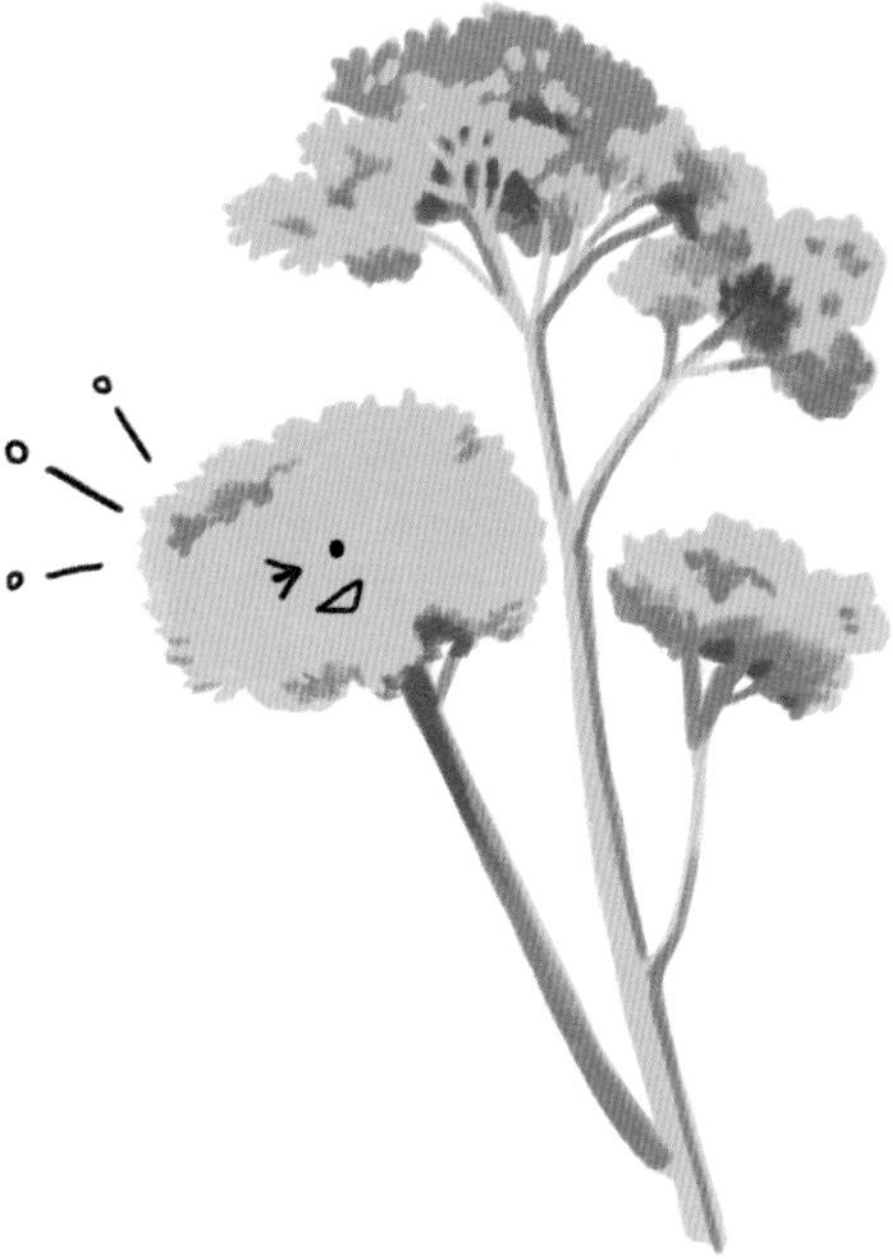

◆**使用部位**
葉、茎

◆**別名**
オランダゼリ

◆**風味と香り**
クセも苦みも強く
縮れているパセリ種

◆**期待できる効果**
美肌、抗菌、消化機能活性化、
利尿作用、口臭予防、整腸

◆**主な使い方**
食べる

栄養価もコスパも高い優秀ハーブ

洋食やお弁当の飾りとしておなじみのパセリは、正式にはモスカールドパセリと言います。同じパセリの仲間のイタリアンパセリと栄養素や成分はほぼ同じです。違う点は、**市場での出荷量が圧倒的にモスカールドパセリがのほうが多く買いやすいこと、価格も安定していることです。**

一見、苦そうで口当たりもあまりよくないので、ついわきに寄せて避けてしまいがちですが、抗菌や消化促進の効果があり、栄養価は抜群。**実は苦みもそれほどなく、しっかりとかむことで、モスカールドパセリの重要な栄養成分であるミネラルやビタミンが身体に吸収されやすくなります。**抗菌、消化促進、利尿作用、口臭予防と幅広い効果のある〝効くハーブ〟なのです。

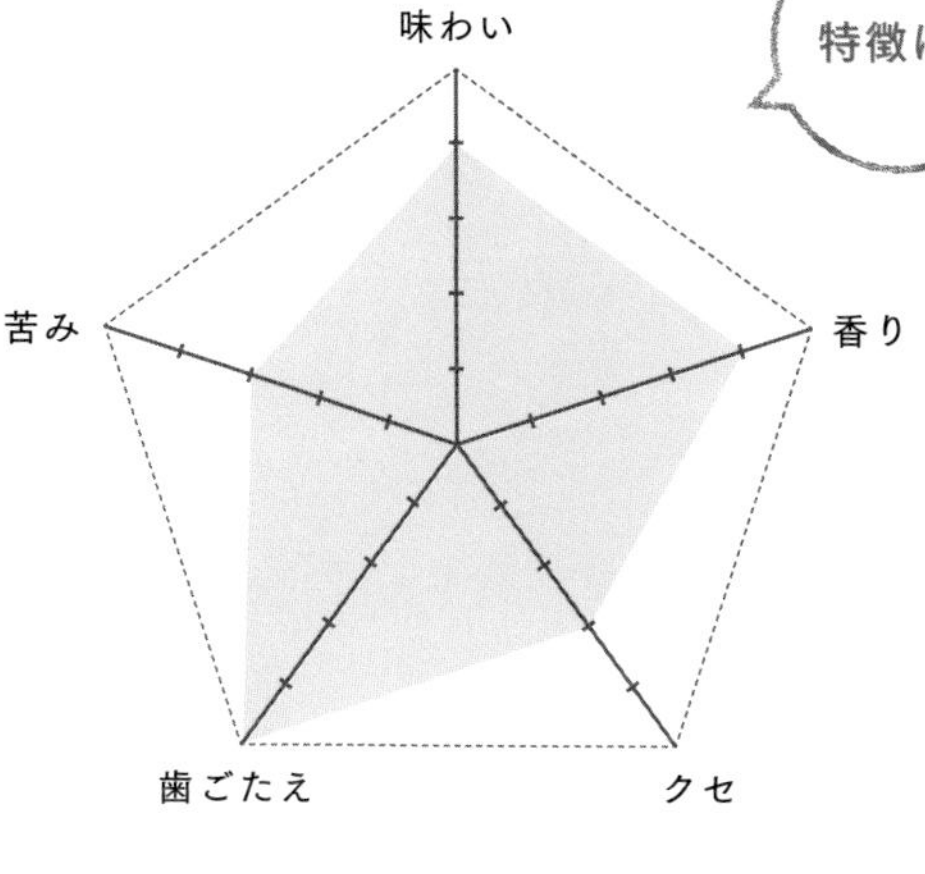

特徴は…

日本ではポピュラーな葉の縮れたカールドリーフ種。イタリアンパセリと栄養価は変わらないのですが、香りやクセはより強く感じる人が多い。火を通すことでさらに食べやすくなります。

基本の
効くハーブ
5

オレガノ

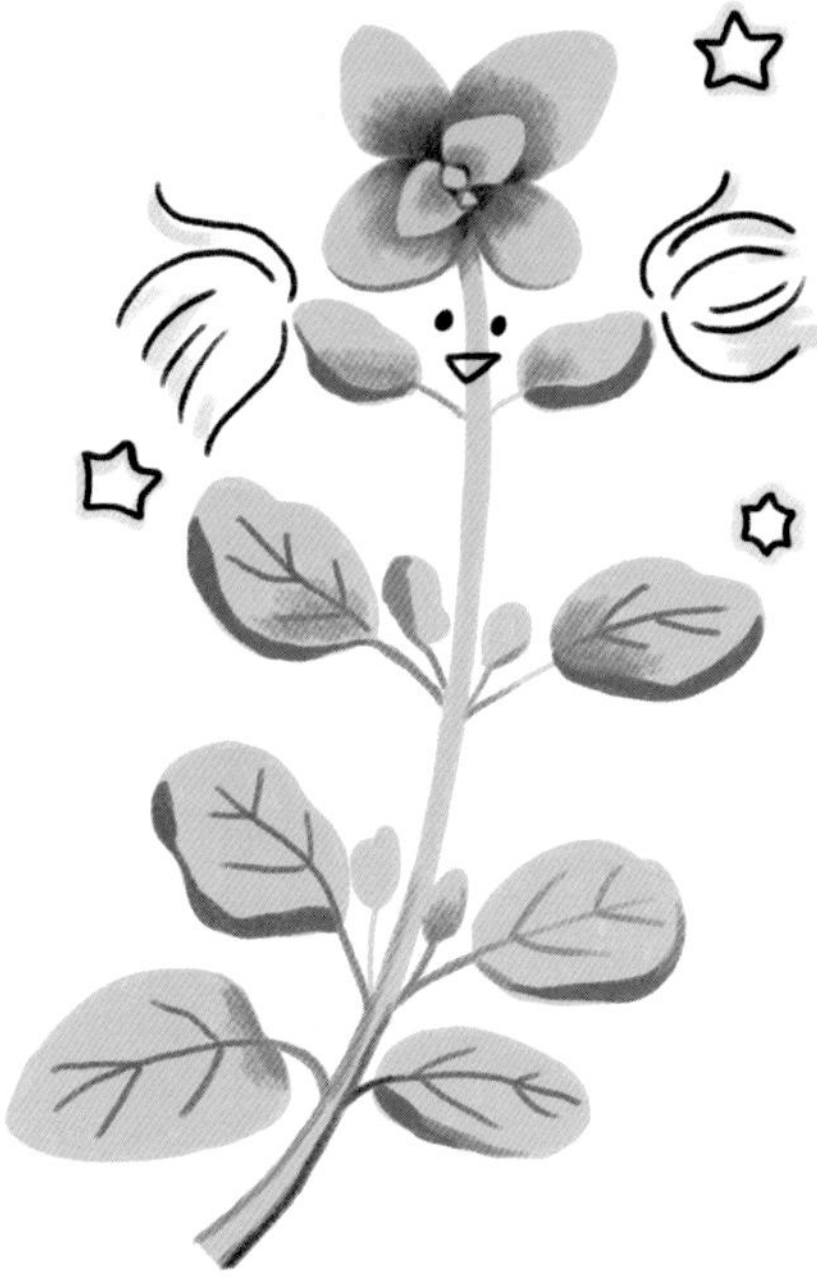

胃腸の働きを応援する
さわやかなチアリーダー

◆**使用部位**
葉、花穂、茎

◆**別名**
花薄荷《ハナハッカ》、ワイルドマジョラム

◆**風味と香り**
スパイシーでやや清涼感あり

◆**期待できる効果**
抗酸化、強壮、消化機能活性化

◆**主な使い方**
食べる、飲む

海外ではがん予防食品に認定

清涼感も苦みも強すぎることがなく、香りの調和がとてもよいため、料理に重宝されているハーブです。アメリカではがん予防の食品としても注目され、1990年代にアメリカ国立がん研究所でスタートした、野菜や果物に含まれる植物化学成分をがん予防に活用する「デザイナーフーズ計画」で、**がん予防食品約40品種のなかの一つとしてリストアップされました。**

オレガノに含まれる**カルバクロールと呼ばれる精油成分は、老化の原因といわれている活性酸素を分解する作用があるため、アンチエイジングへの効果が期待できます。**また、オレガノの香りは肉や魚のくさみをとる効果もあり、イタリア料理には欠かせないハーブといわれています。

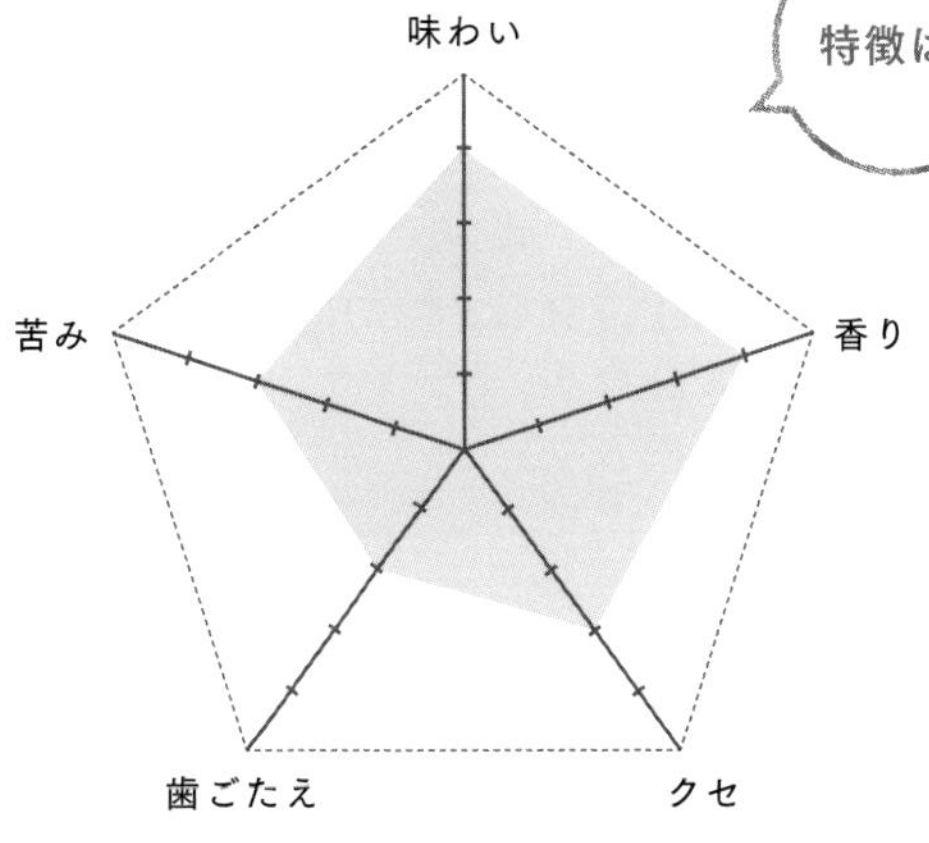

特徴は…

やや野性的でスパイシーな香りが特徴。ミントほどのスーッとした清涼感はないものの、生で食べると口内がすっきりします。生よりドライのほうが香りの強い珍しいハーブです。

基本の効くハーブ 6

スイートバジル

ハーブ界のアイドル！
食べておいしい有名人

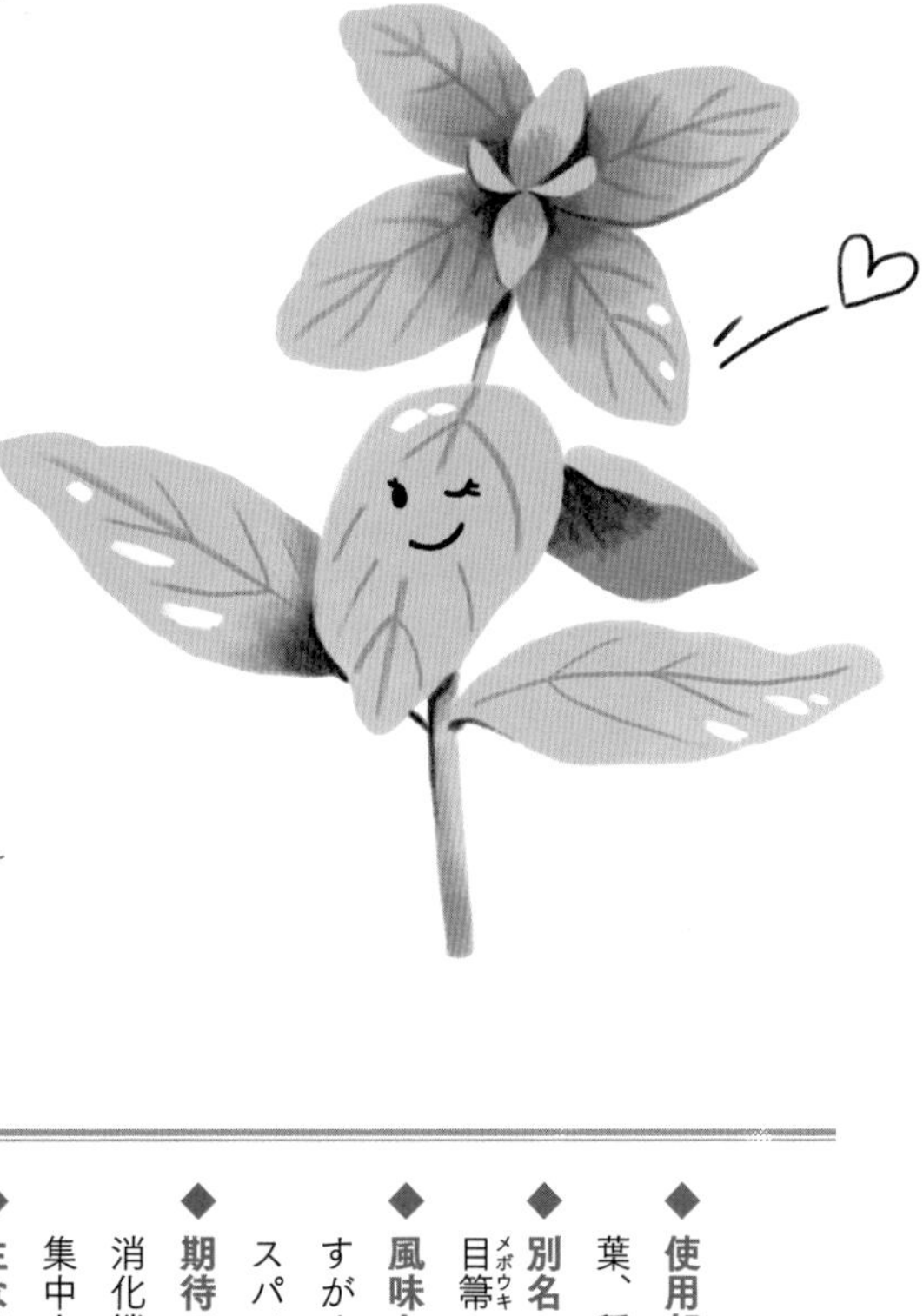

◆**使用部位**
葉、種子

◆**別名**
目箒《メボウキ》

◆**風味と香り**
すがすがしい香りとスパイシーな味わい

◆**期待できる効果**
消化機能活性化、抗酸化、集中力強化

◆**主な使い方**
食べる、飲む

健胃ハーブで不動の人気No.1

ホーリーバジル、シナモンバジル、レモンバジルなど香りや葉のタイプが違うバジルは約150種ありますが、**名実ともに人気なのはスイートバジルです。国内で販売しているハーブのなかでもスイートバジルは出荷量も売り上げもダントツ1位。**すがすがしく、少しスパイシーな風味が人気の秘密です。ホームセンターや園芸店で苗や種が簡単に手に入るので、ベランダやキッチンの窓辺で育てている人も多いでしょう。

そんなバジルは消化器官を元気にする健胃ハーブとも呼ばれています。バジル精油の主要成分であるリナロールは、漢方胃腸薬にも使われる桂皮《ケイヒ》や丁子《チョウジ》に含まれている成分。**食欲不振や消化不良の際にバジルの香りをかぐだけで食欲がわきます。**

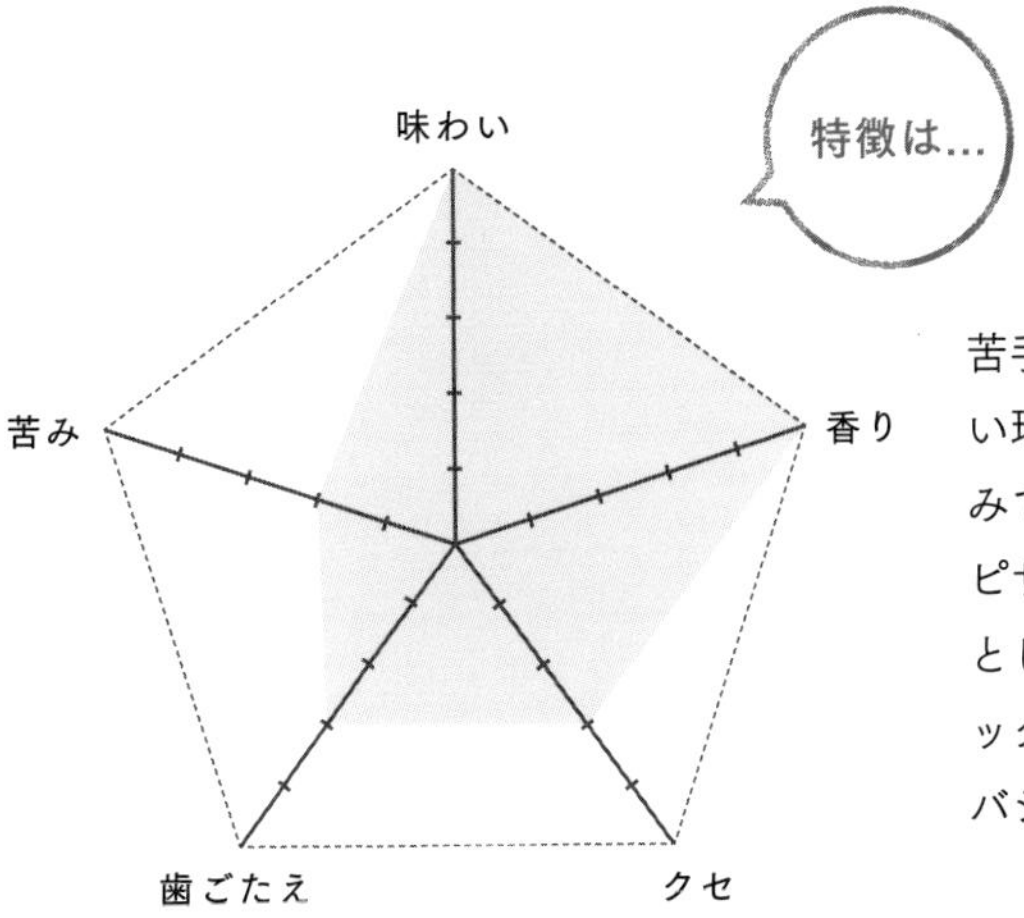

苦手とする人が比較的少ない理由は、香りが日本人好みで、苦みが少ないから。ピザやパスタのトッピングとしても重宝します。スナック菓子などの加工品でもバジル味は人気です。

基本の
効くハーブ
7

ペパーミント

リラックスさせてくれる最高レベルの執事のよう

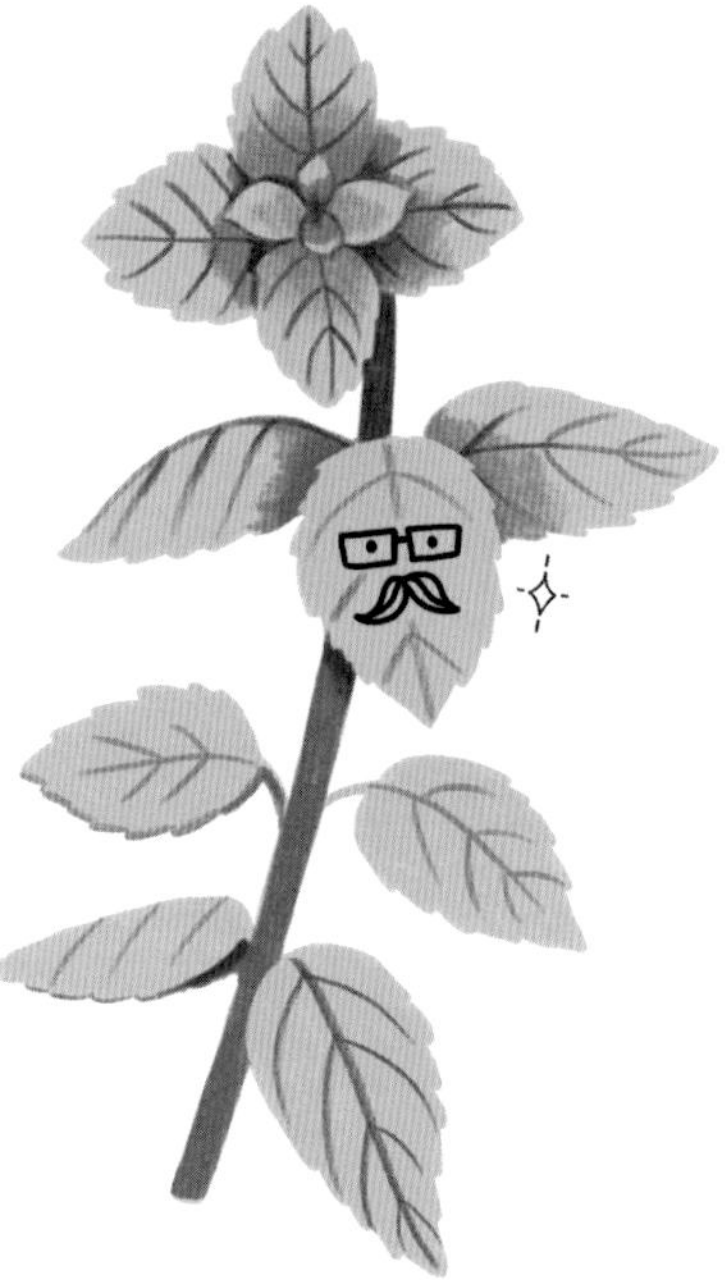

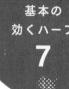

◆使用部位
葉

◆別名
西洋ハッカ

◆風味と香り
鼻から脳にまで届くようなスースー感が特徴

◆期待できる効果
鎮静、鎮痛、腸内ガス排出

◆主な使い方
食べる、飲む

不安な気持ちを抑え、やる気UP

世界に約６００種あるミントの仲間のなかでも、冷涼感や爽快感を最も感じさせるペパーミント。和名は西洋ハッカと言います。**日本薬局方（厚生労働大臣が定めた国内医薬品の規格基準書）で正式認定されている「ハッカ油」もミントの精油の一種で、痛みやかゆみを抑える作用、そして少量の内服で胃粘膜鎮痛などの作用があるといわれています。**さらにペパーミントとハッカ油の共通成分である**ℓ《エル》-メントールは、直接、脳に働きかけて活力を与え、集中力をアップさせます。**

また、ペパーミントに含まれるアピゲニンという名前のフラボノイドは、**不安や心配を取り除き、リラックスさせてくれる作用があり、風邪のひき始めや熱っぽさを感じるときにもおすすめです。**

特徴は…

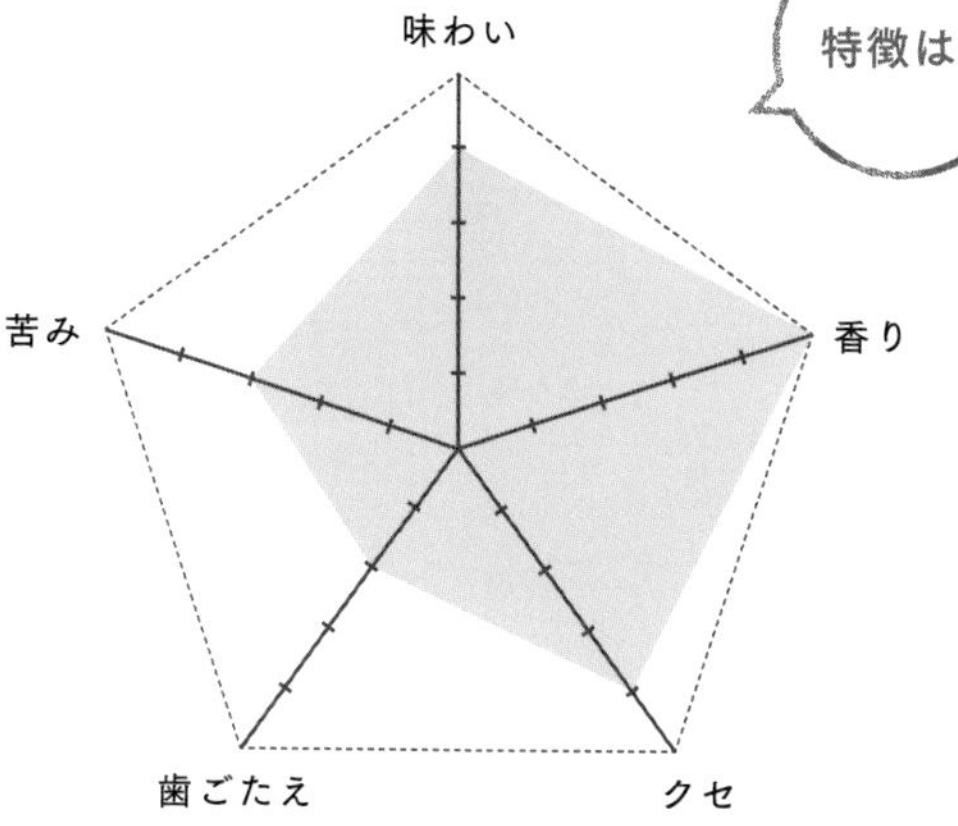

ミントと名のつくハーブが600種以上あるなかで、最も冷涼感を感じさせるハーブ。ナッツのような香りも併せ持っています。食べたあと、口や胃の中がすっきりし、息もさわやかに。

基本の
効くハーブ
8

スペアミント

穏やかな香りでリフレッシュ。
食べやすいから友達たくさん

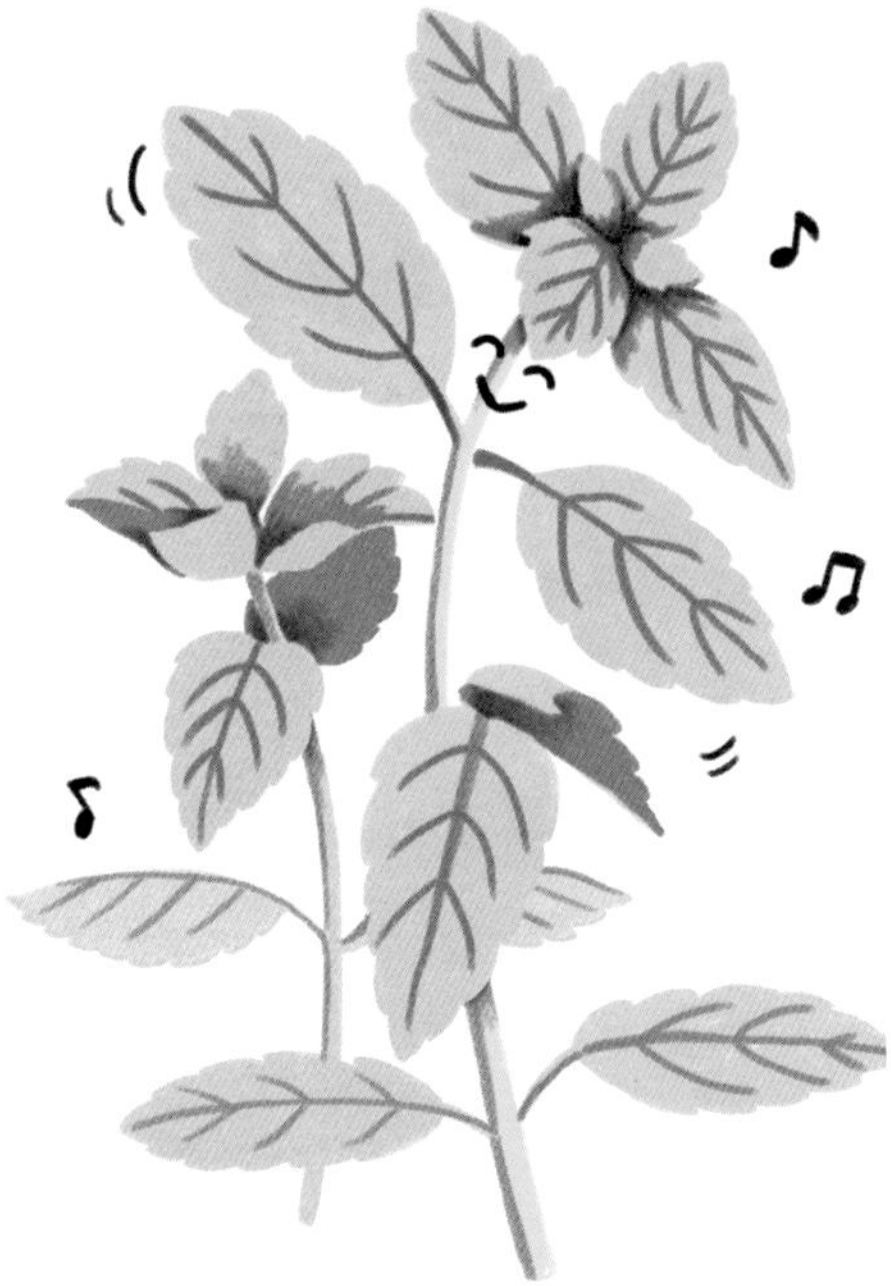

◆使用部位
葉
◆別名
緑ハッカ、オランダハッカ
◆風味と香り
穏やかでほんのりスイートな香り
◆期待できる効果
健胃、精神不安の緩和、
腸内ガス排出、抗菌、発汗
◆主な使い方
食べる、飲む

ミントティーでお口すっきり

多くの品種があるミントのなかで、日本で最も流通量が多く、スーパーなどで簡単に手に入るのがスペアミントです。料理やデザートの飾りとしてこれまでも人気でしたが、近年人気の高いキューバ発祥のカクテル「モヒート」に使われることから、出荷数はぐんぐん上がっています。

スッとした味わいはリフレッシュ効果が高く、飲んでも食べてもその効果をしっかり感じられます。**また、スペアミントに含まれるカルボンと呼ばれる精油成分は、胃の働きを活発にする作用があります。**消化液の分泌を促して胃を健康に保つほか、腸にたまったガスを除くことで、胃腸の不調やだるさ、痛みを改善する**消化機能活性効果も高いのが特徴です。**

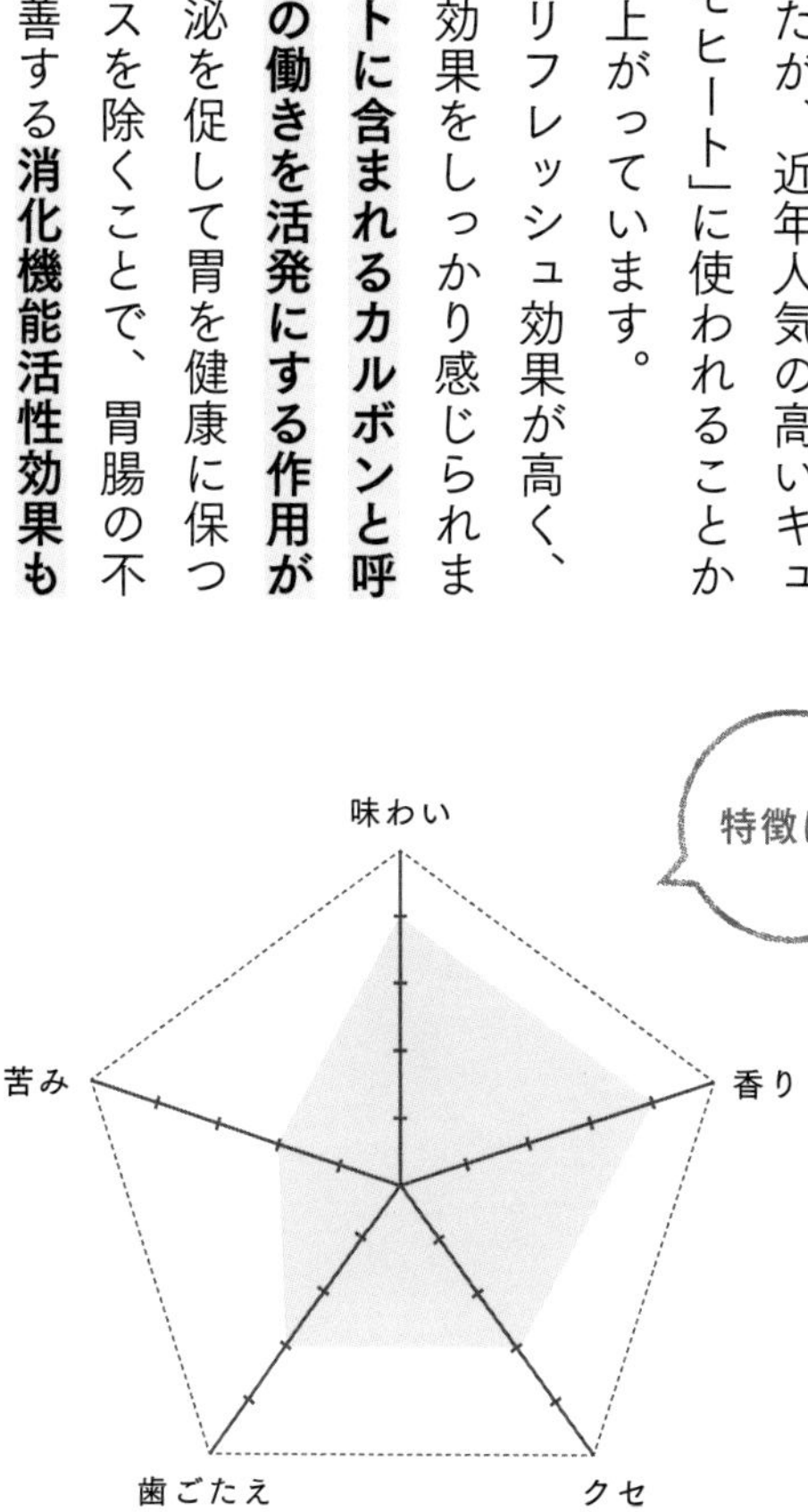

特徴は…

ペパーミントに比べるとスースー感はダウンする分、肉厚で歯ごたえがあり、のどをスッと通りやすい。生で食べたり、カクテル、ドリンクの飾りなどにも使われます。

基本の
効くハーブ
9

クレソン

お肉の隣でおなじみ。殺菌作用で悪いものを退治する

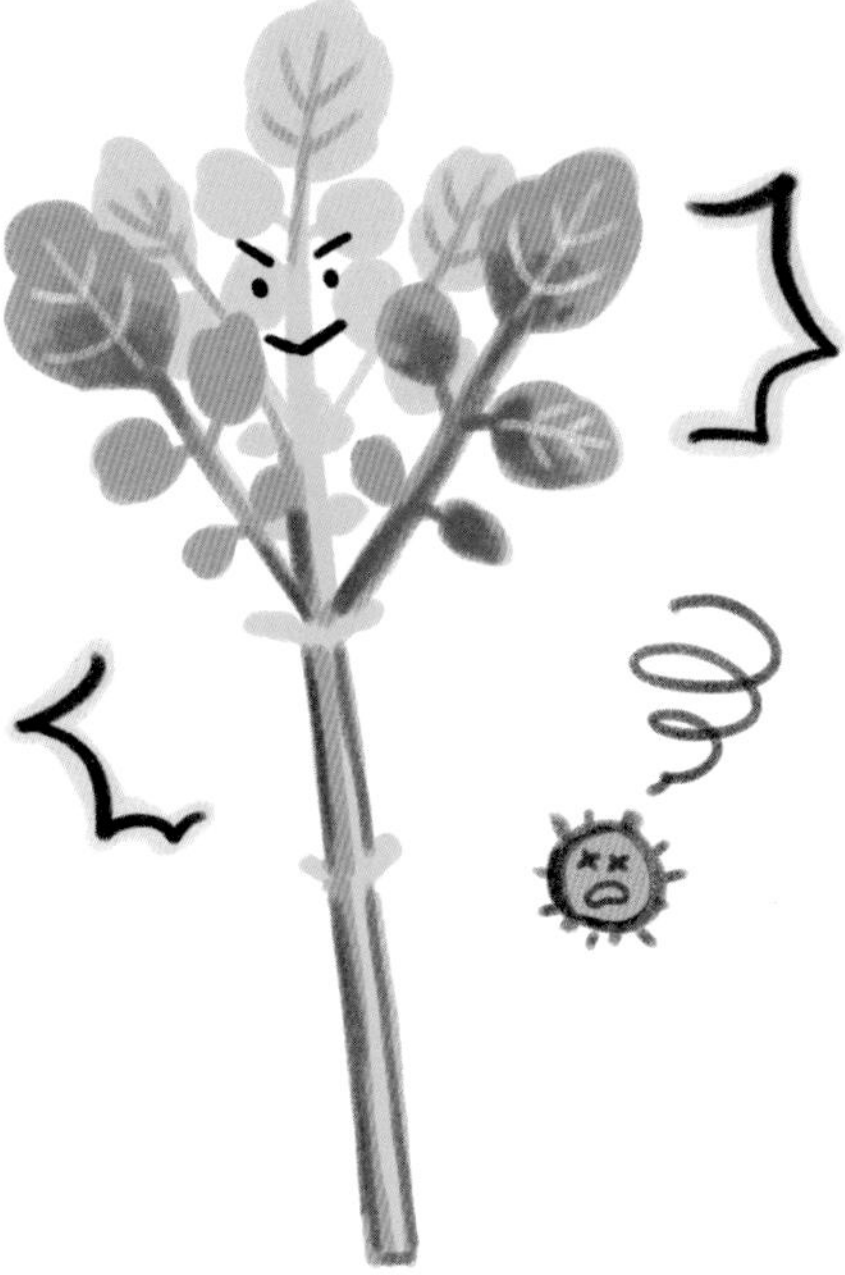

◆使用部位
葉、茎

◆別名
ウォータークレス、オランダガラシ、ミズガラシ、西洋ゼリ、

◆風味と香り
わさびのような鼻に抜けるピリッとした辛み

◆期待できる効果
抗菌、消化機能活性化、抗酸化

◆主な使い方
食べる

辛み成分に消化を助ける役割が

βカロテンや葉酸などのビタミン、カルシウム、カリウム、鉄などのミネラルといった栄養価が非常に豊富なハーブです。最大の特徴は、大根やわさびなどにも入っているシニグリンという辛み成分です。このシニグリンには、食欲を増進させて消化液を増やし、消化機能を促進する効果があります。しっかり咀嚼《そしゃく》するとシニグリンは増えるので、クレソンを食べるときはよくかんで食べましょう。**また、シニグリンには強力な殺菌効果もあり、食中毒の予防や口臭予防にも役立ちます。**

クレソンはステーキやローストビーフなど肉料理のつけ合わせとして登場しますが、脂身の多い肉の消化促進やくさみ消しとしての機能を果たすので、理にかなっている組み合わせと言えます。

特徴は…

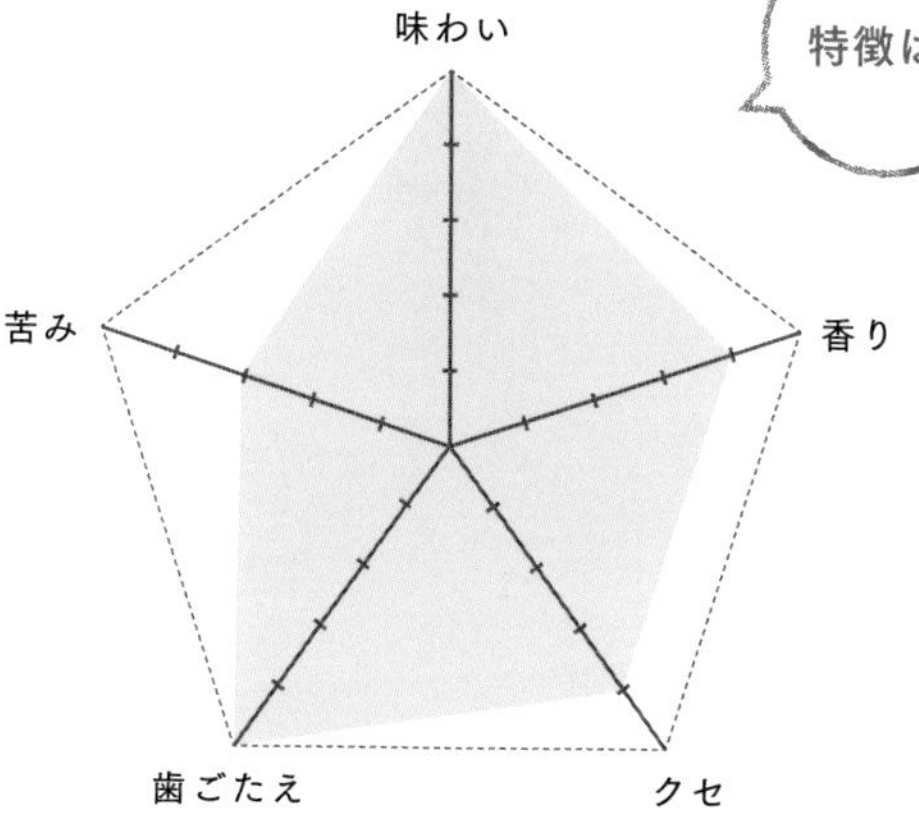

わさびと共通する成分が入っており、ピリッとした辛みとすがすがしい香りが特徴。特に茎の部分はカリカリとした歯ざわりが気持ちよい。口の中を清涼感で満たすハーブでもあります。

基本の
効くハーブ
10

タイム

抗ウイルス作用があり！
悪者をやっつける
ヒーローハーブ

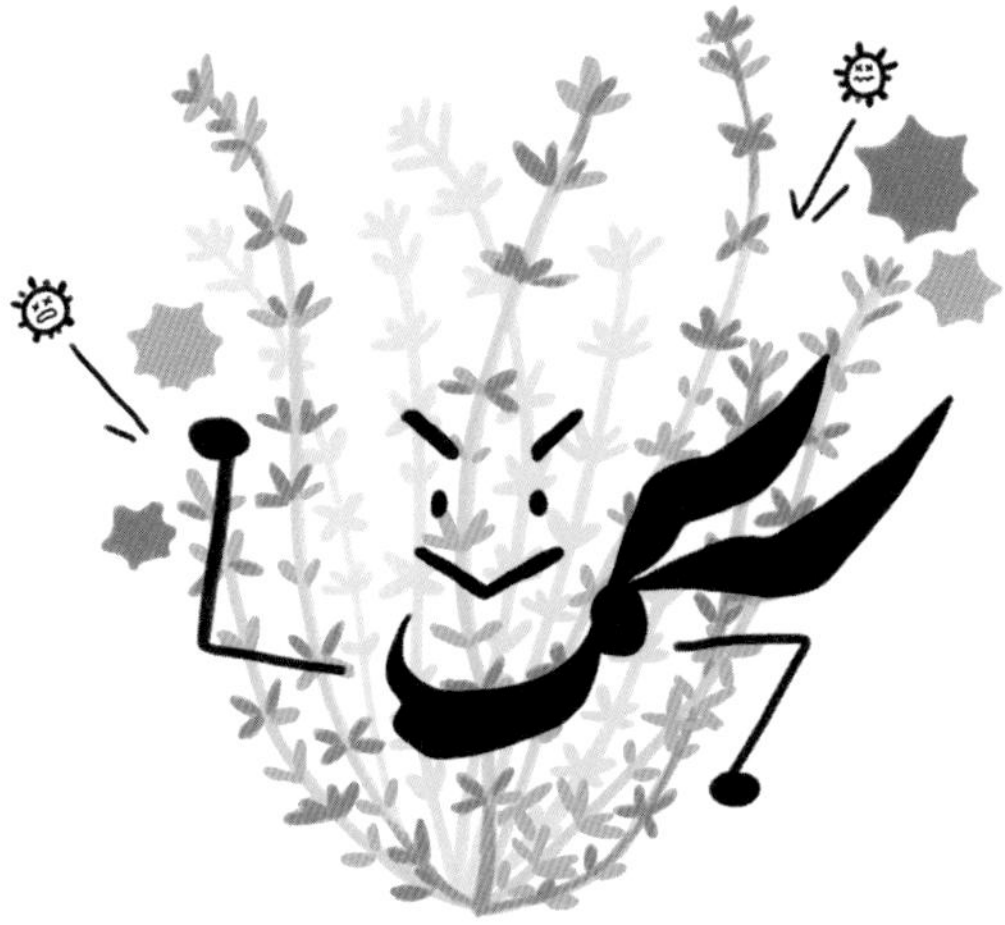

◆**使用部位**
葉、茎

◆**別名**
タチジャコウソウ

◆**風味と香り**
ほろ苦くも気品を感じる
香りのアクセント

◆**期待できる効果**
抗菌、痰《たん》の排出、せき鎮静化

◆**主な使い方**
食べる、飲む、かぐ

さまざまな菌に強い頼れる存在

タイムは、魚介との相性のよさから「魚のハーブ」として有名です。おしゃれで気品のあるハーブというイメージが強いのですが、それはあくまでも表面的なタイムの魅力。ギリシャ・ローマ時代でも、ペストが流行した中世でも、数あるハーブのなかでも非常に強い殺菌力があるハーブとして活用されてきました。

タイムに含まれる精油成分チモールは、細菌から真菌（カビ）までの幅広い意味での菌に対して抗菌効果を発揮します。市販の除菌スプレーや消臭剤などにも天然チモールが活用されています。さらにフラボノイド類やサポニンと呼ばれる成分も含まれており、**咳を鎮めたり、痰を取り除いたり、気管支の違和感を落ち着かせる働きもあります。**

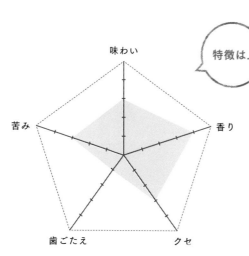

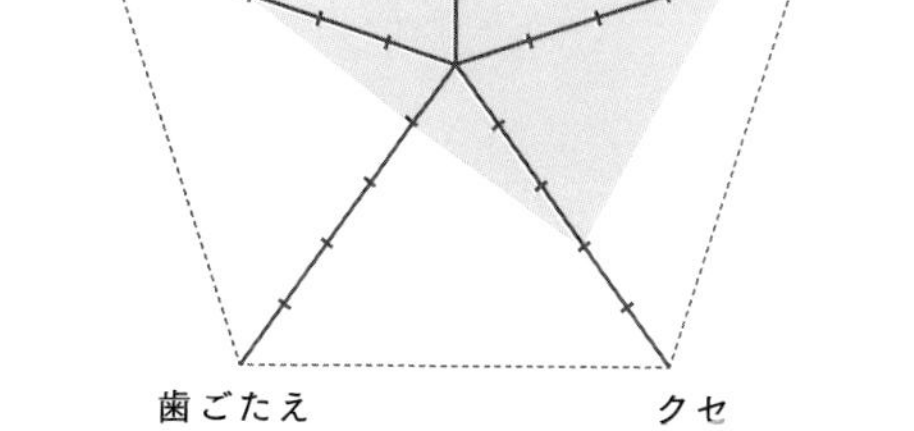

特徴は…

強めでほろ苦い香りが特徴。生で食べると歯ごたえはなく、クセが強い。火を通すととてもマイルドで食べやすくなります。肉や魚料理のくさみ消しとして活躍し、食品が腐るのを防ぐ効果も。

基本の効くハーブ 11

チャービル

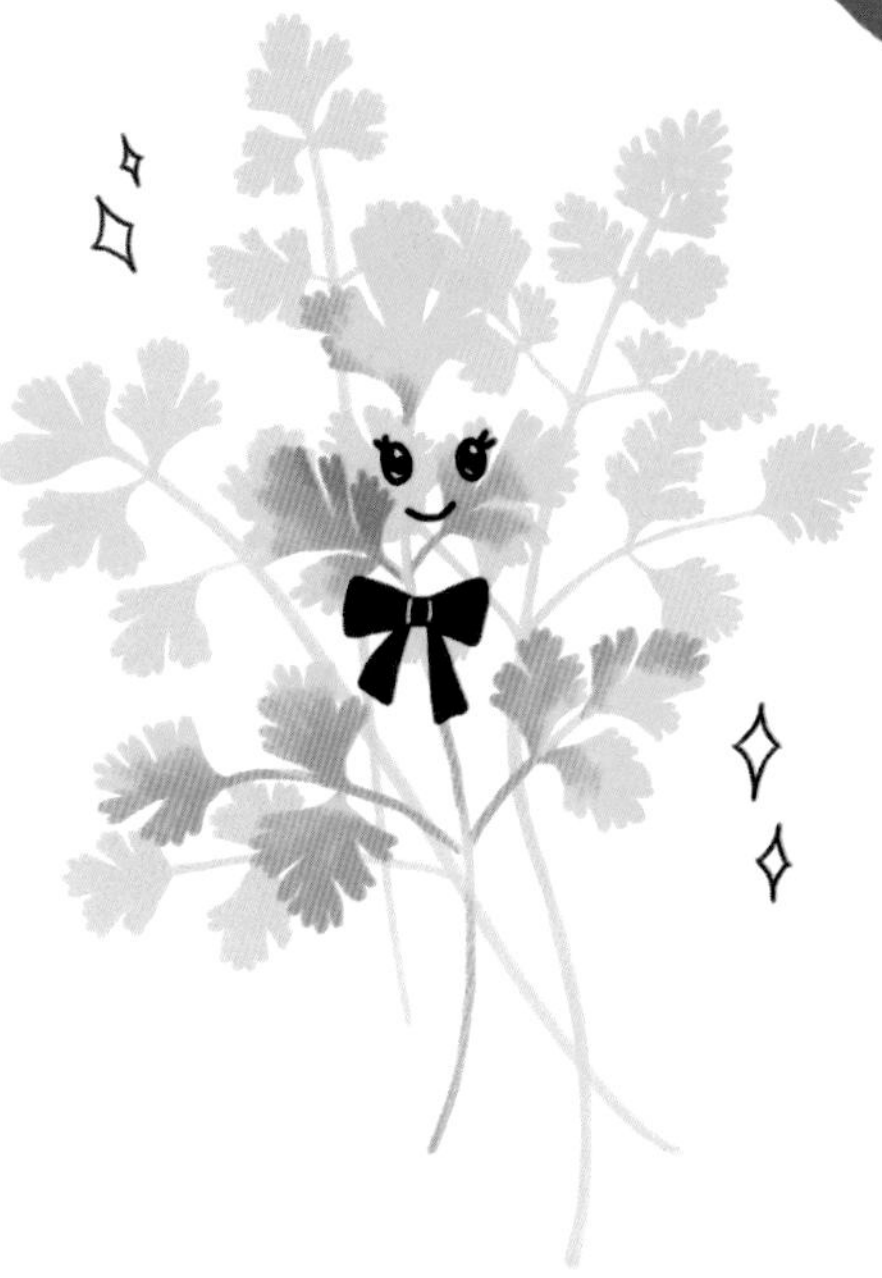

見た目のかわいさは
誰にも負けない。
美肌にもアプローチ

◆**使用部位**
葉、茎
◆**別名**
セルフィーユ、ウイキョウゼリ
◆**風味と香り**
マイルドで食べやすい
◆**期待できる効果**
美肌、ホルモン分泌調整、
むくみ解消
◆**主な使い方**
食べる、飲む

お年ごろ女性の健康にアプローチ

　チャービルは近年、その洗練された葉の形状を生かして、高級ホテルのアフタヌーンティーのトッピングとして使われているおしゃれハーブです。**ビタミンやミネラルを含むので美肌効果はもちろん期待できますが、**チャービルで最も注目すべきは精油に含まれる成分アネトールです。アネトールは中華素材の八角にも含まれる香り成分で、女性ホルモンのエストロゲンと似た働きを持つといわれています。更年期の特徴の、**女性ホルモンの分泌が減ることによって起こる「不定愁訴」と呼ばれる症状群にも効果を発揮します。**わけもなく寂しくなったり、落ち込みやすい気分を回復させ、さらに年齢とともに心配な骨粗しょう症などの骨のトラブル防止に役立つ成分でもあります。

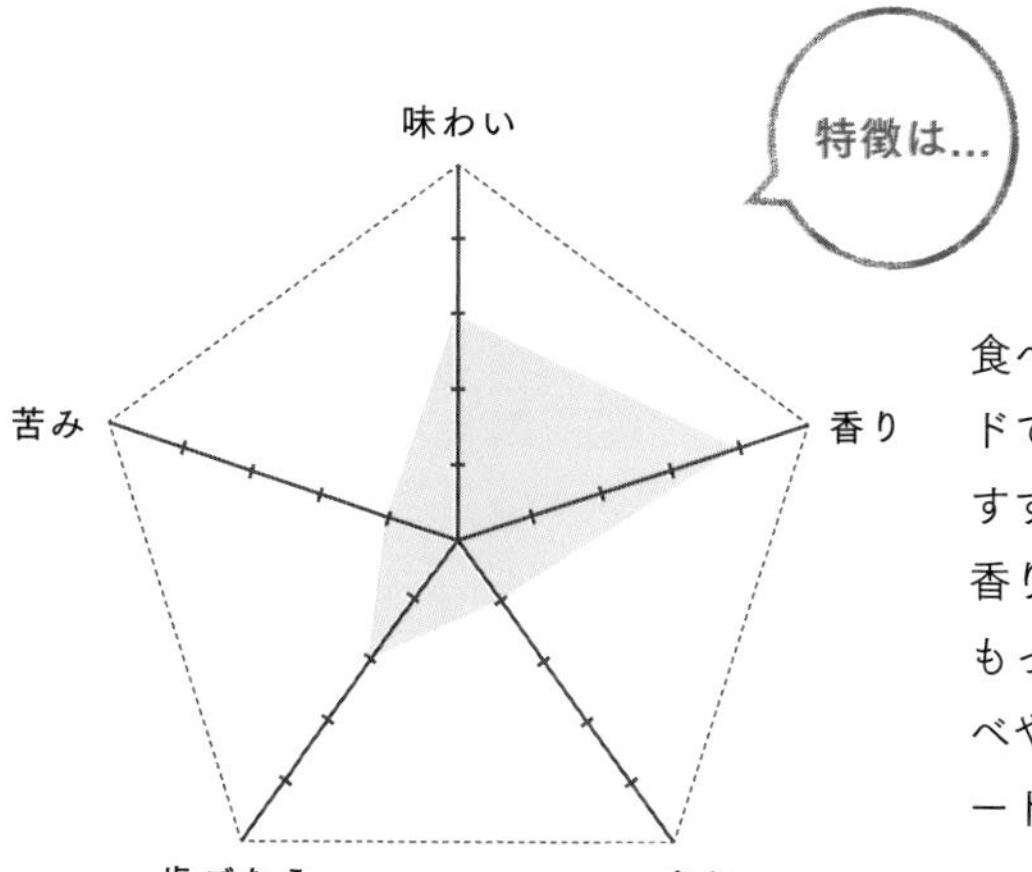

食べやすく、風味もマイルドでハーブ初級者にぜひおすすめしたいハーブです。香りはパセリに近いですが、もっと淡泊。クセがなく食べやすいのでサラダやデザートのトッピングに最適。

基本の
効くハーブ
12

ディル

赤ちゃんも落ち着かせる
穏やかなハーブ先生

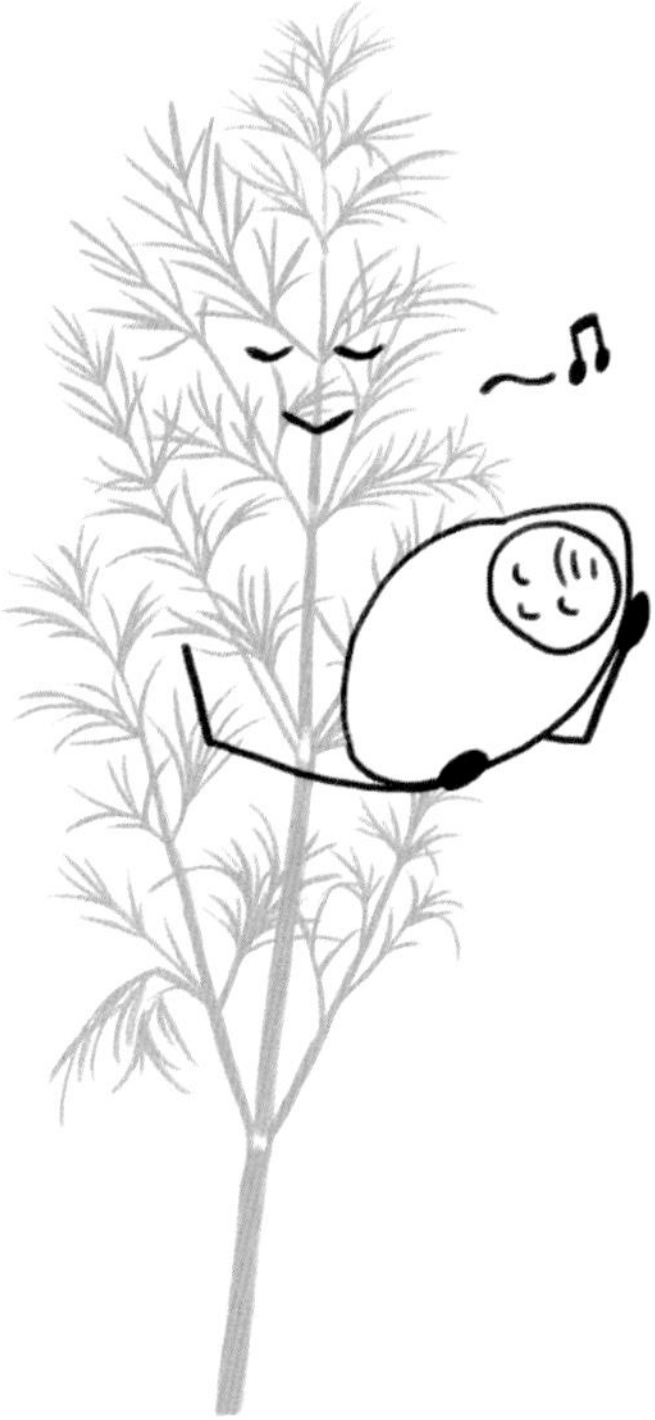

◆使用部位
葉、茎、花、種子
◆別名
イノンド、ジル、サワ
◆風味と香り
甘みがありさわやかで
食べやすい
◆期待できる効果
精神不安の緩和、
抗菌、消化機能活性化
◆主な使い方
食べる、飲む

ミントと好勝負なリラックスハーブ

ディルの語源は古代ノルウェー語のＤｉｌｌａ＝なだめる、やわらげるの意に由来しています。**穏やかな気分にさせてくれる鎮静ハーブとして、大昔から種子を中心に重宝されてきました。**

ハーブとして流通するのはディルの茎や葉ですが、スパイスとして流通するディルの種子にもリラックスをもたらす香り成分が入っています。それが、カルボンとリモネン。カルボンはスペアミントにも入っているリラックス成分です。リモネンはレモンやオレンジなど柑橘類にも含まれる成分で同じくリラックス効果をもたらします。

ディルの種子と葉を煎じたハーブティーは寝つきの悪い赤ちゃんの入眠を助け、さらに母乳の分泌を促す効果もあるので、親子で愛飲できます。

特徴は…

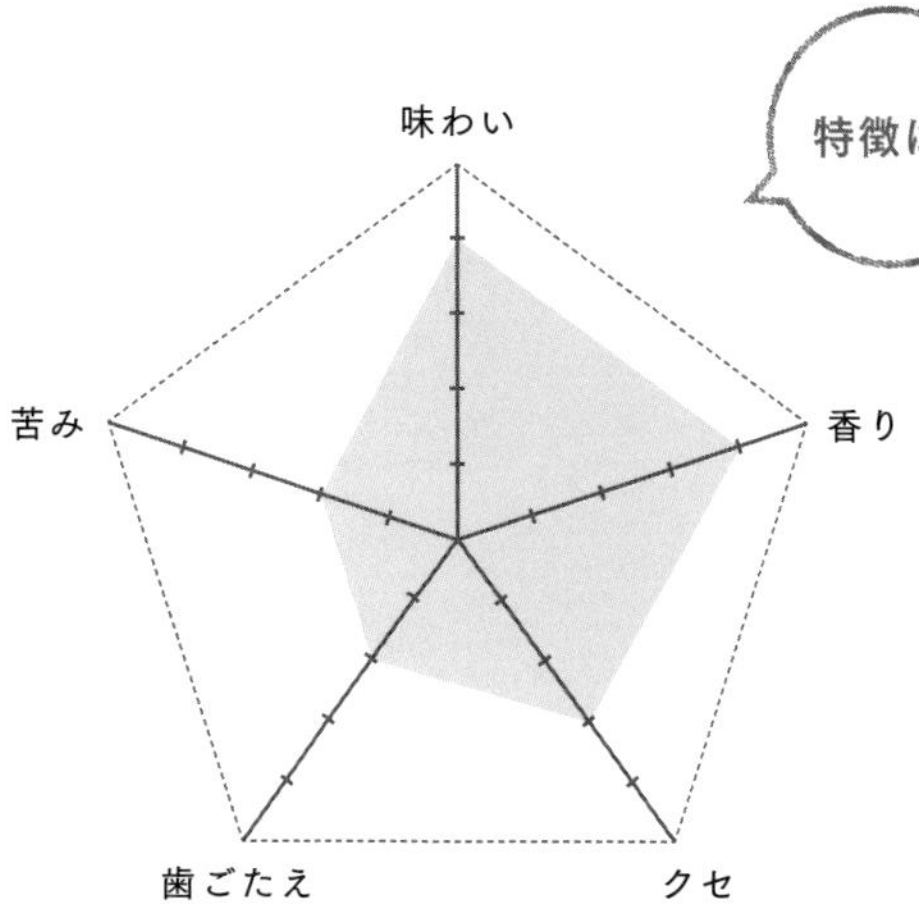

茎にも葉にも香りがあり、茎まで全部食べられるハーブです。すっきりした香りでとても食べやすく、クセも苦みもあまりないので、生のままたっぷり食べるのに向いています。

基本の
効くハーブ
13

パクチー

クセ強めの個性派と思いきや 目を見張る実力アクター

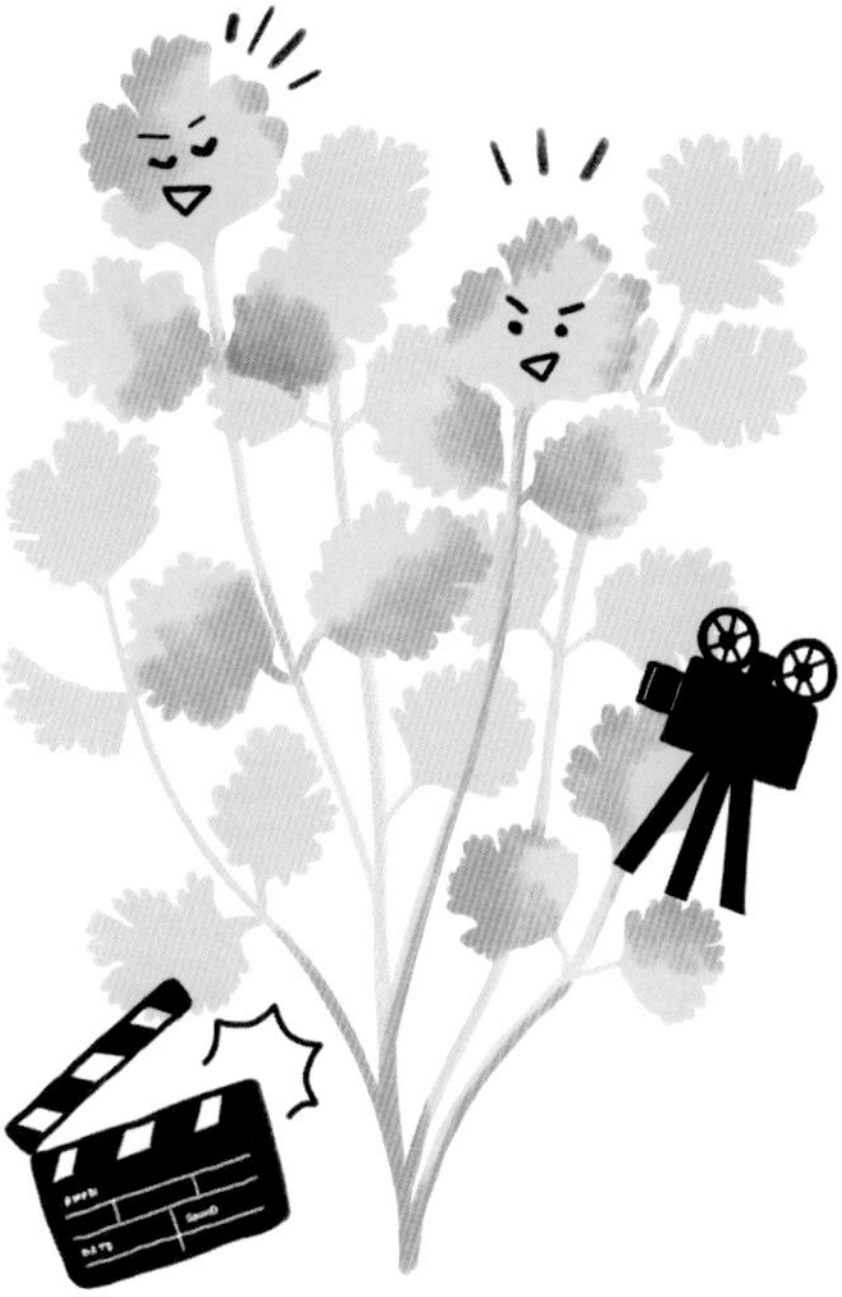

◆使用部位
葉、茎、根

◆別名
コリアンダー、カメムシソウ、シラントロ、コエンドロ、香菜

◆風味と香り
強烈でクセの強い青くささのある独特な風味

◆期待できる効果
消化機能活性化、便秘改善、腸内ガス排出、抗酸化

◆主な使い方
食べる、飲む

においが独特。デトックス効果大

パクチーは旧約聖書にも登場し、エジプトのツタンカーメン王の墳墓でも見つかっている、歴史と由緒のあるハーブです。国内では２０１５年ごろから急激にブームとなり、専門店ができたり、パクチー祭が開催されたりしてきました。いまではすっかり定番ハーブとなり、作付け面積も出荷量も年々増加しています。同じ香味野菜のセロリよりも売れるスーパーが増えてきており、野菜売り場では市民権を得たハーブです。

パクチー人気を不動にした理由は、**排出促進や便秘改善効果が実感できること。**パクチーに含まれる**硫化アリル成分は、体内の滞留物などと結びつきやすいため、毒素を絡めとって体外に排出。デトックス効果やお通じの改善が期待できます。**

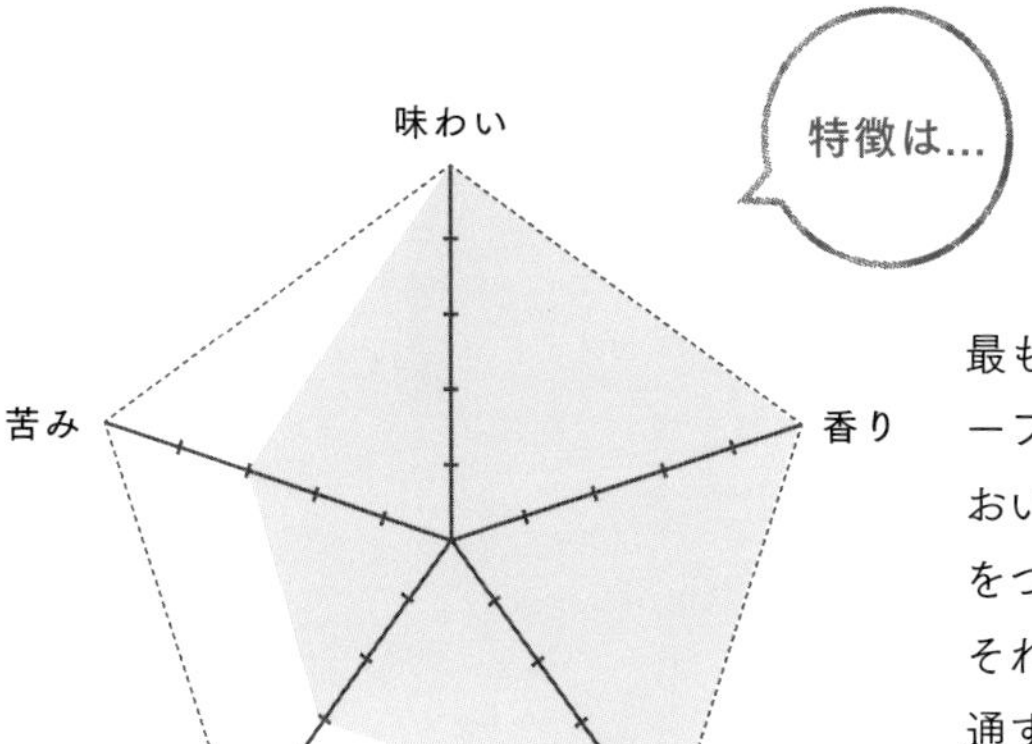

最も好き嫌いが分かれるハーブ。カメムシのようなにおいと評されることも。鼻をつまんで食べると苦みはそれほど感じません。火を通すことで食べやすくなります。

基本の効くハーブ
14

ローズマリー

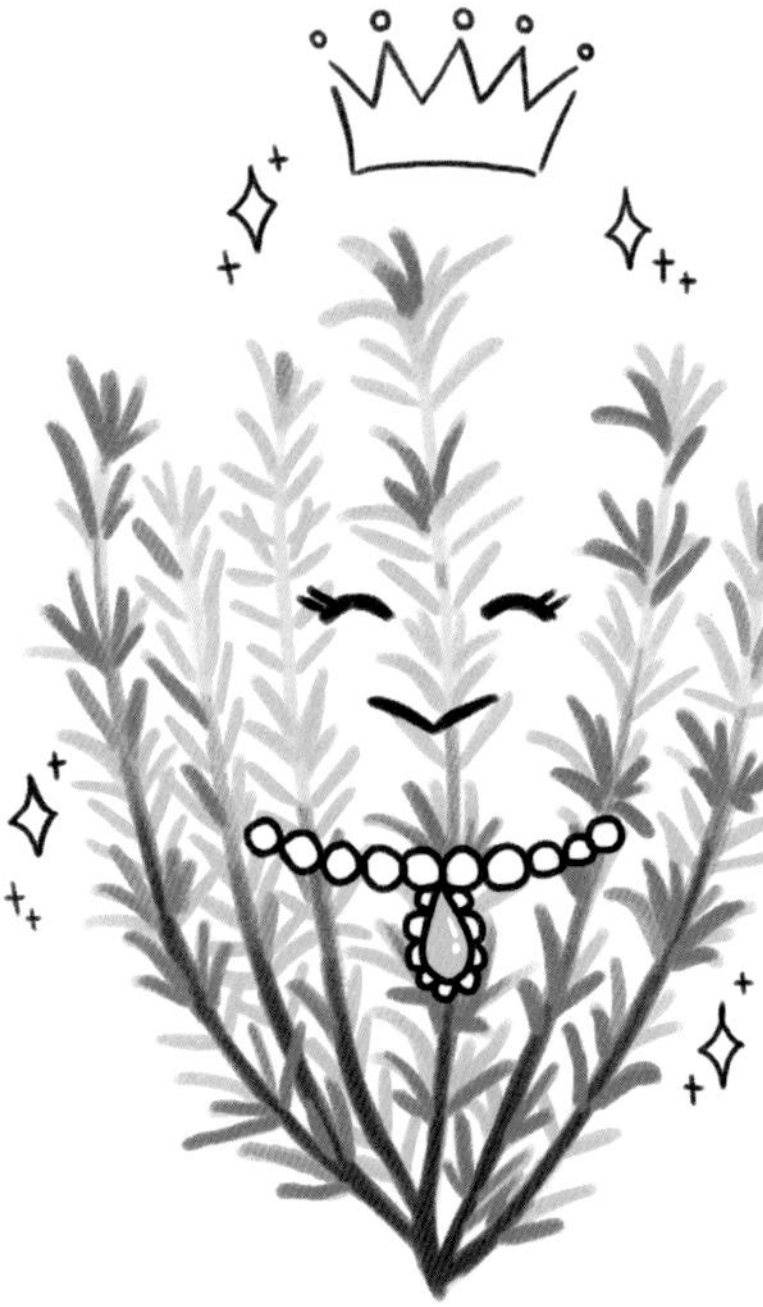

アンチエイジングは
おまかせあれ。
ハーブ界の唯一無二の女帝

◆**使用部位**
葉

◆**別名**
マンネンロウ

◆**風味と香り**
清涼感と華やかさを併せ持つ
圧倒的な存在感

◆**期待できる効果**
抗酸化、消化機能促進、
血行促進、心臓機能サポート

◆**主な使い方**
食べる、飲む、かぐ

完璧なアンチエイジングハーブ

頭から足の指まで血の巡りをよくしてくれるので、ローズマリーを摂取し続けると体温が上がり、その結果として**免疫力もアップするというポジティブなスパイラルを生み出すため「奇跡のハーブ」と呼ばれます。**

人間は呼吸をしているだけでも活性酸素が増え、老化現象が進むものですが、**老化を食い止める抗酸化力が最も強いハーブがローズマリーです。**含まれているロスマリン酸、ジテルペン化合物などの相乗効果で、類まれな抗酸化効果を発揮することが実証されています。老いを食い止める効果が高いということは防腐剤機能も兼ね備えているということなので、お弁当や料理の消費期限を延ばすことも可能とするハーブです。

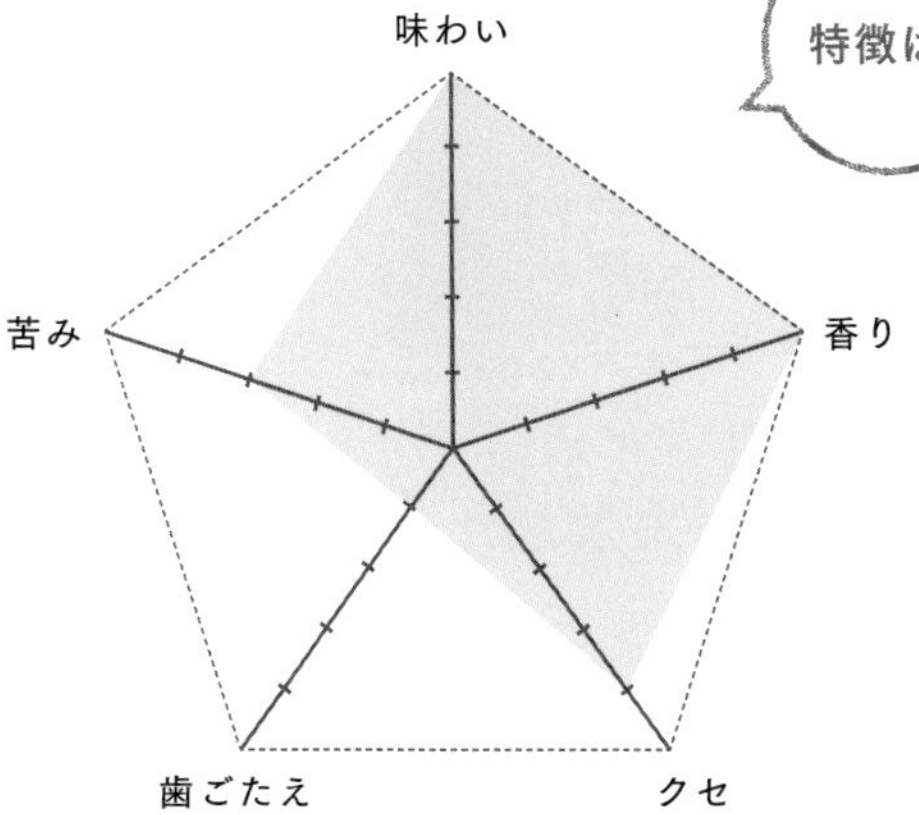

特徴は…

ハーブ界の女王様的な存在。香りが独特で清涼感と華やかさを感じられます。生ではクセと苦みがあって口の中でいつまでも残る感覚が。食べづらいので火を通して食べるのがおすすめです。

基本の
効くハーブ
15

ローレル

煮込み料理で大活躍。
味を格上げする隠れマジシャン

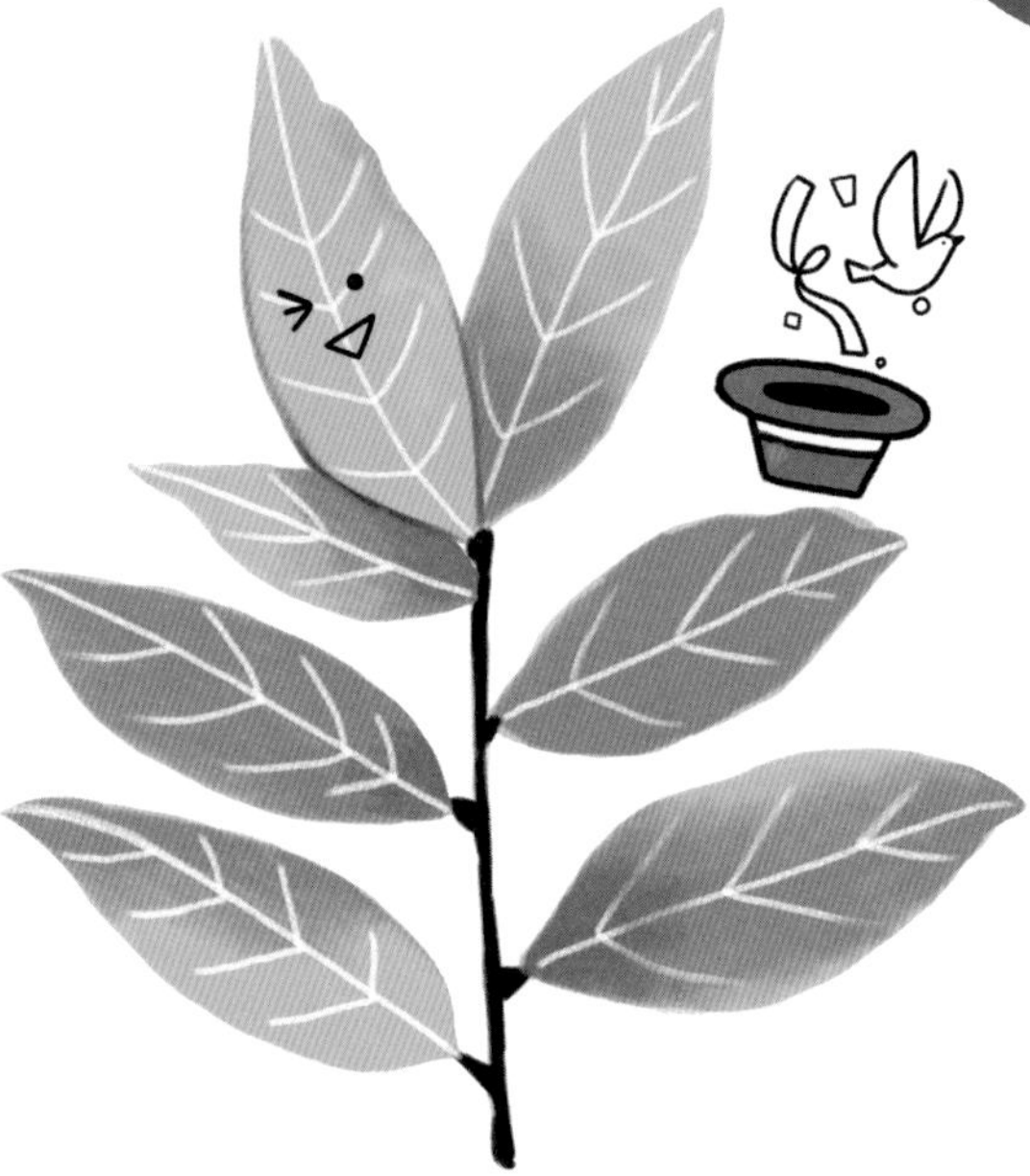

◆**使用部位**
葉

◆**別名**
月桂樹

◆**風味と香り**
清涼感と上品さがアップ

◆**期待できる効果**
腸内ガス排出、抗菌、消化機能活性化

◆**主な使い方**
食べる、飲む

食欲増進効果のある魔法のハーブ

古代オリンピックの時代から、勝者の頭にかぶせられてきた月桂冠はローレルで作られてきました。栄光のシンボルとして、いまでも優勝旗などのデザインに多く見られます。たった一枚だけでもローレルのパワーは驚くほどで、**味も香りも食欲も増進させてくれる魔法のようなハーブです。**主張しすぎることがないため、このハーブを嫌いな人は少ないようです。

ローレルには強い**抗菌作用があり、防腐剤のかわりに食品を守ってくれます。**また、ローレルの持つ精油成分の**シネオール、オイゲノール、リナロールが合わさって、腸内のガス排出を促す働きをしてくれます。**食欲不振のときに役立つので、常備しておきたいハーブです。

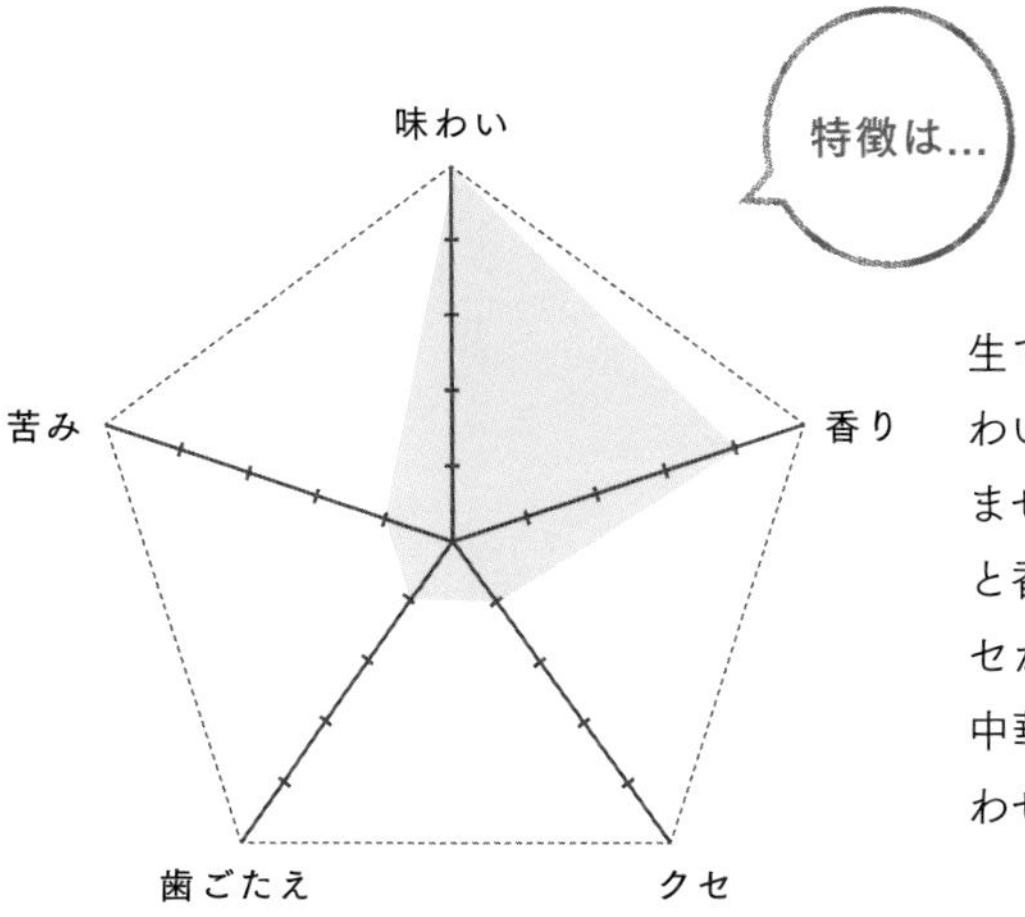

生で食べると歯ごたえも味わいもないので生では食べません。切り込みを入れると香りが広がりやすく、クセがないので洋食・和食・中華とオールジャンルに合わせやすいです。

基本の効くハーブ
16

レモングラス

注目株イケメン。スマートボディの

暑い国では薬用ハーブとして有名

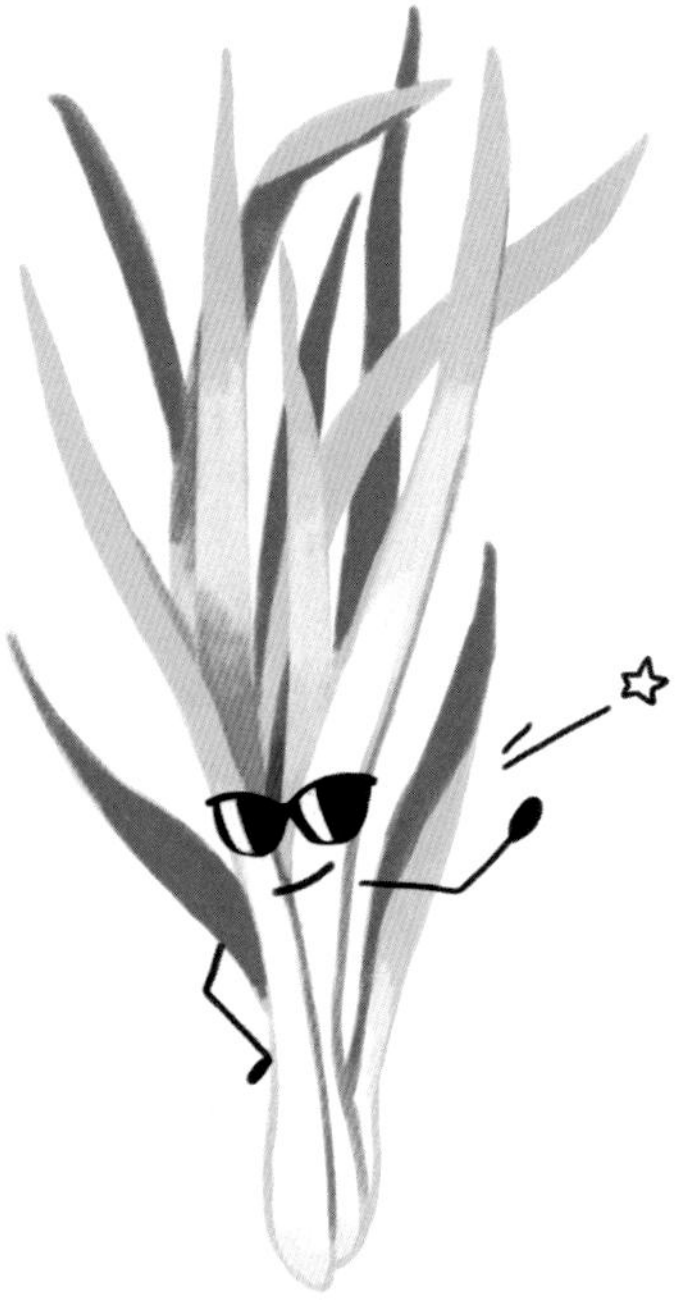

◆使用部位
葉、茎

◆別名
レモンガヤ

◆風味と香り
エキゾチックでさわやかなレモンの香り

◆期待できる効果
消化機能活性化、健胃、腸内ガス排出、抗菌、防虫、精神不安の緩和

◆主な使い方
食べる、飲む

メディカルハーブとして大人気

ススキやイネに外見がそっくりですが、葉の表面につやはなく、乾いている印象。香りはレモンの皮のようで、柑橘系エスニックハーブとも呼ばれます。

東南アジア、アフリカ大陸、中南米など暑い国で人気のハーブで、**胃腸の不調やインフルエンザなどの感染症予防を目的としたメディカルハーブとして重宝されてきました。**レモングラスに含まれるアルデヒドに分類される**シトラールは強力な抗菌力や抗カビ力を持ち、また胃腸の働きを活発にして腸内にたまったガスを排出してくれます。**

虫が嫌がるにおいもあるため、虫よけハーブとして園芸家にも人気で、市販の虫よけスプレーや防虫剤などの原料として使用されています。

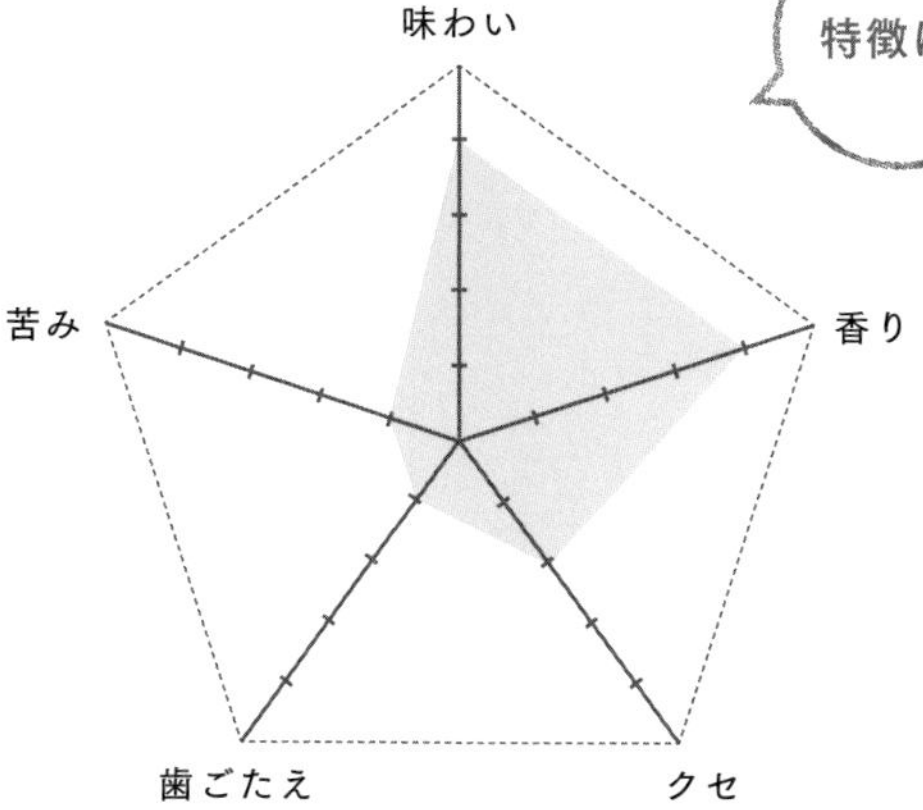

特徴は…

香りをかぐだけでタイやベトナムの異国情緒を感じられます。ローズマリーやローレルと同じく、サラダなど生で食べることはありません。香りづけハーブの決定版と言えます。

from
ハーブの愛さん
COLUMN 2

特徴がひと目でわかるハーブマトリックス

ハーブについてのご意見で多いのは「使ってみたいけどむずかしそうだし、面倒そうだし、どれがよいのかわからない」という声。私も以前は「こんな少ない量ではおなかいっぱいにならないし、キャベツを買ったほうがいい」と思っていました。でも、いろいろなハーブを食べるうちに、徐々にそれぞれの特徴がつかめるようになりました。そうなると、途端にハーブが身近な存在になったのです。少量でも料理が格段においしくなり、これぞハーブマジック！を実感。ぜひ、私のようにハーブを身近に感じてほしいという思いをこめて、左のようなマトリックスを作りました。

チャービルやローレルのように、クセがなく食べやすいものから、パクチーのように独特の味や香りのするものもあるので、ハーブ初心者のかたはクセの少ないものから試してみてください。また、生で食べるほうがおすすめなハーブや、逆に火を通したほうが食べやすいハーブもあります。

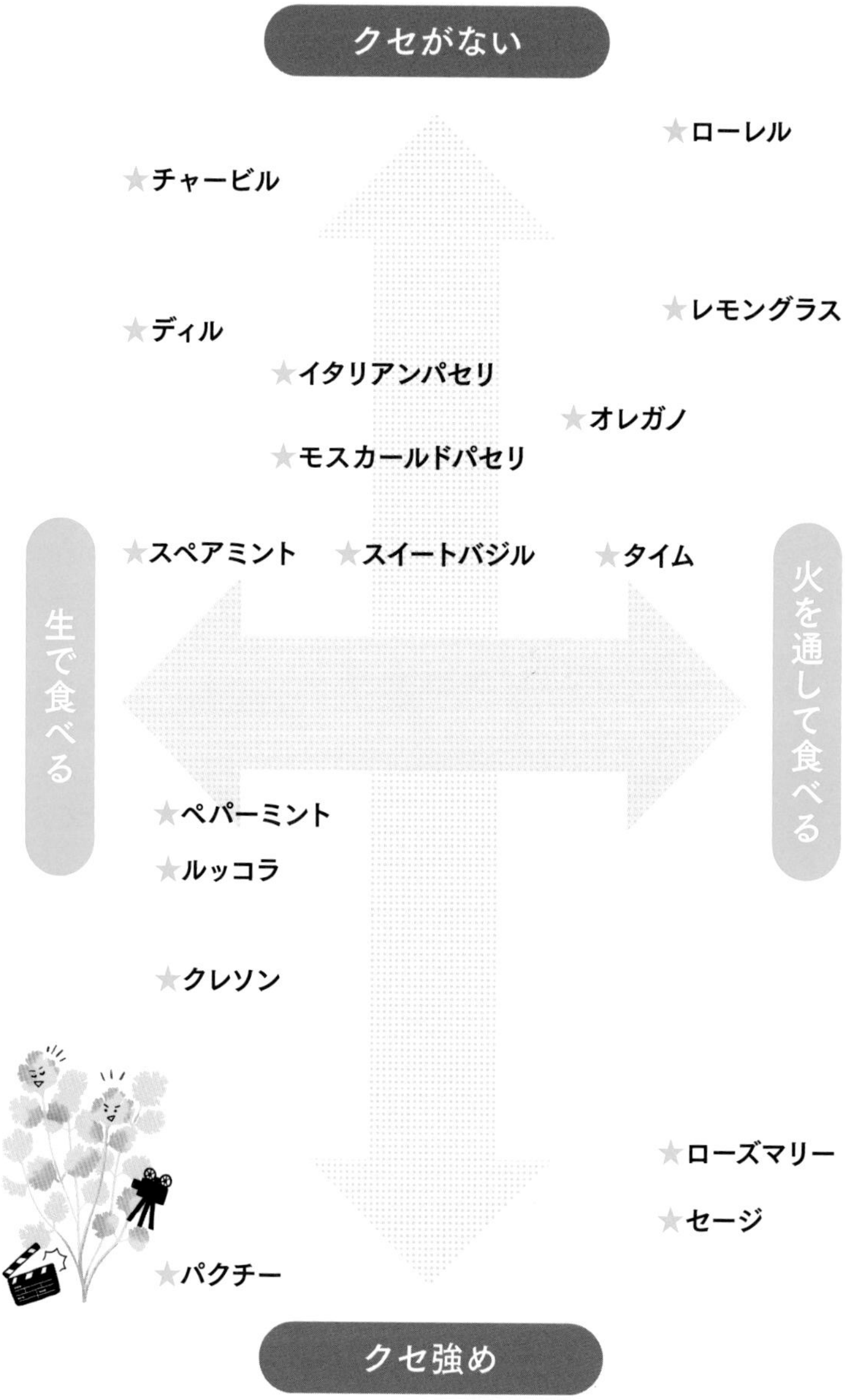
クセがない
★ローレル
★チャービル
★レモングラス
★ディル
★イタリアンパセリ
★オレガノ
★モスカールドパセリ
★スペアミント
★スイートバジル
★タイム
生で食べる
火を通して食べる
★ペパーミント
★ルッコラ
★クレソン
★ローズマリー
★セージ
★パクチー
クセ強め

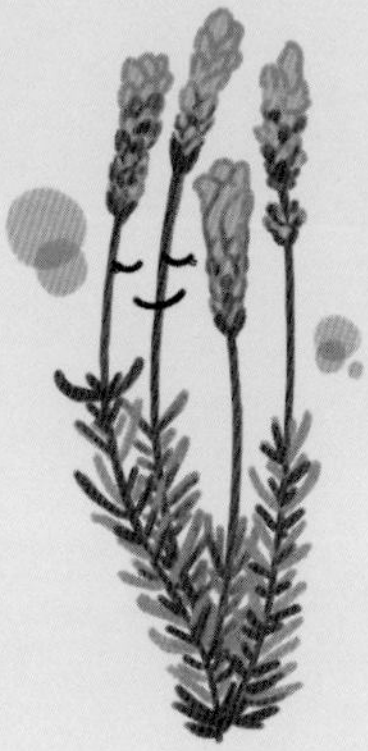

第3章

知っておきたい！ 頼れる パワーハーブ図鑑

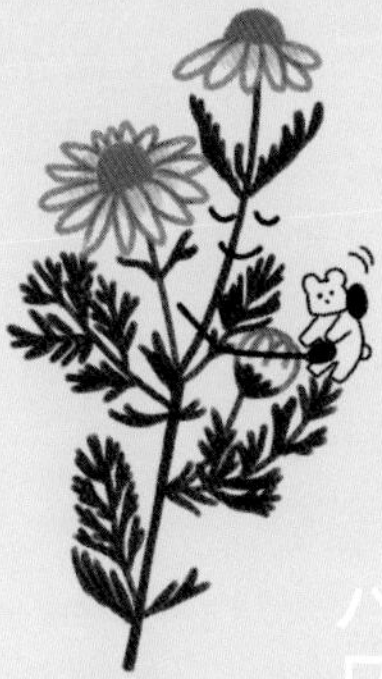

スーパーやホームセンターで
気軽に入手できるわけではありませんが、
ハーブ専門店や
オンラインショップで購入でき、
不調に効く
パワーのあるハーブを集めました。

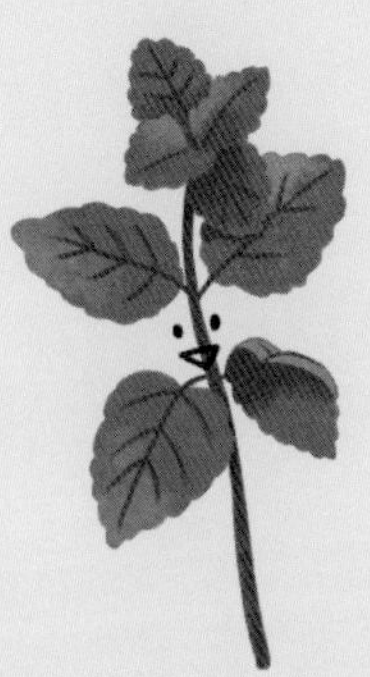

頼れる
パワーハーブ
1

元気が出るハーブ

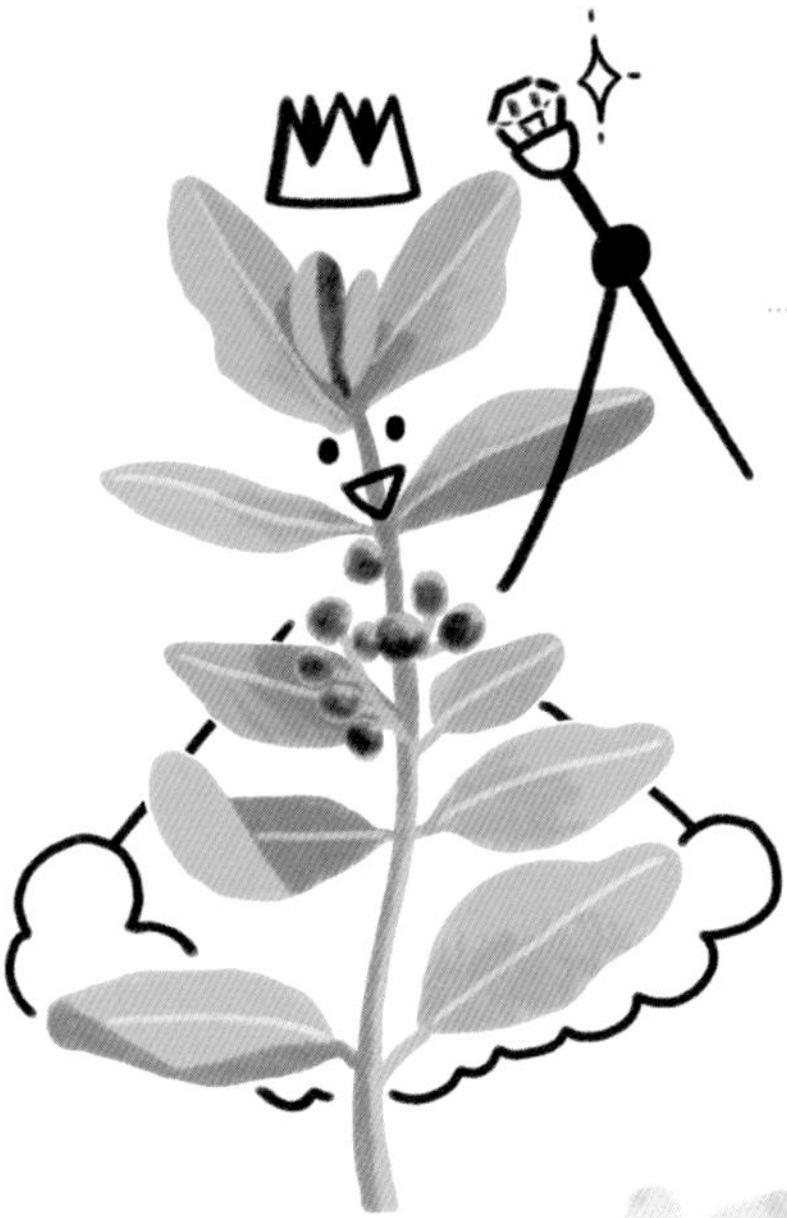

マテ

ハーブ界の
栄養満点王子

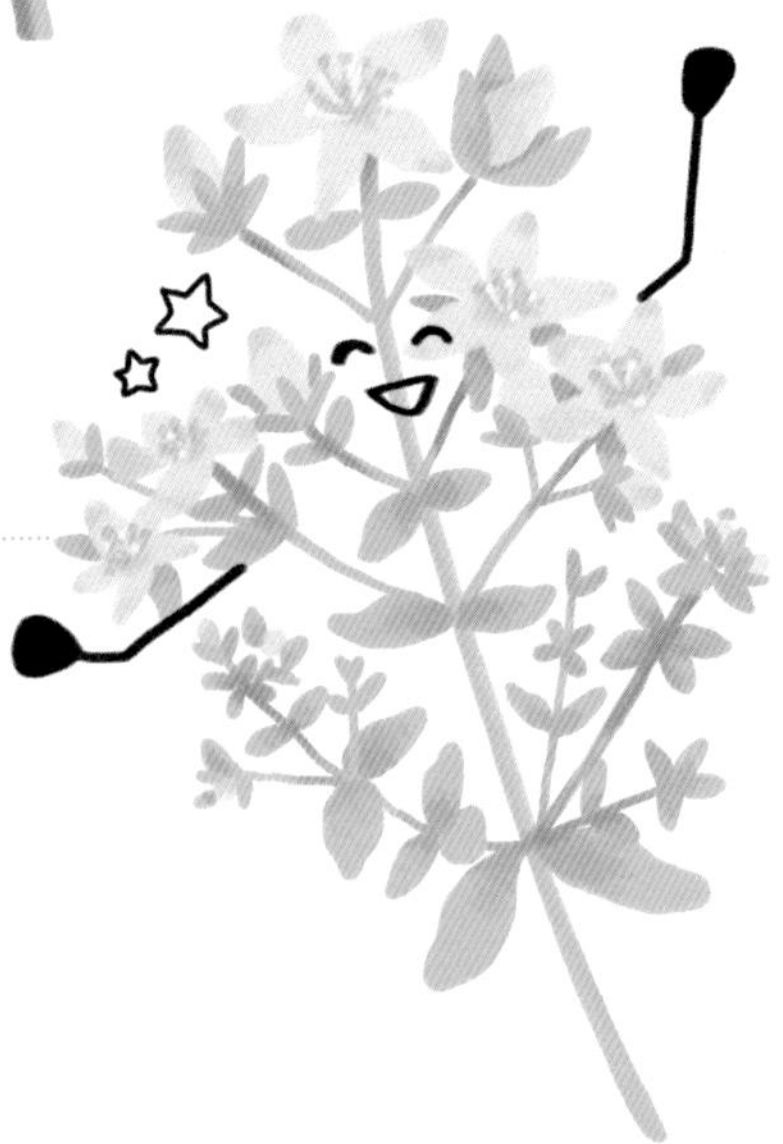

セントジョンズワート

明るい気持ちに
させてくれる
ベストフレンド

マテ

カルシウム、鉄分、カリウムなどのミネラルやビタミン群が豊富で、なかでもマテティーは〝飲むサラダ〟といわれます。また、含まれているアルカロイド成分が精神面と肉体面の両方に活力を与えるため、思考をすっきりさせたいときに最適なハーブです。

◆**使用部位**　葉
◆**別名**　パラグアイティー
◆**風味と香り**
ほろ苦く、コーヒー豆を思わせる香り
◆**期待できる効果**
神経興奮、利尿、グリコーゲン分解、脂肪分解
◆**主な使い方**　食べる、飲む

セントジョンズワート

太陽のように気持ちを温めてくれるため「サンシャイン・サプリメント」とも呼ばれています。ＰＭＳ（月経前症候群）など気持ちが沈みがちなときこそ頼りたいハーブ。西欧では窓につるし災害や疫病を免れるおまじないハーブとして有名。

◆**使用部位**　開花時の地上部
◆**別名**　西洋オトギリソウ
◆**風味と香り**
苦みや渋みを思わせる土壌や大地の香り
◆**期待できる効果**　抗うつ、消炎、鎮痛
◆**主な使い方**　食べる、飲む、塗る

頼れるパワーハーブ 2

リラックスハーブ

ジャーマンカモミール

カミツレの名で古くから薬草として親しまれており、龍角散ののど飴にも入っています。不眠、ストレスからくる胃炎、ＰＭＳによる落ち込み、生理時の頭痛や腹痛などさまざまな不調をやわらげる万能ハーブです。作用が穏やかなので乳幼児にもＯＫ。

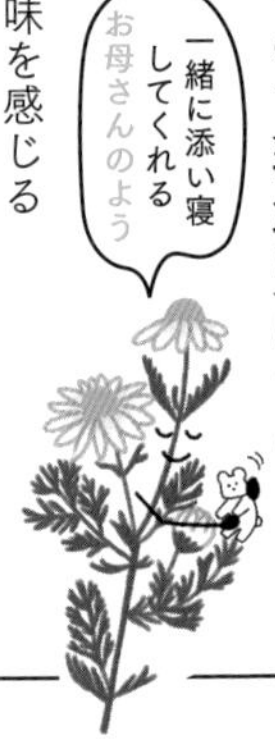
一緒に添い寝してくれるお母さんのよう

◆**使用部位** 花
◆**別名** カミツレ
◆**風味と香り** 果実味を感じる甘みに、どこまでも続く草原を思わせる香り
◆**期待できる効果** 睡眠改善、消炎、鎮静
◆**主な使い方** 食べる、飲む、塗る

レモンバーム

心身がデリケートになっているときに、不安定な状態を調整する働きがあります。精油成分シトロネラールやシトラールの香り成分が、ストレスからくる胃炎、神経性の食欲不振、胃腸の機能障害にも働きかけます。強い抗菌力もあり。

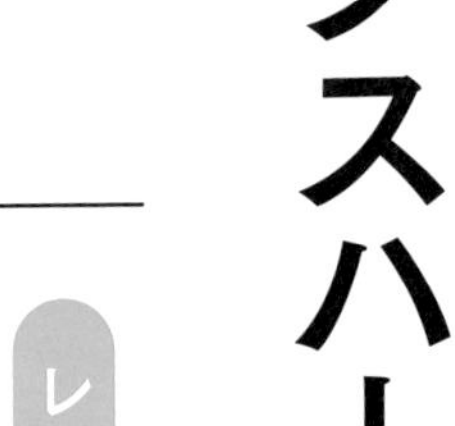
不安な気持ち、僕がいるから大丈夫！

◆**使用部位** 葉
◆**別名** メリッサ、西洋ヤマハッカ
◆**風味と香り** 天気のよい日の太陽が当たる青々とした草の香り
◆**期待できる効果** 鎮静、抗菌、神経緊張緩和
◆**主な使い方** 食べる、飲む、塗る

ラベンダー

不安や悩みがあって眠れないとき、自律神経が乱れぎみなときに頼りになるハーブ。精油成分の酢酸リナリル、リナロール、ラバンジュロールなどのモノテルペンアルコールが脳を介して自律神経に働きかけ、気分を穏やかにして緊張をほぐします。

◆**使用部位**　花
◆**別名**　クンイソウ
◆**風味と香り**　甘くフローラルな強い香り
◆**期待できる効果**　鎮静、鎮痙、抗菌、入眠改善
◆**主な使い方**　食べる、飲む、塗る

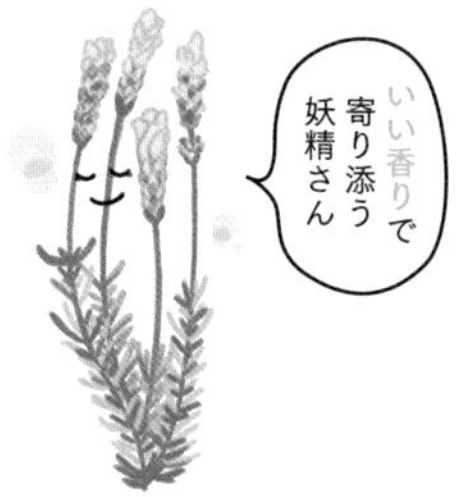
いい香りで
寄り添う
妖精さん

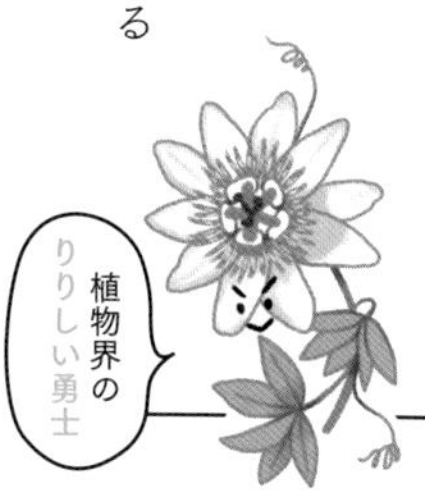
植物界の
りりしい勇士

パッションフラワー

作用が穏やかなため、小さな子どもから更年期の女性、お年寄りまで安心して使えるリラクゼーションハーブ。そのメカニズムは完全には解明されていませんが、豊富に含まれるフラボノイド系成分の複合効果により、不眠を改善し、体の痛みをやわらげると考えられています。

◆**使用部位**　地上部の全草
◆**別名**　チャボトケイソウ
◆**風味と香り**　雨のあとの潤った木や草を感じさせるマイルドな香り
◆**期待できる効果**　鎮静、鎮痙、心身の緊張、不眠の緩和、高血圧改善
◆**主な使い方**　食べる、飲む、塗る

頼れるパワーハーブ 3

免疫力アップ&風邪予防ハーブ

カレンデュラ

古くから、胃潰瘍、のどの炎症や外傷、やけどに使われてきたように、損傷を受けた皮膚や粘膜を修復、保護する働きがあります。含まれている多糖類が免疫系に働きかけ、カロチノイド色素やフラボノイドの相互作用で傷を癒やすといわれています。

◆**使用部位** 花
◆**別名** マリーゴールド、トウキンセンカ
◆**風味と香り** 花びらの甘い香り
◆**期待できる効果** 皮膚・粘膜の修復、消炎、抗菌、抗カビ、抗ウイルス
◆**主な使い方** 飲む、食べる、塗る

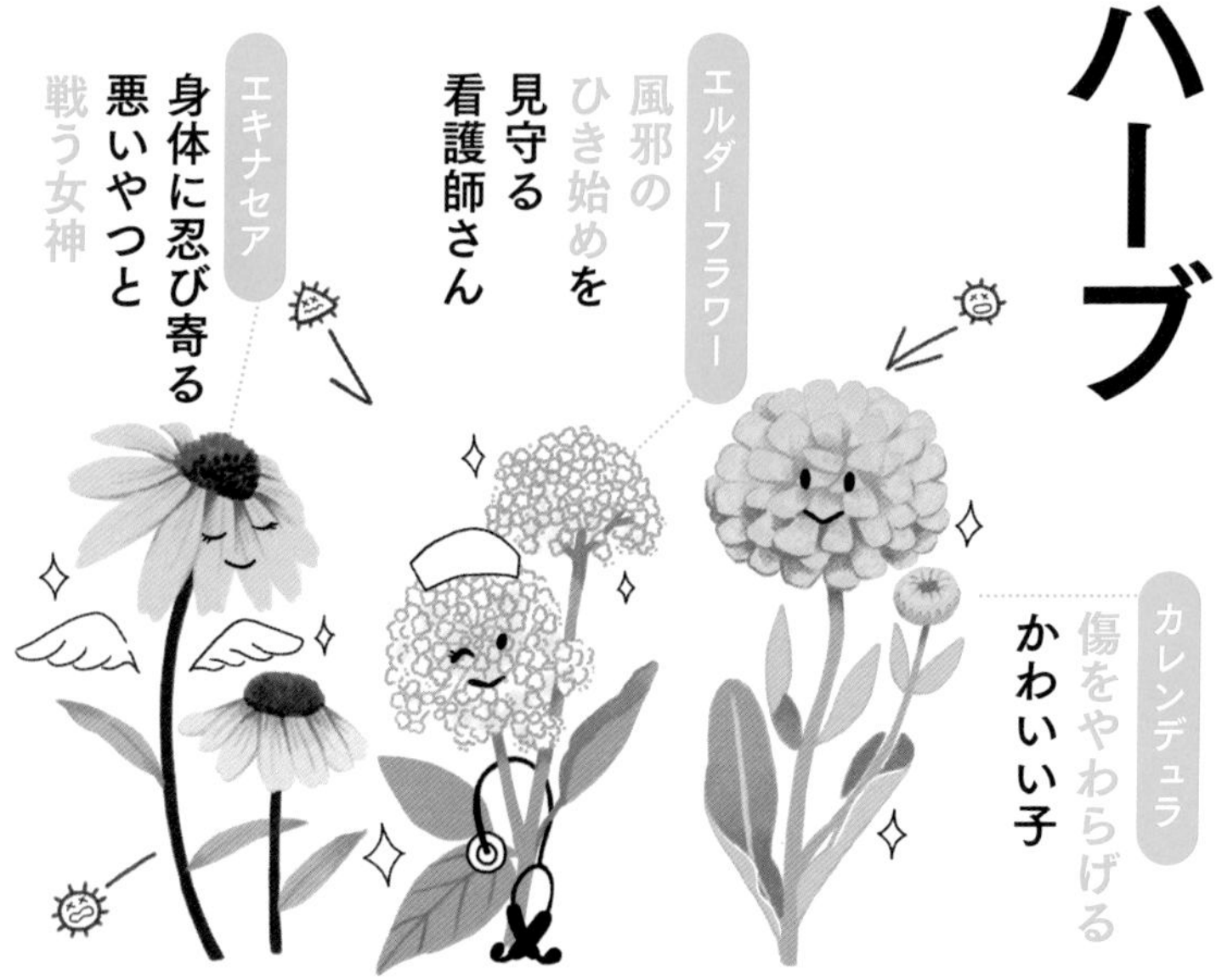

エキナセア
身体に忍び寄る悪いやつと戦う女神
エルダーフラワー
風邪のひき始めを見守る看護師さん
カレンデュラ
傷をやわらげるかわいい子

エルダーフラワー

フラボノイドを多く含むエルダーフラワーは「インフルエンザの特効薬」としても有名で、汗の排出を促すので、風邪のひき始めに効果的です。不要なものを排出することから体質改善につながり、免疫力アップやアレルギー症状にも◎。

◆**使用部位**　花
◆**別名**　西洋ニワトコ
◆**風味と香り**　ふんわりと包み込まれるような甘いお花畑の香り
◆**期待できる効果**　発汗、利尿、抗アレルギー
◆**主な使い方**　飲む、食べる

エキナセア

濃い桃色の花びらは可憐で園芸鑑賞用にも人気ですが、免疫力を高める作用が非常に強く、ハーブ療法の分野で最も研究されているハーブです。含まれているエキナコシド、シナリンなどの成分が免疫系を強化すると考えられています。

◆**使用部位**　地上部、根
◆**別名**　ムラサキバレンギク
◆**風味と香り**　穏やかな草原のような香り
◆**期待できる効果**　免疫力増加、傷の修復、抗菌、抗ウイルス、消炎
◆**主な使い方**　飲む、食べる、塗る

頼れる
パワーハーブ
4

インナービューティーハーブ

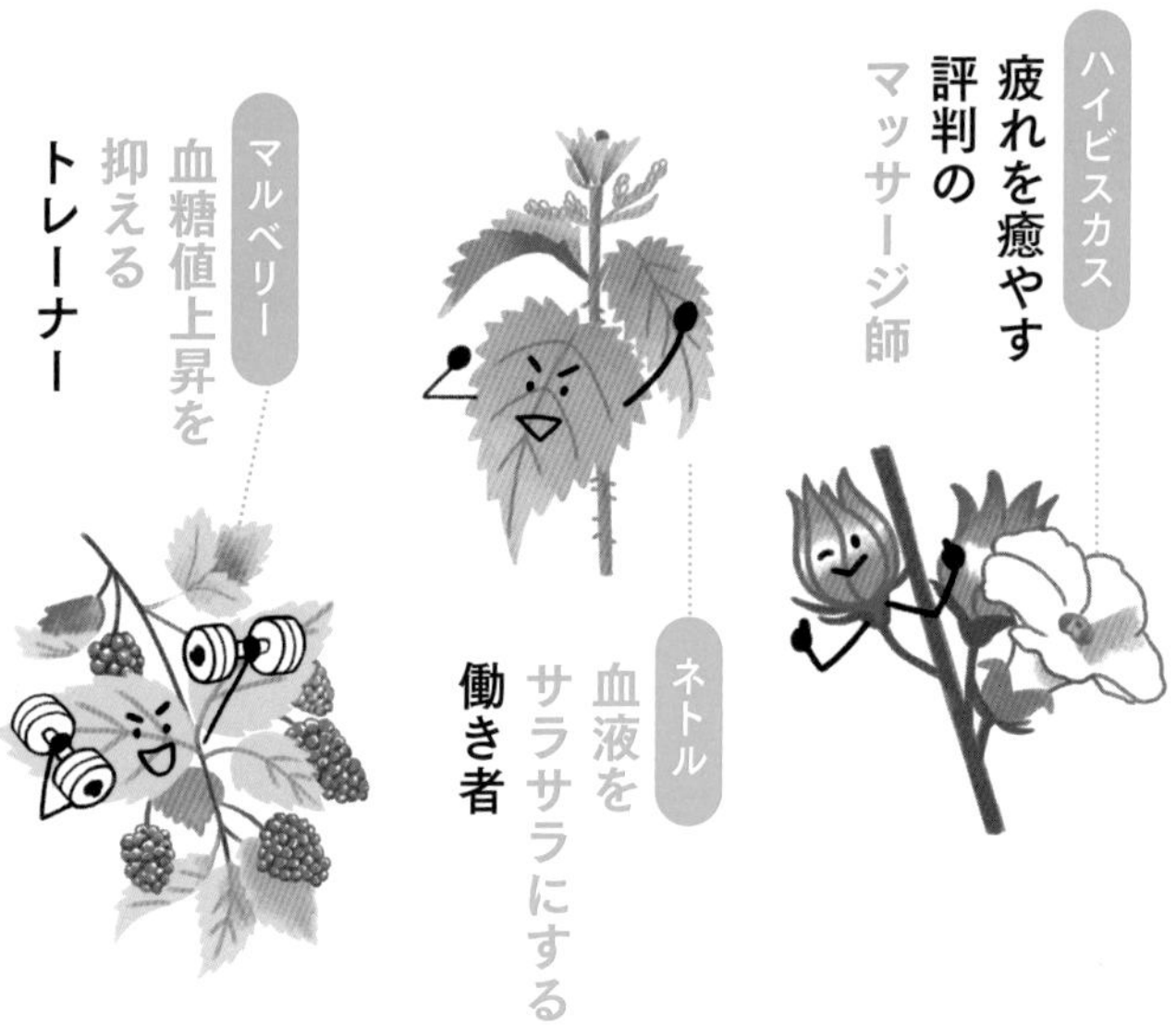
ハイビスカス
疲れを癒やす評判のマッサージ師
ネトル
血液をサラサラにする働き者
マルベリー
血糖値上昇を抑えるトレーナー

ハイビスカス

赤いハイビスカスではなく、白や薄桃色の花をつけるローゼル種の真っ赤ながくの部分を使います。ポリフェノールの一種のアントシアニン色素が含まれているため、酷使した目の疲れを癒やしてくれます。代謝促進作用があり美肌にも◎。

◆**使用部位** がく
◆**別名** ローゼル
◆**風味と香り** ほんのり甘酸っぱい香り
◆**期待できる効果** 代謝促進、便秘改善、肉体・眼精疲労の改善、利尿
◆**主な使い方** 食べる、飲む、塗る

ネトル

「血液の見張り番」とも呼ばれ、ヘモグロビンに似たクロロフィルが入っているため、新しい血をつくり、体内の血の巡りもよくします。ビタミンC・葉酸・ケイ素・カルシウム・カリウム・鉄など貧血予防に必須な栄養素も入ったハーブです。

◆**使用部位**　葉
◆**別名**　西洋イラクサ
◆**風味と香り**　高級茶の玉露に似た深くて芳醇な香り
◆**期待できる効果**　利尿、造血、浄血
◆**主な使い方**　食べる、飲む、塗る

マルベリー

葉に含まれるデオキシノジリマイシンという成分が、ブドウ糖の吸収を急ぐα-グルコシダーゼの働きを阻害し、食後の急激な血糖値上昇を防いでくれます。糖尿病・高血圧・肥満・がんなどの生活習慣病の予防ハーブとして注目されています。

◆**使用部位**　葉
◆**別名**　桑の葉
◆**風味と香り**　懐かしさを感じるほんのり甘く少し焦がしたような葉っぱの香り
◆**期待できる効果**　血糖調整
◆**主な使い方**　食べる、飲む

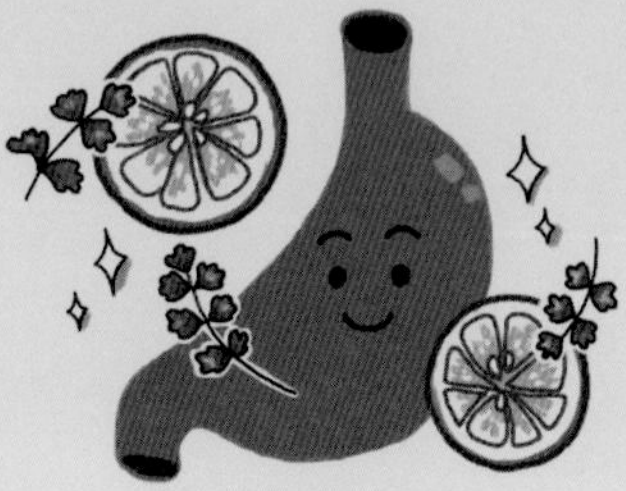

第4章

不調を解決！効くハーブの使い方

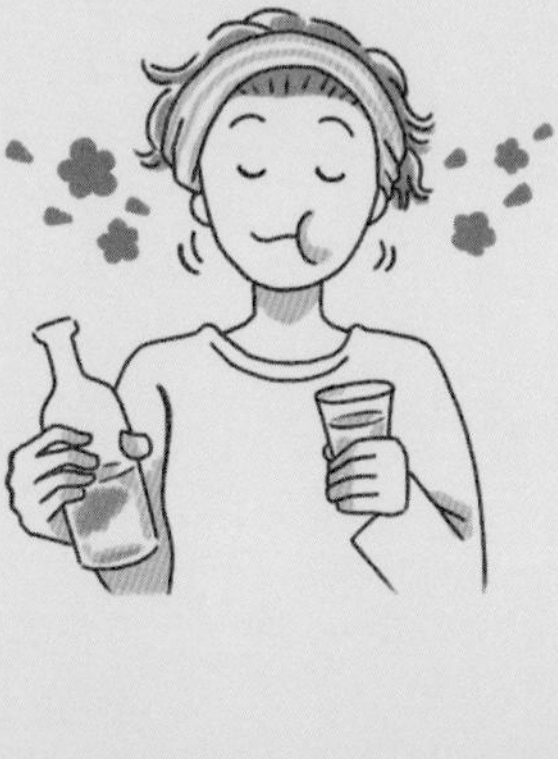

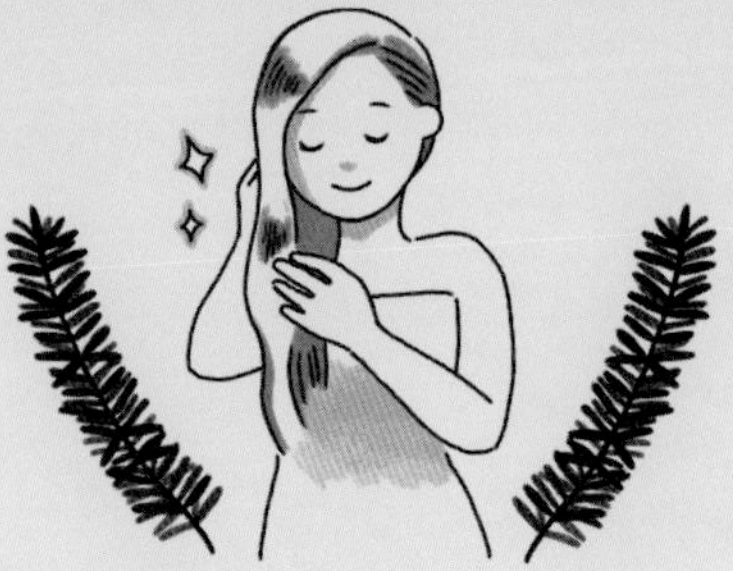

肌や髪の不調、
疲れやだるさ、
女性特有の症状などの
不調に効くハーブを、
そのとり入れ方とともに紹介します。
あなたの毎日が生き生きと輝きますように！

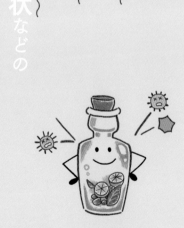

Q

ハーブを使うとすぐに効きめがあるの？

A

効きめを実感しやすいハーブとそうでないハーブがあります

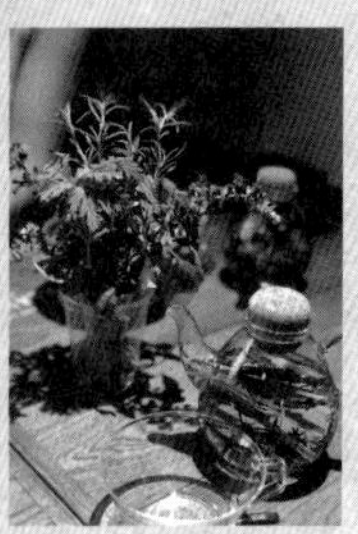

ハーブの種類や使い方、どんな効果をもたらすかによって効きめの早さは変わります。

例えば、「気分をリフレッシュする効果があるハーブ」の香りをかいだ場合、即座に気分がよくなり、「効いた感」を実感できます。「消化を促すハーブ」を食べたあとも、体がすっきりする感覚がすぐに得られることが多いでしょう。

一方で、**ハーブは医薬品ではないので、「効く」というよりは「生活を整え、体に不調が起きにくくする」**イメージで、気長にこつこつと生活にとり入れ続けるのがよいハーブもあります。

Q

どのようにハーブをとり入れるのがおすすめ？

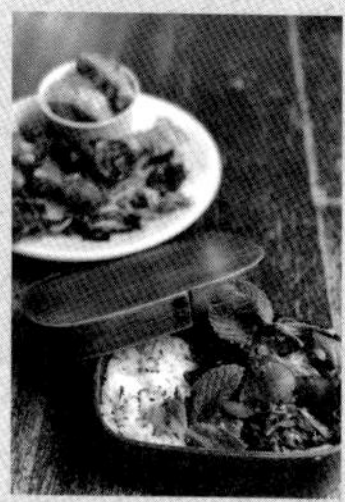

A

いつものルーティンに「ハーブを足す」のがおすすめです

ハーブをとり入れるために生活習慣まで変えるのは大変ですが、いつものルーティンに「ハーブを足すだけ」なら、ハードルも低く、長続きするでしょう。なかでも、簡単でおすすめなのは、「日々の食事でハーブを食べる」ことです。朝食のサラダを食べるときにちょっとハーブを足す、といった具合です。ハーブが苦手な家族がいても、自分だけハーブ入りにするなど調整も簡単です。

ほかにも、ハーブを使って化粧水を作ったり、雑貨にして楽しんだりとさまざまな使い方がありますが、自分の生活に無理なくとり入れられる方法がおすすめです。

Q

どんな使い方が効果を感じやすいの？

A

「かぐ」「食べる・飲む」は効果がわかりやすい

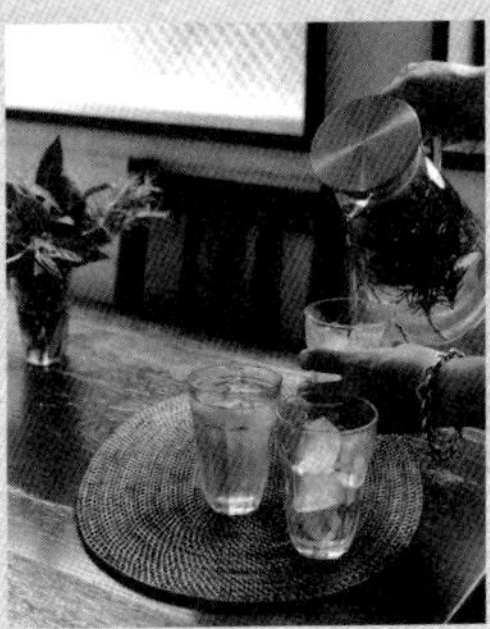

20〜27ページで「かぐ」「食べる・飲む」「塗る」「見る」それぞれの動作で、ハーブの力がどのように体内で作用するのかをお伝えしましたが、**すぐに効果を得やすいという点では「かぐ」「食べる・飲む」がわかりやすいでしょう。**「塗る」も皮膚が変化するのを実感しやすいのですが、変化を実感しやすい＝バランスを崩しやすいという側面もあります。初めて使うハーブは、様子を見ながら使うようにしましょう。

また、ハーブは風邪薬のような医薬品ではありません。体にゆっくり作用するタイプも多いので、気長につき合いましょう。

Q ハーブを使うときに気をつけることはあるの？

A 自分の体質や好みに合っているかが重要

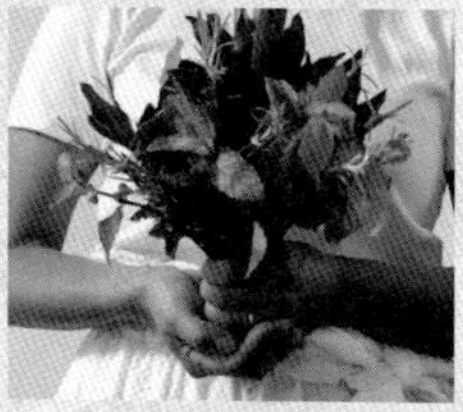

ハーブは味や香りの好みももちろん大切ですが、**体質に合わないものは避ける必要があります。**例えば、シソ科の植物にアレルギーがある場合は、シソ科のハーブは避けます。また、ほとんどのハーブティーは作用が強いため、乳幼児は避けたほうがよいでしょう。本書では触れていませんが、ハーブから抽出された精油を使うアロマテラピーは作用が強いため、妊娠中や持病のあるかたは使用できるか医師に確認をしましょう。そして、**味が好みではないという場合は我慢しないことも肝心。**自分の好みに合ったハーブを見つけて、楽しみましょう。

症状
胃もたれ

すっきりしない胃腸に パクチー&レモンの デトックスウォーター

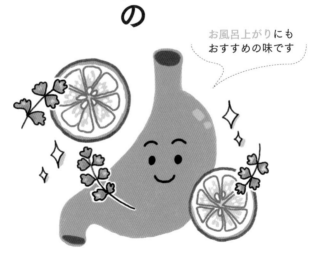

パクチーはレモンで飲みやすく

強烈な香りを持つパクチーはパワフルなハーブです。**胃腸を元気にし、排便を促す効果が期待できるので、フレーバーウォーターにして飲むと胃腸がすっきりします。**今回はパクチーとても相性のよいレモンと合わせましたが、冷蔵庫の片隅にある余ったハーブやフルーツを入れてもおいしく仕上がります。

作り方は、有機レモン半分を輪切りにし、パクチーをフレッシュのまま1～2株を洗って３㎝くらいに刻み、５００㎖のミネラルウォーターとともにドリンクボトルに入れるだけで完成です。おすすめは夜寝る前に作り、朝起きがけの一杯として飲むこと。**前の晩の胃もたれもすっきりして、一日を始められるでしょう。**

愛さん
オススメ

一日中飲めるピッチャーで

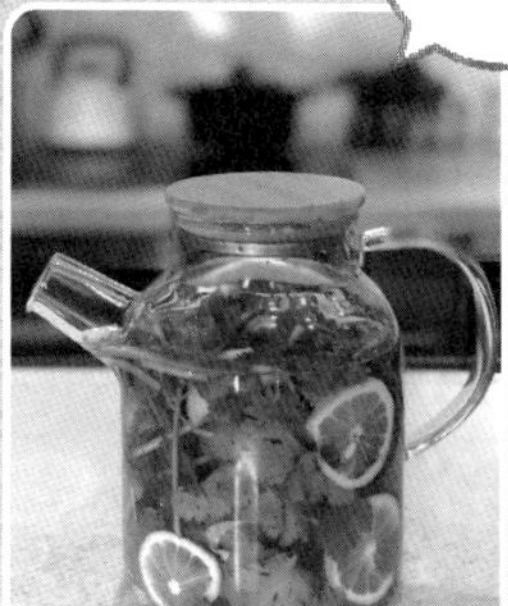

消化機能を促し食欲を増進させるパクチーと、クエン酸やビタミンC豊富なレモンとの相乗効果は抜群。私はたっぷりいただきたいので、2ℓのピッチャーに作っています。朝からたくさん飲むので、夕方にはからっぽになります。

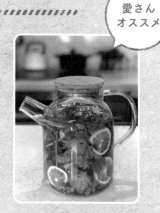

症状

食欲不振

胃が重たくて
食欲がないときは
寝る前に
ローレル薬膳酒

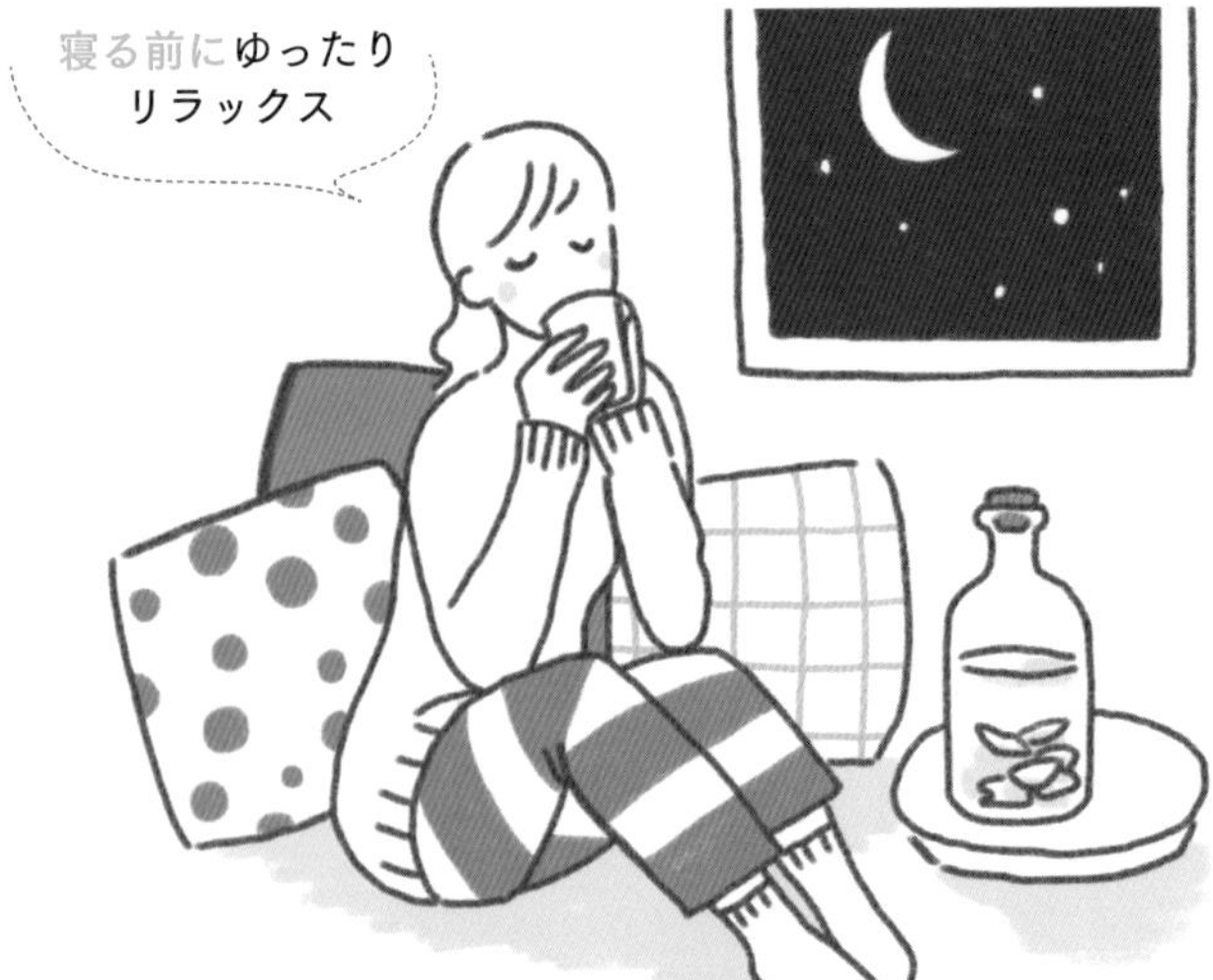

穏やかな香りでリラックスも

月桂樹とも呼ばれ、煮込み料理でおなじみのローレル。このハーブには、胃腸を穏やかに整える働きがあります。仕事における強いプレッシャーや対人関係における気疲れなどは胃腸にも影響します。そんな悩みを持つかたに試していただきたいのが、寝る前のローレル薬膳酒です。そろえる材料は3つだけ。密閉できるビン、ホワイトリカー（またはウイスキー・焼酎・ブランデーなど）、ドライローレルです。作り方は簡単で、密閉できるビンにホワイトリカーとローレル、お好みではちみつなどの甘味料を加えて10日ほど冷暗所においておけば完成です。

飲むときは、お湯や炭酸水で割っていただきます。寝る前に飲むと、心が落ち着き、ゆったりとした気分になります。

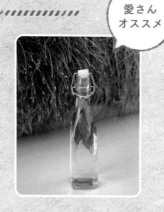

愛さん
オススメ

透明なガラスビンで作ります

ハーブを入れる薬膳酒は、透き通ったビンだと中の様子も楽しめます。ローレルだけでなく、ラベンダーやカモミールなど香りのよいハーブ酒もとてもおいしいのでおすすめです。自分が好きな組み合わせを探すのも楽しいですよね。

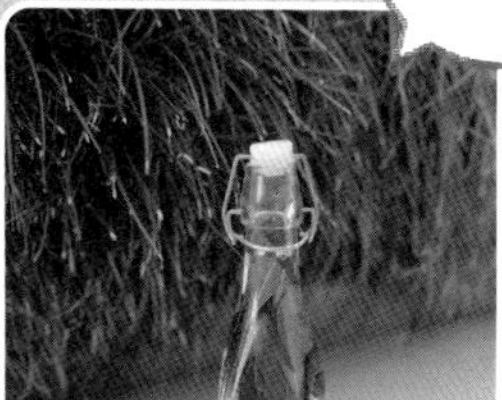

症状
食欲不振

ルッコラビネガーウォーターで食欲増進

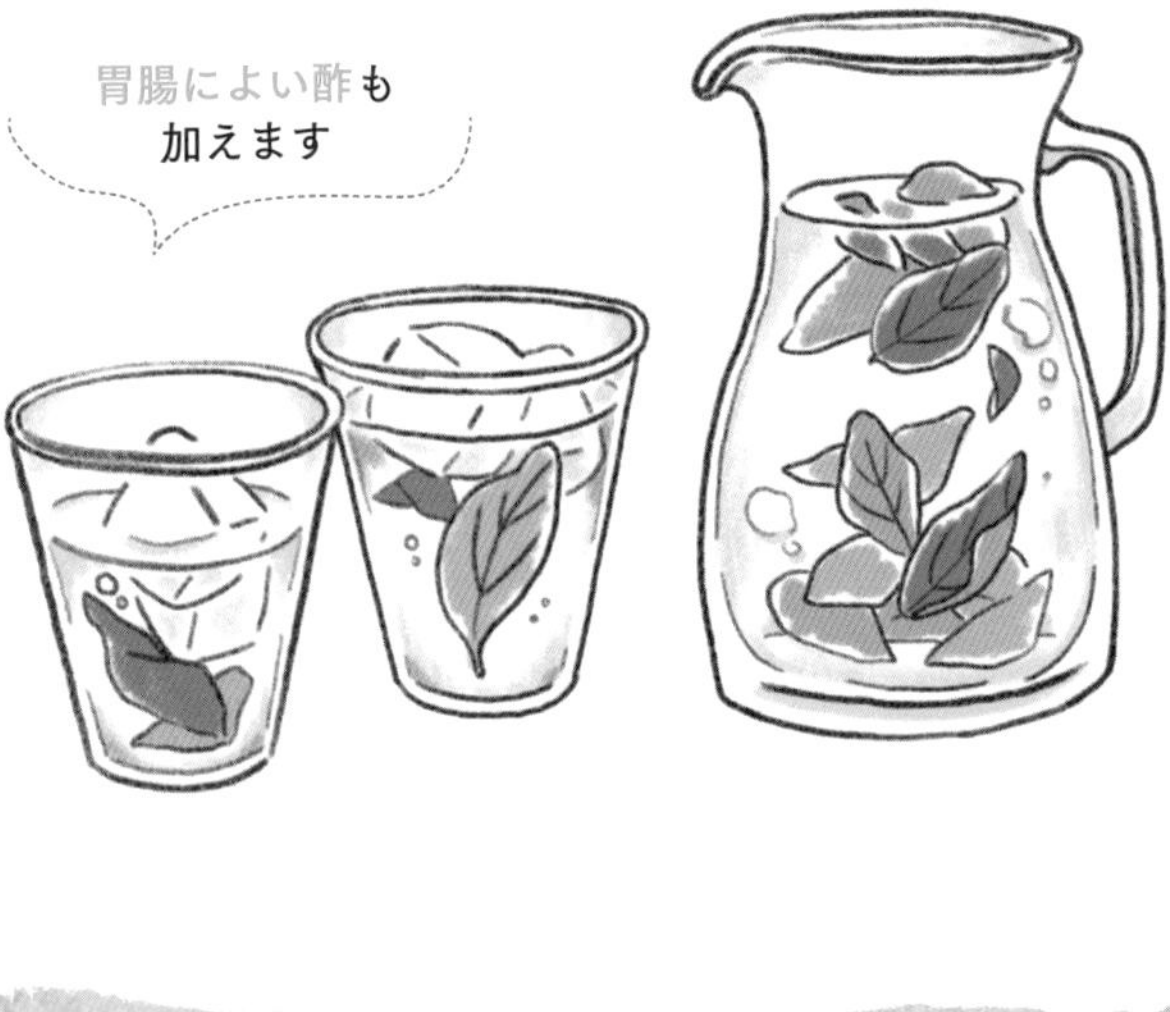

野菜不足にも肉体疲労にも効く

栄養たっぷりのルッコラと、胃や腸を刺激してぜん動運動を活発にする酢のパワーのタッグで作るハーブビネガーウォーター。いまいち食欲がわかないときは、ドリンクで栄養をとるのもおすすめです。

作り方はピッチャーに３㎝幅にカットしたルッコラ３株、りんご酢大さじ４、はちみつ大さじ２、水１ℓを入れるだけ。30分ほどでルッコラならではのごま風味を感じるドリンクが完成です。りんごやみかん、キウイなどのカットフルーツを入れるのも華やかでおすすめ。**ルッコラの辛み成分であるアリルイソチオシアネートが肝臓からの胆汁分泌を促すので、解毒作用もあるドリンクです。肉体疲労にもアプローチしますよ。**

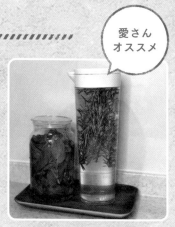

愛さん
オススメ

ローズマリーやバジルでも

ハーブビネガードリンクはビネガーと相性のよいハーブを使えば、さまざまな香りやフレーバーを楽しめます。ローズマリーを使えば、ハーブらしい香り高い風味に仕上がりますし、バジルを使うと一気にイタリアンテイストになります。

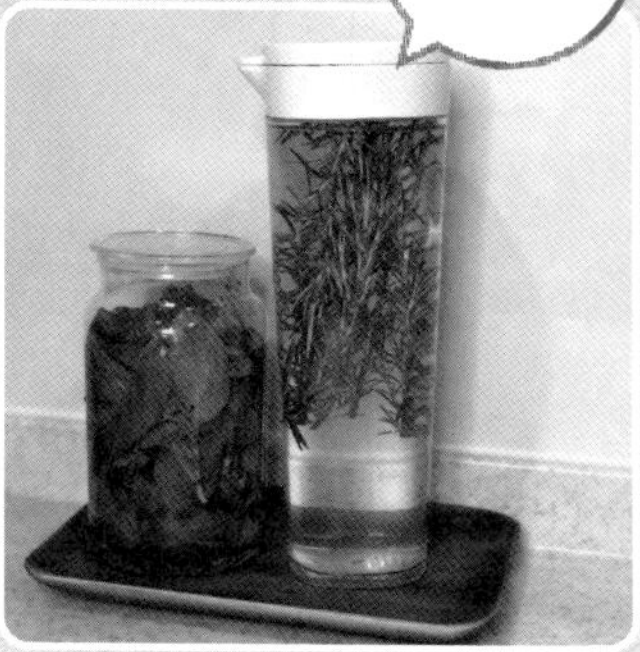

症状
風邪

風邪をひきやすい人はエキナセアのハーブティー

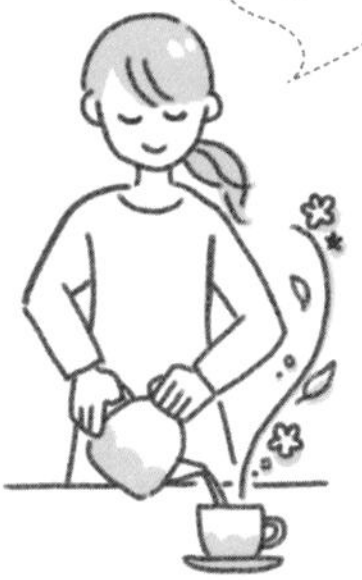

ひき始めの風邪に心強い存在

節々が痛い、肩や背中がこわばるなど、風邪のひき始めにはエキナセアが「特効薬」になります。**エキナセアは抗菌・抗ウイルス作用があるとされ、特に熱っぽさやのどの痛みなどに有効です。**季節の変わり目などで体調を崩しやすいときに、ホットティーとして飲むのがよいでしょう。

症状
風邪

悪寒がしたらミントティー後の茶葉をお風呂に

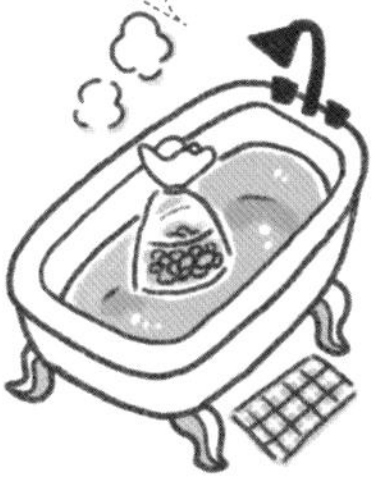

ミントの血行促進効果で体がポカポカに

風邪のひき始めで、なんだか寒けがするときにおすすめなのがスペアミント風呂です。**スペアミントに含まれているロスマリン酸には、毛細血管を刺激し、血行を促進して発汗を促す作用があります。**だしパックに出がらしのミント茶葉を入れて、湯船に浮かべて入浴すると、血行がよくなり、体がポカポカ温まります。

症状
風邪

手作りエルダーフラワーのコーディアルで免疫力アップ

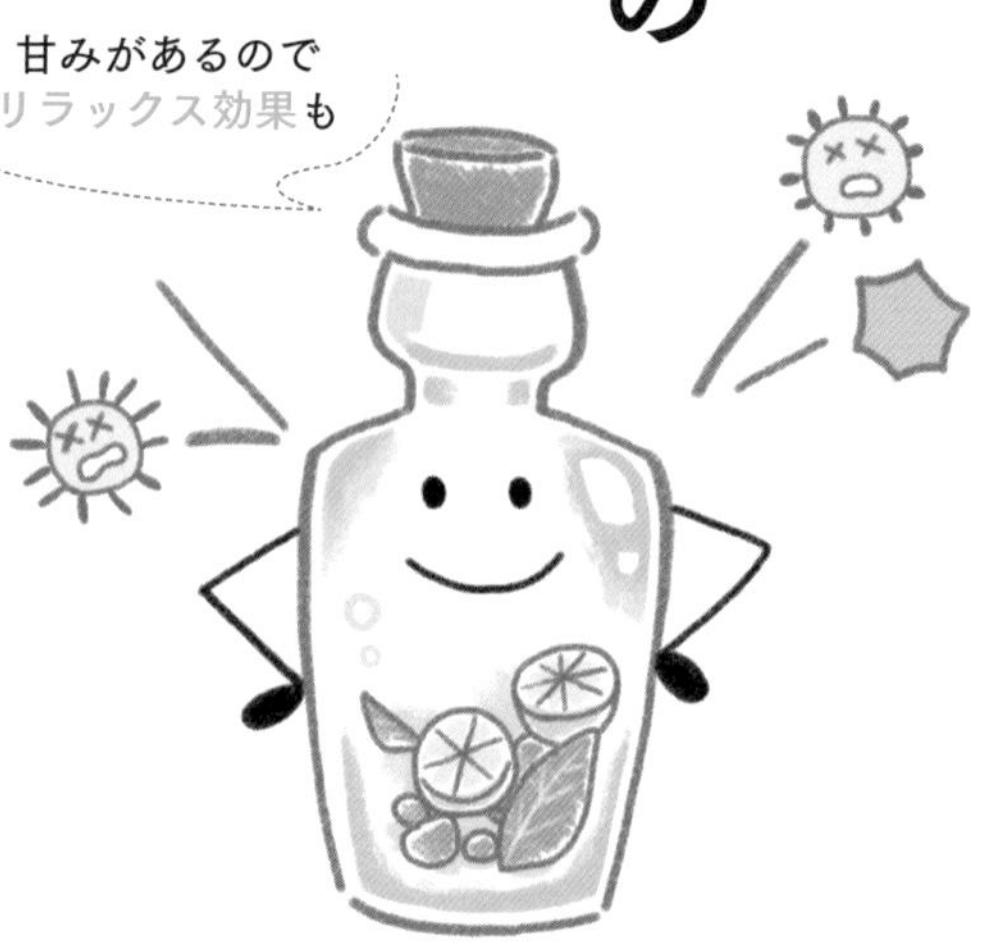

人気のコーディアルを簡単手作り

コーディアルはイギリスに昔からある飲み物で、季節のハーブやフルーツをシロップやアルコールに漬け込んだ濃縮ドリンクです。コーディアルは身体を活気づけ、滋養強壮の作用があります。**そのコーディアルに合わせるハーブといえば、免疫力を高め、風邪を追い出そうとする効果のあるエルダーフラワーが伝統的。**今回は簡単に手に入るドライのエルダーフラワーを使ったシロップ漬けをご紹介します。ドライのエルダーフラワー、レモン、グラニュー糖を水で煮るだけの簡単レシピです（下記参照）。**エルダーフラワーは花粉症やアレルギー症状を軽減する働きもあります。**多めに作って、花粉症の季節到来前から飲んでおくのもよいでしょう。

愛さん
オススメ

ドライエルダーフラワーのコーディアルの作り方

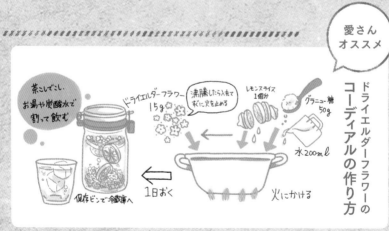

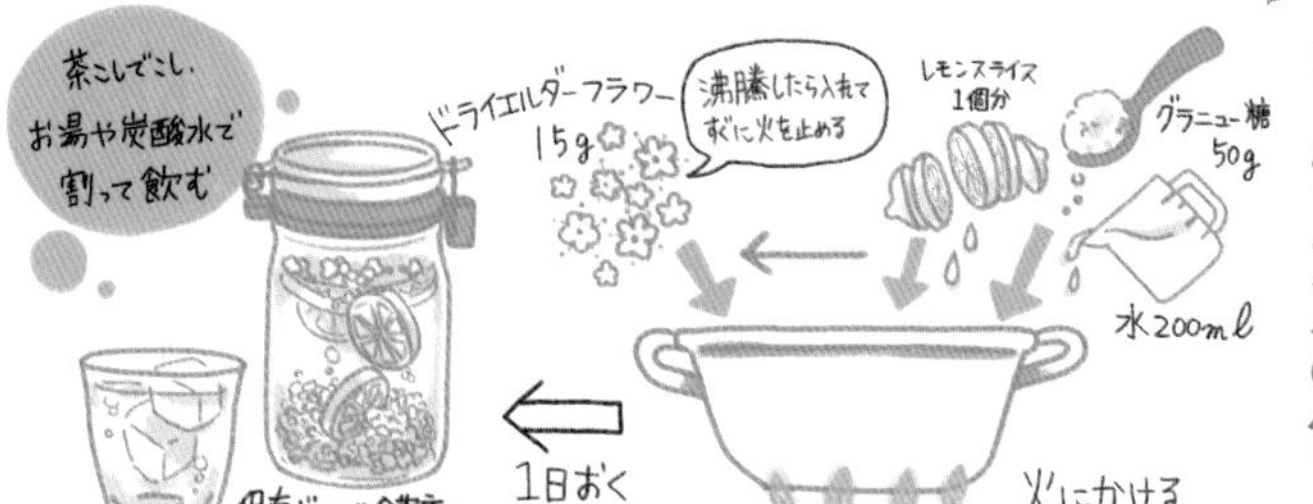

グラニュー糖
50g
水200mℓ
レモンスライス
1個分
沸騰したら入れて
すぐに火を止める
ドライエルダーフラワー
15g
火にかける
1日おく
保存ビンで冷蔵庫へ
茶こしでこし、
お湯や炭酸水で
割って飲む

症状
眼精疲労

パソコン疲れの目に ジャーマンカモミールのアイマスク

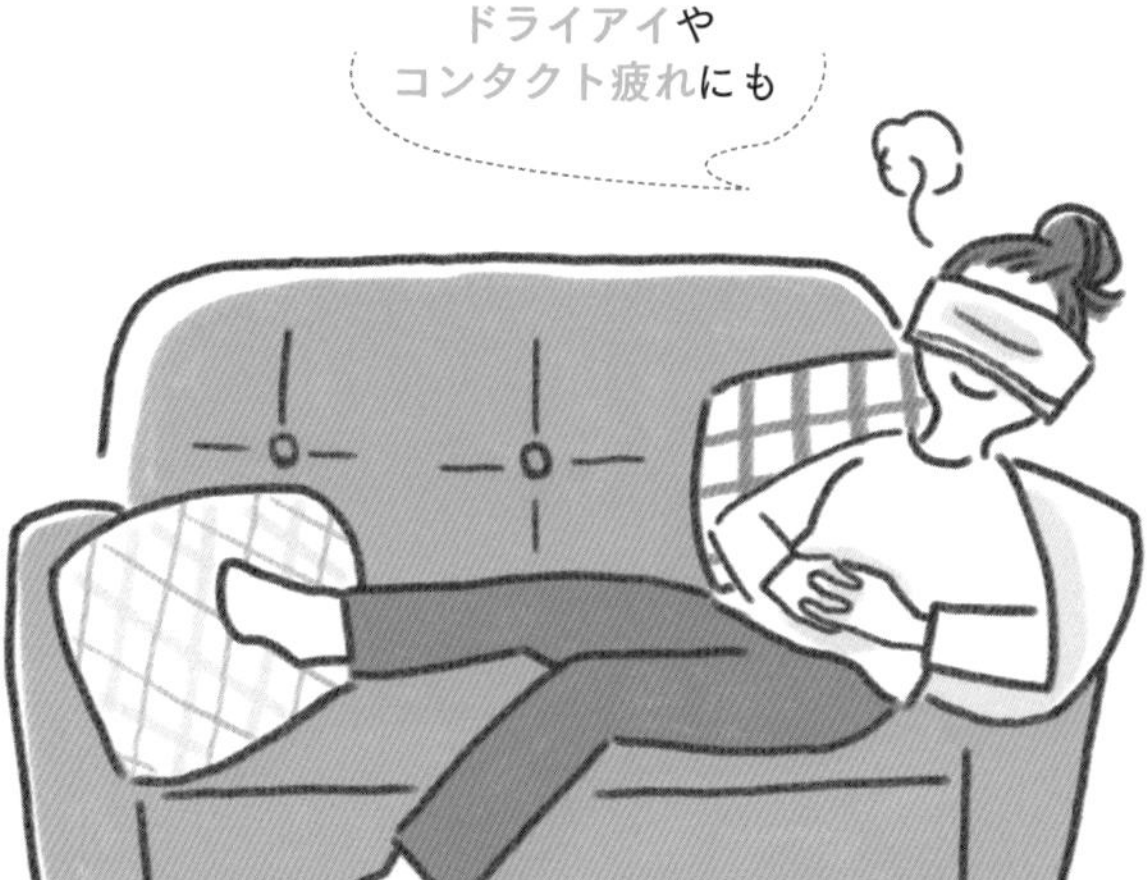

カモミールの消炎作用で目がクリアに

現代人はパソコンやスマホの使いすぎで目が疲れぎみです。体の血管のなかでも目を覆う毛細血管は極細で繊細といわれており、また、年齢を重ねることで涙の分泌が減るため、ドライアイや充血しやすいなど、目の悩みは尽きませんよね。**目が疲れたなと感じたときには、消炎作用とリラックス効果のあるカモミールでアイマスクを作り、やさしくケアしましょう。**カモミールのやさしい香りは副交感神経を刺激し、自律神経を整えてくれる作用もあります。

ボウルにだしパックに入れたドライカモミールと熱湯を入れ、30㎝四方のガーゼを浸します。少し冷めたらガーゼをしぼり、広げてそっと目に当てます（下記参照）。

愛さんオススメ

ジャーマンカモミールのアイマスクの作り方

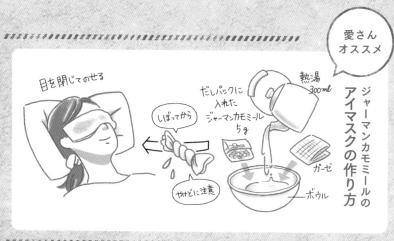

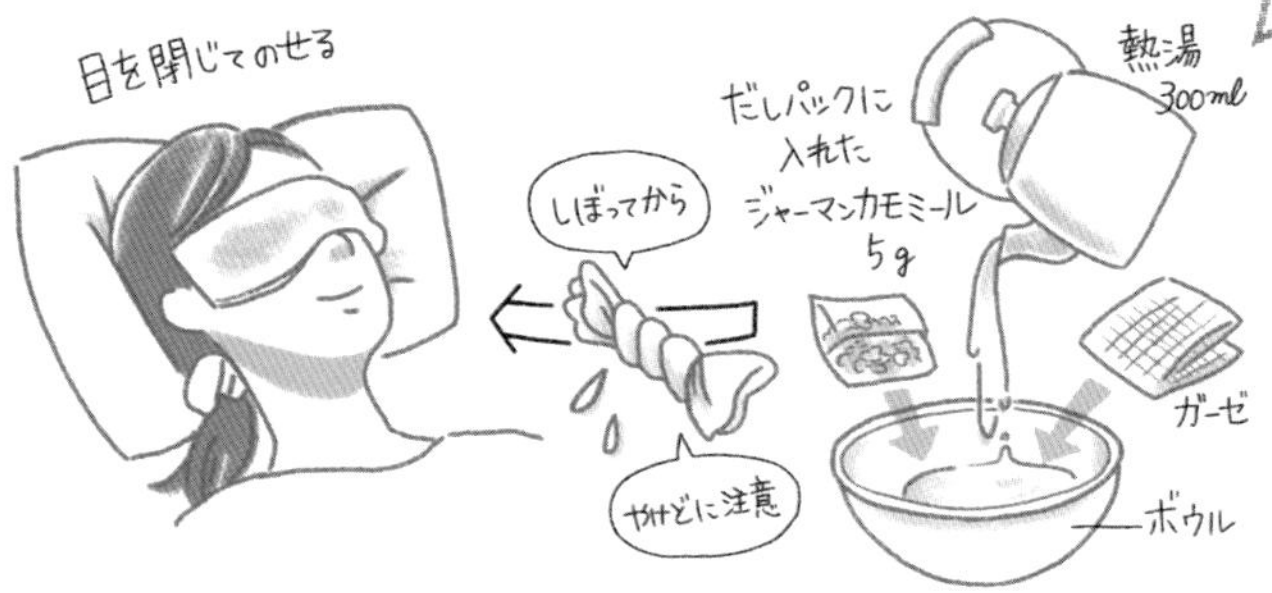
目を閉じてのせる
しぼってから
やけどに注意
だしパックに入れたジャーマンカモミール5g
熱湯300ml
ガーゼ
ボウル

症状
高血糖

食前に飲むマルベリーティーは血糖値を抑えてくれる

健康茶・薬草茶として飲まれています

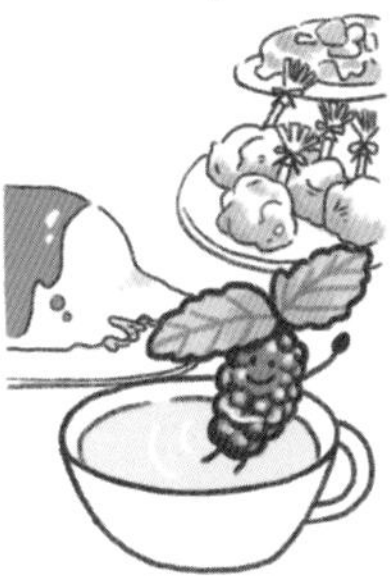

食後の血糖値の上昇を抑制

マルベリーに含まれるデオキシノジリマイシンという成分には、ブドウ糖が小腸に吸収されるのを抑制し、血糖値の上昇を防ぐ働きがあります。血糖値が上がりやすい炭水化物中心の食事や脂っこい食事の前にマルベリーティーを飲むことで、急激に血糖値が上がるのを防ぎます。

症状
血行不良

ネトルティーで血液サラサラ、体も軽く！

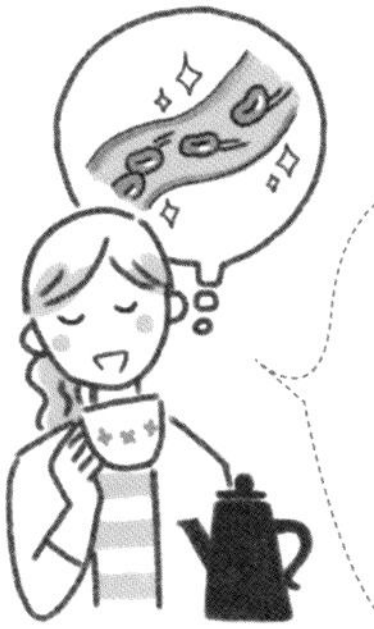

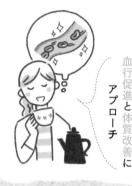

血行促進と体質改善にアプローチ

ネトルの浄血作用に注目

意識的に体を動かさないと代謝が低下し、体内に老廃物がたまりやすくなります。そんな運動不足が気になる人の血流改善にはネトルティーが活躍します。**ネトルに含まれるクロロフィルが体内の血の巡りを活性化します。**毎食後に湯げをたっぷり吸い込むようにして飲むのがポイントです。

症状
冷え性

体温アップしたいときにはローズマリーの足湯

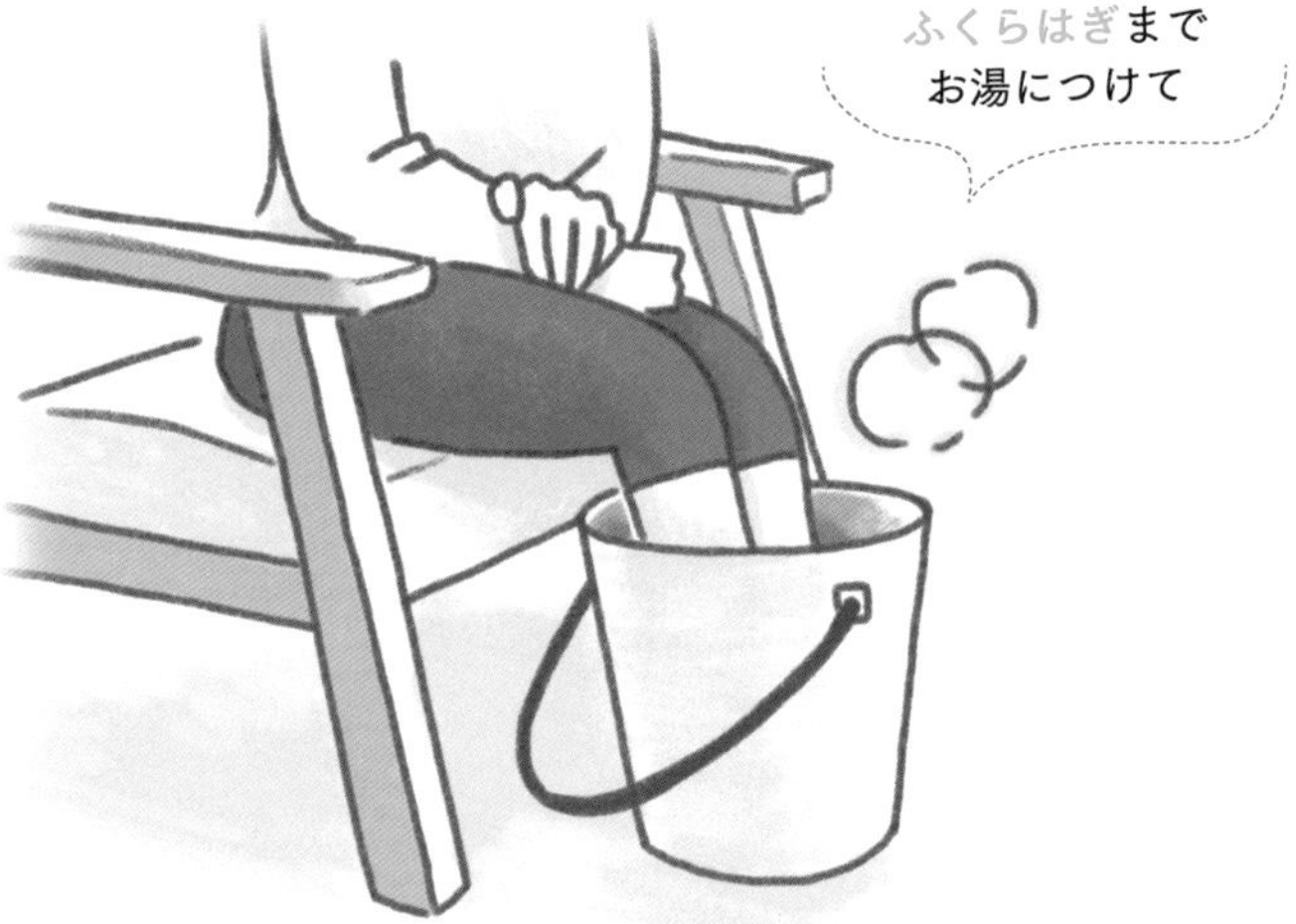

体温を上げて、免疫力もアップ！

低体温や冷え性でお悩みの声をよく聞きます。低体温は免疫力の低下を招くため、感染症にもかかりやすくなってしまいます。そこでローズマリーの出番。**ローズマリーは発汗作用があるため、新陳代謝を促進してくれます。特に冷え性のかたにおすすめしたいのがローズマリー足湯です。**足元が温まると全身の血流もよくなります。

足湯を行うときは、自分の心地よい温度にするために、熱湯に水を足して調節しましょう。42〜46度くらいのさし湯を準備しておくと、寒い冬でも一定の温度を保てて、しっかり温まります(洗面器を使うとお湯の量が少しですみ、より手軽です。下記参照)。

愛さん
オススメ

ローズマリーの足湯のやり方

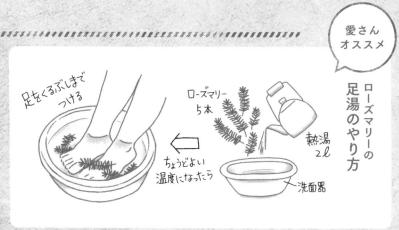

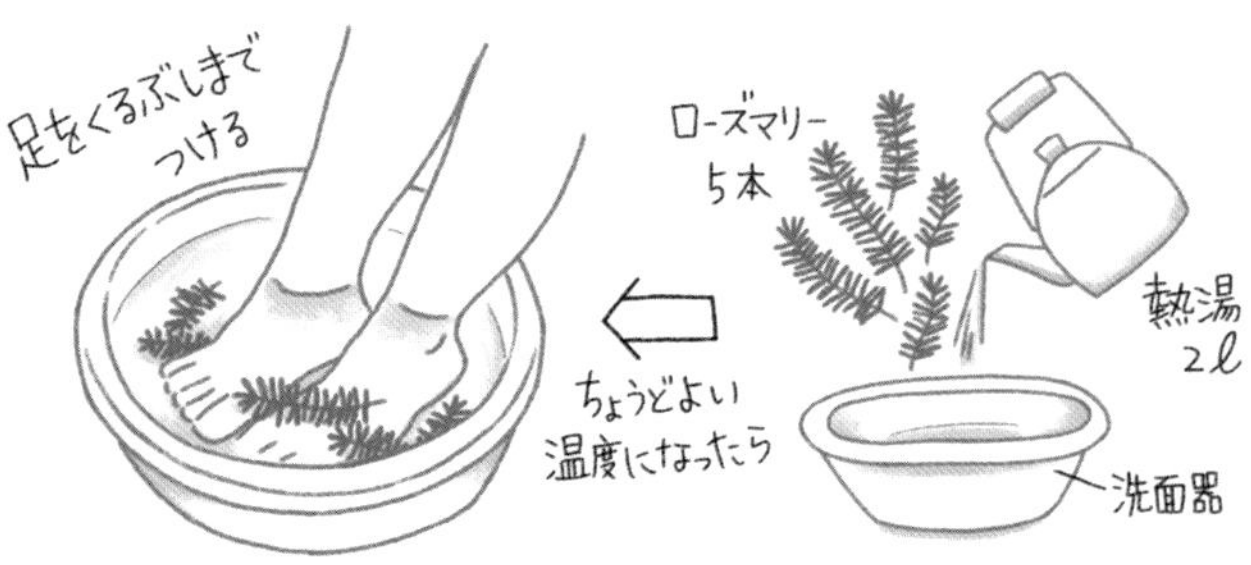
ローズマリー
5本
熱湯
2ℓ
洗面器
ちょうどよい
温度になったら
足をくるぶしまで
つける

症状
鼻づまり・花粉症

ペパーミントのフェイシャルスチームで鼻づまりもすっきり

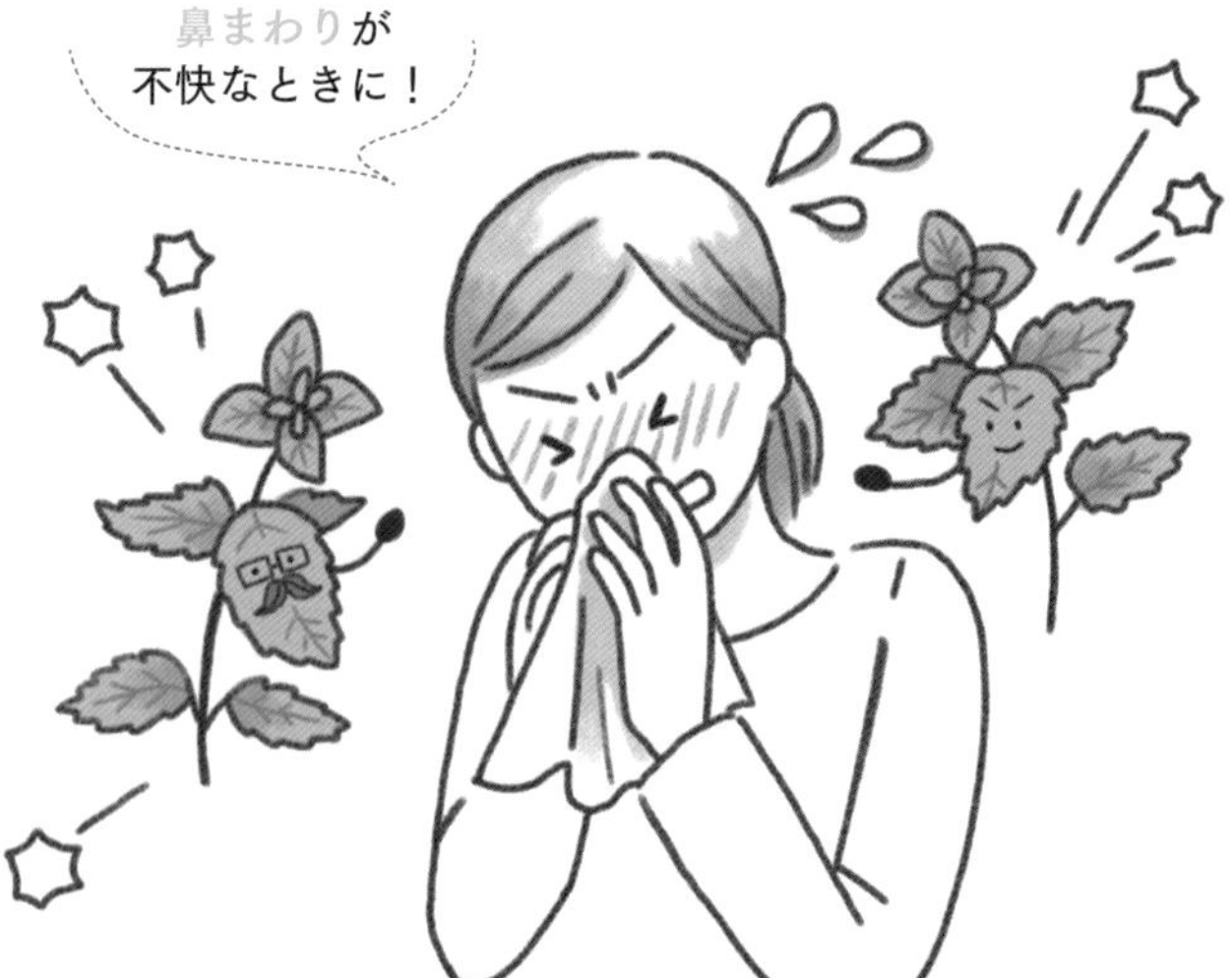

蒸気を吸い込み症状をやわらげる

鼻づまりやくしゃみ、鼻水など不快な症状が続くとき、蒸気と湿度たっぷりの湯船につかると鼻まわりがすっきりしますよね。**その簡易バージョンとしておすすめなのがフェイシャルスチームです。洋服を着たままで手軽にできるうえ、効果も抜群。**

まず、ペパーミントを洗面器に入れて、熱湯を注ぎます。頭からバスタオルをかぶり、洗面器に顔を近づけて、蒸気を吸い込んでみてください。ペパーミントのℓ《エル》－メントール成分が鼻に直接働きかけて、鼻づまりが楽になります。**また、花粉症による頭痛がやわらぐなどの即効性もあります。**血行促進効果もあるので、顔色がよくなり、保湿効果も期待できます。肌質にもよりますが、週2回を目安に行いましょう。

愛さんオススメ

ペパーミントのフェイシャルスチームのやり方

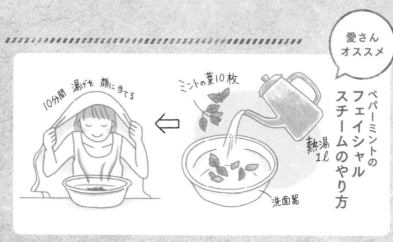

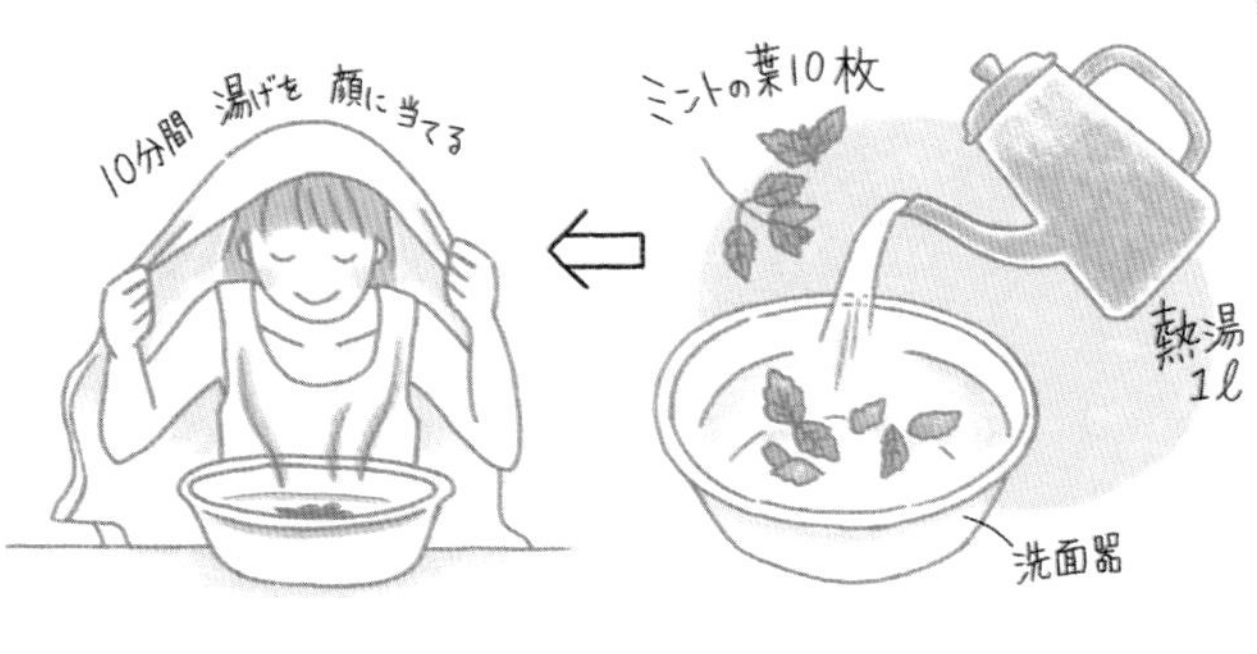
ミントの葉10枚
熱湯1ℓ
洗面器
10分間 湯げを 顔に当てる

症状
更年期障害

更年期のホットフラッシュはセージティーでケア

つらい
ホットフラッシュを
緩和

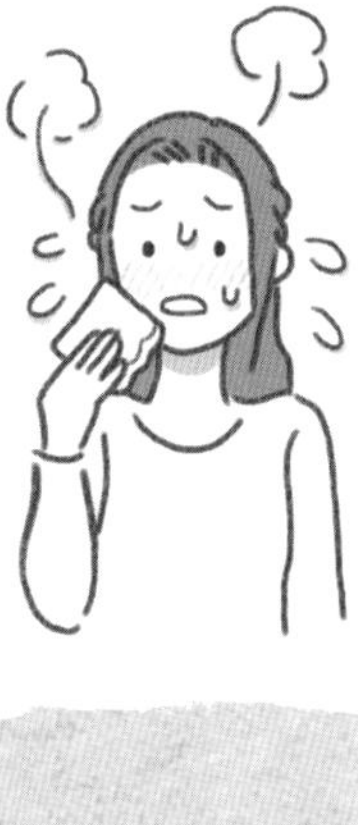

女性特有の不調に効果を発揮

ホットフラッシュは、上半身ののぼせ、ほてり、発汗などが起こる更年期障害の代表的な症状です。寒い真冬でも顔が赤くなったり、急に汗が止まらなくなったりします。そんなときは、**収れん作用のあるタンニンを含んだセージティーを飲むとよいでしょう。**飲むだけでなく、香りをかぐだけでも効果的です。

むくみが気になるときはチャービルホットカルピス

おなじみの味との組み合わせで飲みやすく

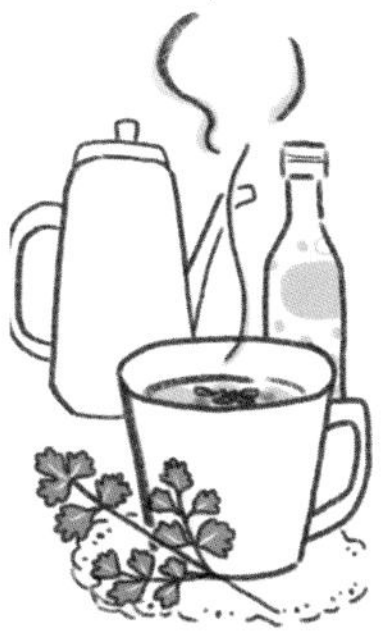

利尿作用にすぐれたチャービルを活用

むくみは体内の水分バランスが乱れた状態。**利尿作用にすぐれ、ビタミンやミネラルを多く含むチャービルをとるのがおすすめです。**温かく、やさしい甘みのあるホットカルピスに入れると、飲みやすくなります。カルピス40㎖とチャービル2〜3本をカップに入れて、熱湯160㎖を注いで完成です。

白髪・抜け毛を防ぐ
ローズマリーリンス

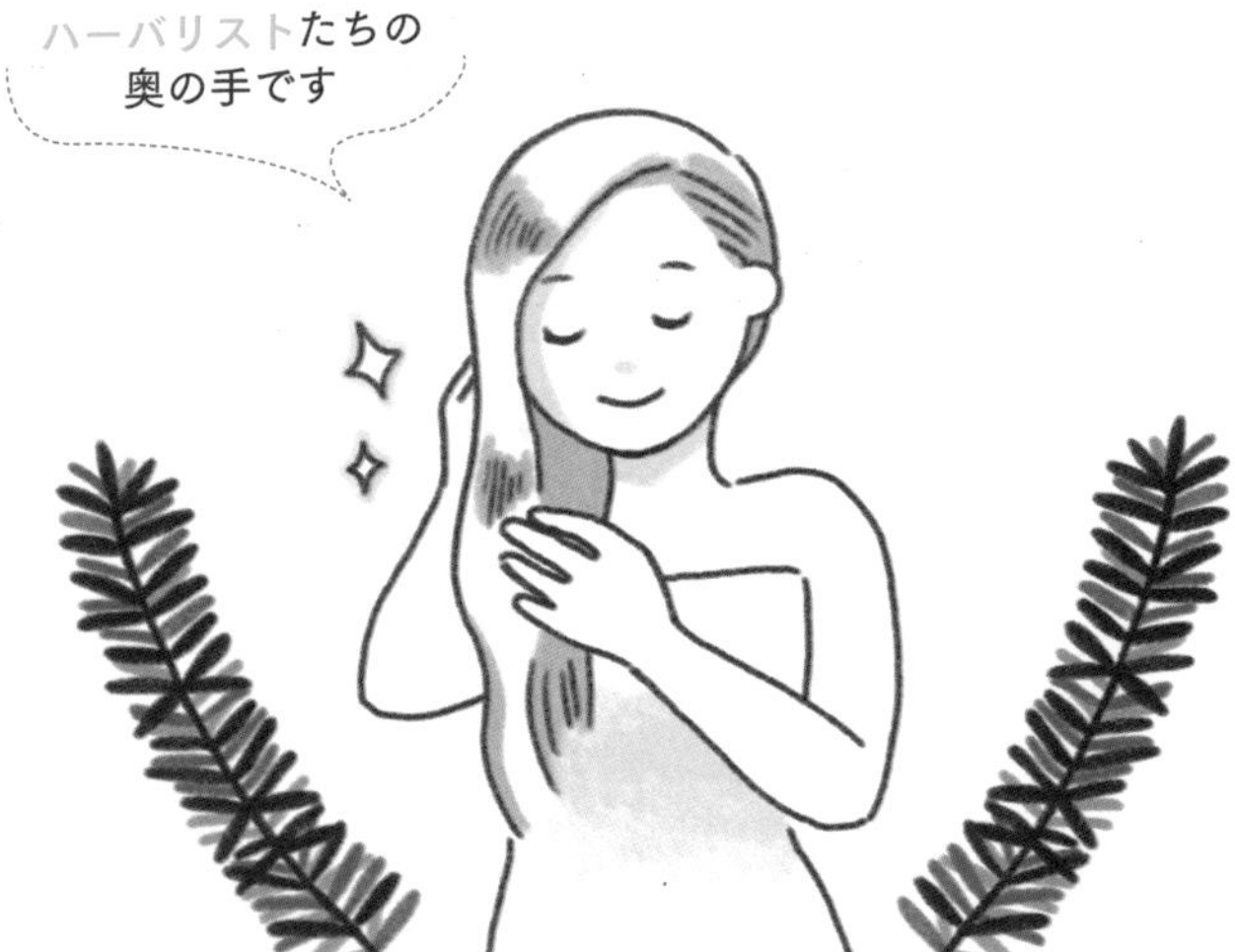

ローズマリーで髪が若返る

ハーブを日常生活にとり入れているハーバリストたちの間でひそかに人気なのがローズマリーリンスです。白髪・抜け毛対策によいといわれているのは、**ローズマリーの持つ抗酸化力が肌や髪の毛にも有効だからでしょう。**このローズマリーリンスを手作りする簡単な方法を二つご紹介します。

一つ目はビンに酢（穀物酢・りんご酢・米酢など）を500㎖ほど注ぎ、生のローズマリー5本を入れて約1カ月間冷暗所で保管する方法。使用するときはシャンプー後に髪全体になじませてすすぐだけです。もう一つは、ローズマリーのお湯リンス。洗面器にローズマリーを5本入れて熱湯を注ぎ、待つこと3分。水をまぜて適温にしたローズマリー湯で髪の毛をすすぎます。

愛さん
オススメ

秘伝の技を使い続けて

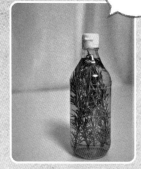

若返りのハーブといわれるローズマリーのリンスは、私がハーブ農場で働くようになって教えていただいたハーバリスト秘伝の技。70代の熟練スタッフの髪の毛が黒々としているのに影響を受けて、私もローズマリーリンスを始めました。

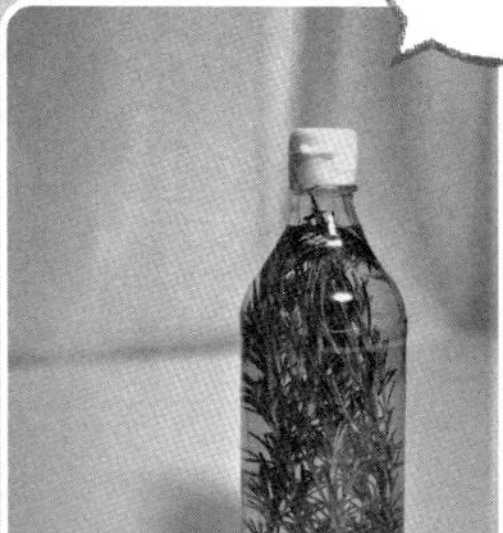

from
ハーブの愛さん
COLUMN 3

一流シェフたちが愛する美食レアハーブ

先日、私が勤めているハーブ農場に、ある高級スーパーから「フレンチタラゴン」の大量発注がありました。手に入りにくく、自宅栽培もむずかしい繊細なハーブですが、「食通のハーブ」として一流シェフたちから非常に人気が高いのです。少量使うだけで味が決まる、上品な味わいになると、一流シェフたちからもお墨つき。これらの美食ハーブはこれからますます注目されるでしょう。私のお気に入りはこのコラムで紹介している3種類です。皆さんもぜひ料理に使ってみてください。

フレンチタラゴン

別　名　エストラゴン
科　名　キク科
使用部位　葉
効　果　消化、食欲増進

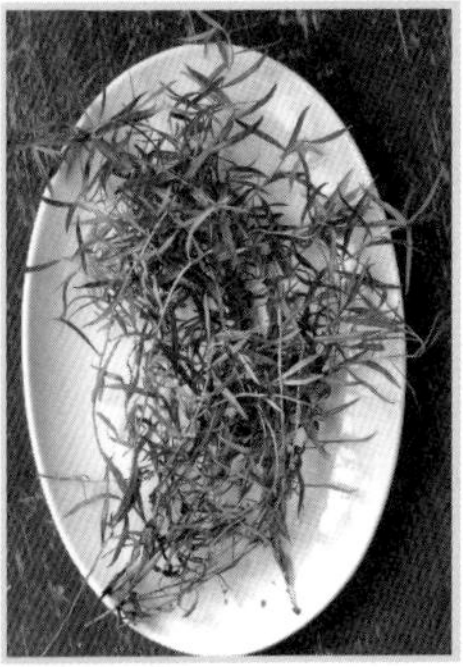

甘い香りが特徴で、エスカルゴや野鳥料理、オムレツなどの卵料理やグラタンなどのクリーム系料理に使われます。家庭でも簡単に作れるタラゴンのビネガー漬けは、マリネやピクルスのベースに便利です。私が好きなのは、ブレンダーでヨーグルトや生クリームとまぜたタラゴンソース。白身魚やじゃがいものつけ合わせとしていただくと、とても幸せな気持ちになりますよ。

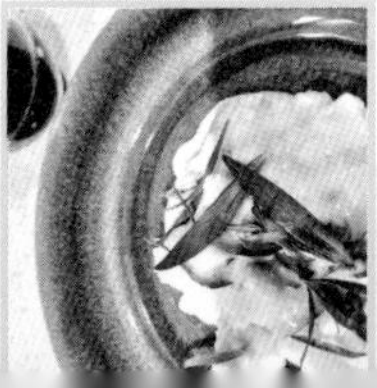

スイートマジョラム

別　　名　マヨラナ、花薄荷《ハナハッカ》
科　　名　シソ科
使用部位　葉、花
効　　果　鎮静

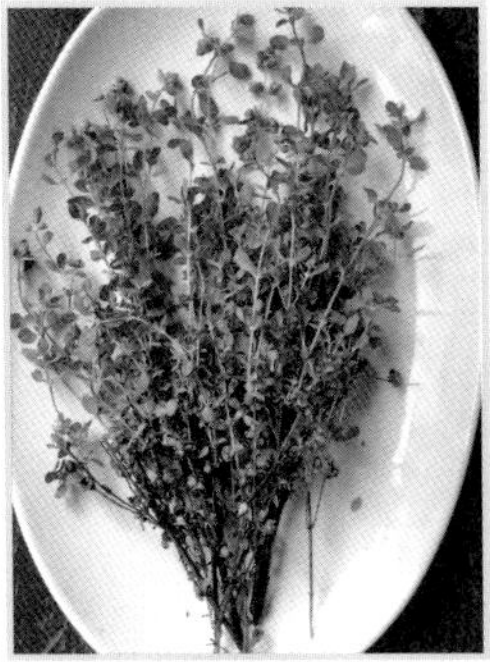

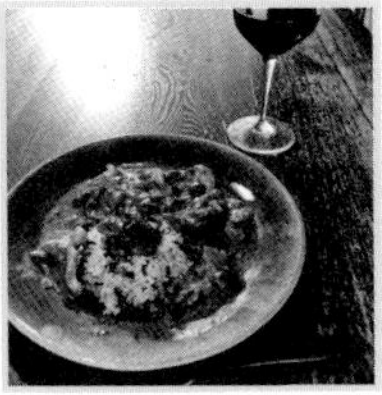

オレガノの仲間で、イタリア料理のシェフたちがミートソースを作るときに好んで使っています。スパイシーで甘く、エキゾチックな香りが特徴で、基本のミートソースもスイートマジョラムを入れるだけでギリシャ、トルコといった地中海沿岸の雰囲気を感じさせる風味に仕上がります。ハーブバターをこのスイートマジョラムで作るのもおすすめ(レシピはp.152)。

サボリー

別　　名　セイボリー、
　　　　　サリエット、
　　　　　木立薄荷《キダチハッカ》
科　　名　シソ科
使用部位　葉、花
効　　果　消化、抗菌、収れん

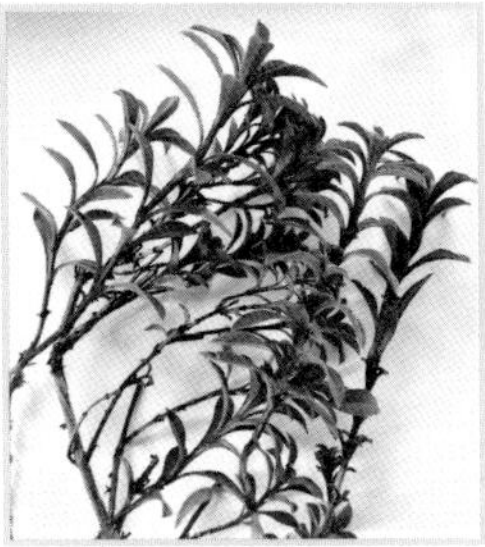

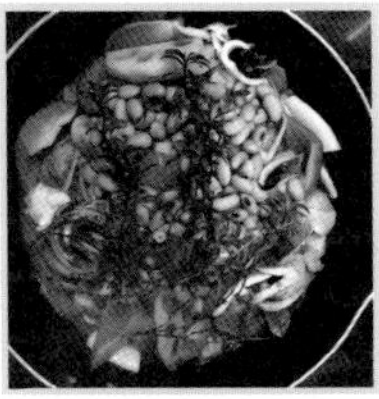

スパイス売り場でビン詰めで売られているのを見かけますが、生のサボリーは格別です。タイムの仲間で、豆料理を作るときに味を引き出してくれる「伴走ハーブ」として使用します。ブラジル料理のフェジョアーダを作るときやシンプルに豆を煮るとき、このサボリーをわざわざ収穫して作ります。サボリーを入れると入れないとでは、でき上がりの風味に格段の差が出ます。

症状
髪のパサつき

髪のつやがよみがえる ローズマリーオイルの頭皮ケア

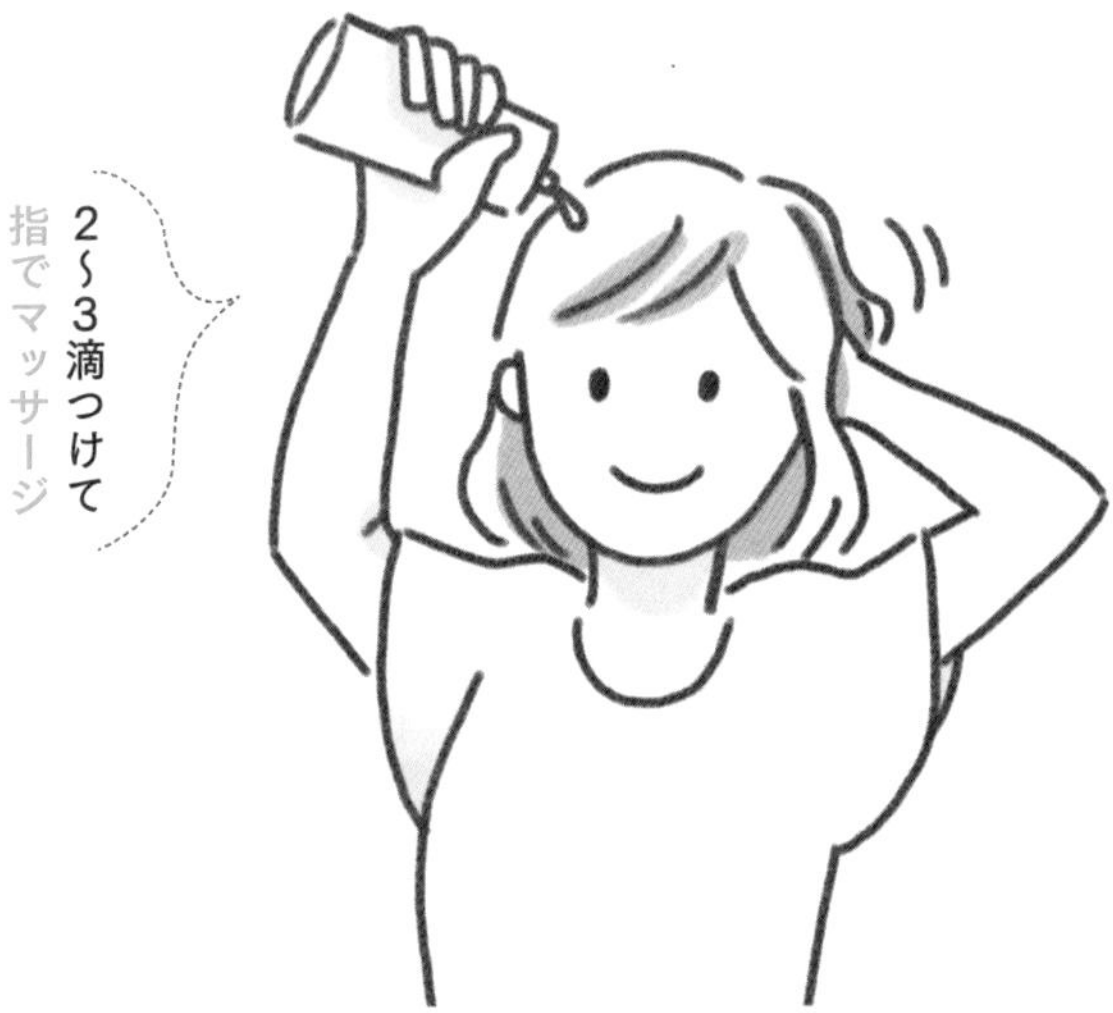

髪のアンチエイジングに効果的

女性の不調、悩みで上位にあがるのが髪のパサつき。年齢とともに悩んでいるかたも増えますよね。特に閉経世代はエストロゲンの分泌が減ってしまうため、髪の毛のボリュームダウン、先細り、パサつき、白髪、抜け毛など髪の悩みは尽きません。そんなときに試していただきたいのがローズマリーオイルの頭皮ケアです。**ローズマリーにはかゆみを防ぐ抗菌作用や、血行を促進して髪を育てる効果があり、有名メーカーの商品としてもローズマリーのヘアオイルが販売されているほど。**作るのに少々時間と手間はかかりますが、髪の毛がつややかなハーバリストたちが愛しているレシピです（下記参照）。小さなビンに入れて持ち歩き、外出先でさっとつけるのもおすすめです。

愛さん
オススメ

フィルターでこすとクリアに

私のおすすめオイルレシピです。透明ビンにドライローズマリー10ｇとホホバオイル200㎖を注ぎ、冷暗所で約１週間保管。その間、１日１～２回やさしく振ります。１週間後、コーヒーフィルター２枚を重ねてこし、保存ビンに入れます。

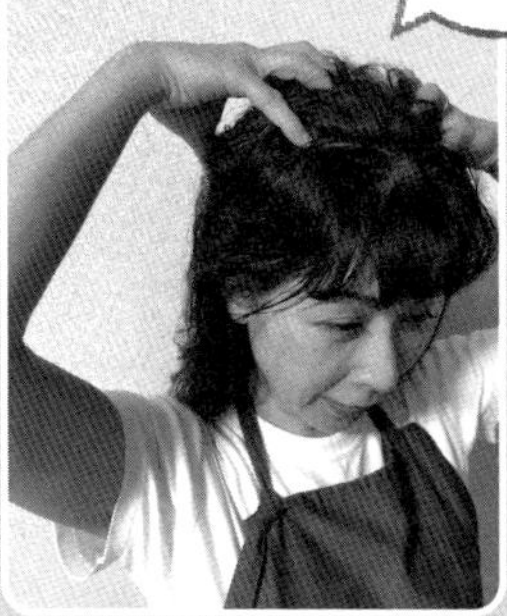

症状
感染症

セージの抗菌スプレーでウイルスをやっつける

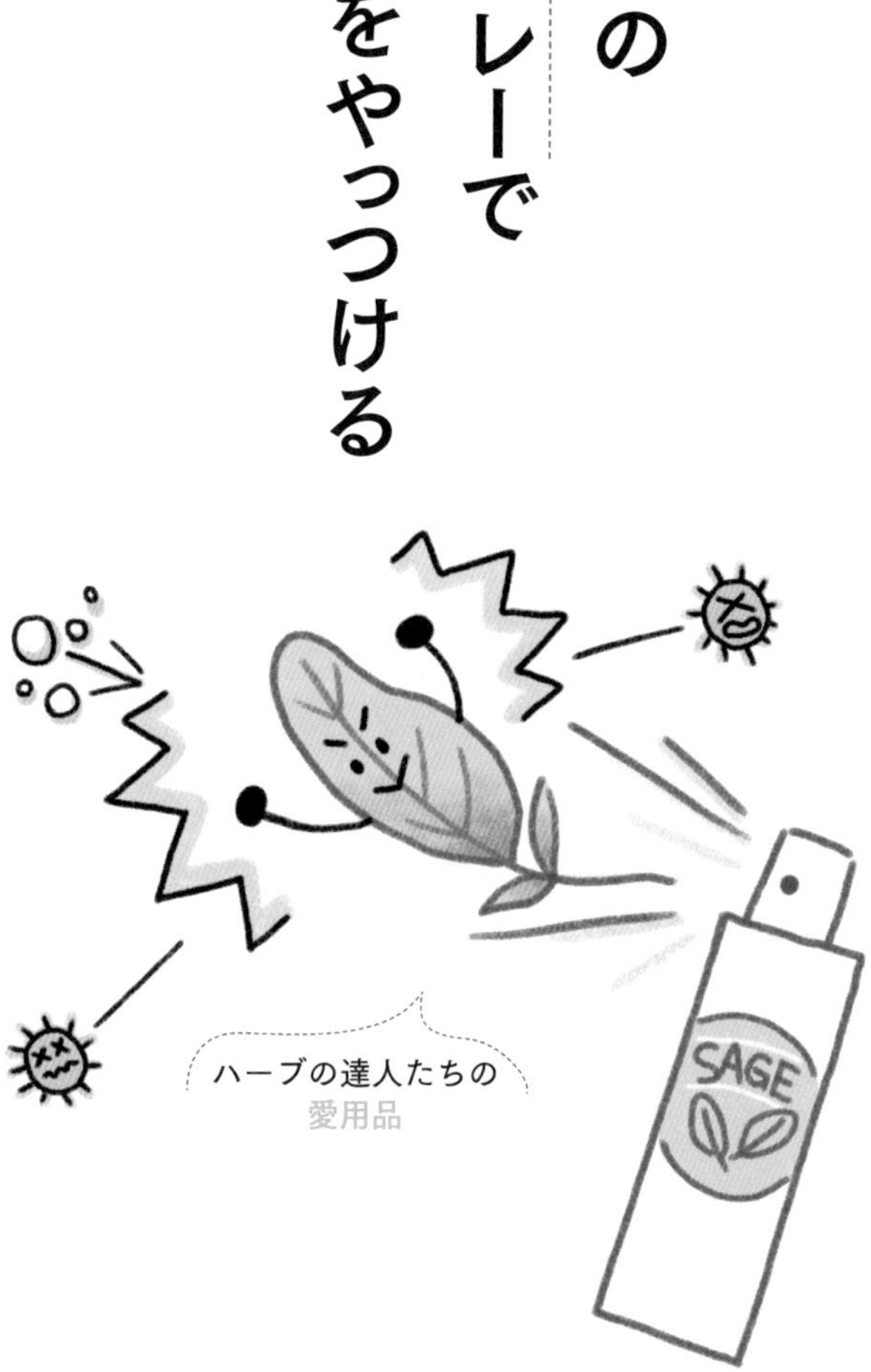

ハーブの達人たちの
愛用品

殺菌力を生かしてクリーンに

コロナ禍で除菌・抗菌系商品がドラッグストアの棚から一気になくなったとき、ハーブの達人たちはあわてず淡々と手作り抗菌スプレーを作っていました。**抗菌作用を持つハーブといえば、代表選手がセージです。**セージで手作りの抗菌スプレーを作ってみましょう。

まず、ドライのセージをビンに入れ、セージが完全に浸る量のアルコール度数40度のウォッカを入れます。冷暗所におき、２週間後、コーヒーフィルターでこしたらセージのアルコール原液が完成。精製水をまぜれば、抗菌スプレーの完成です（下記参照）。消毒液のように手に吹きかけたり、外出先から戻ったらコートやマフラーにシュッとスプレーして菌の繁殖を抑えます。１カ月程度で使い切りましょう。

※手指消毒は通常、70～80％のエタノールを使用します。セージの抗菌スプレーは、手指消毒としては、補助的なものとして使用しましょう。

愛さんオススメ

セージの抗菌スプレーの作り方

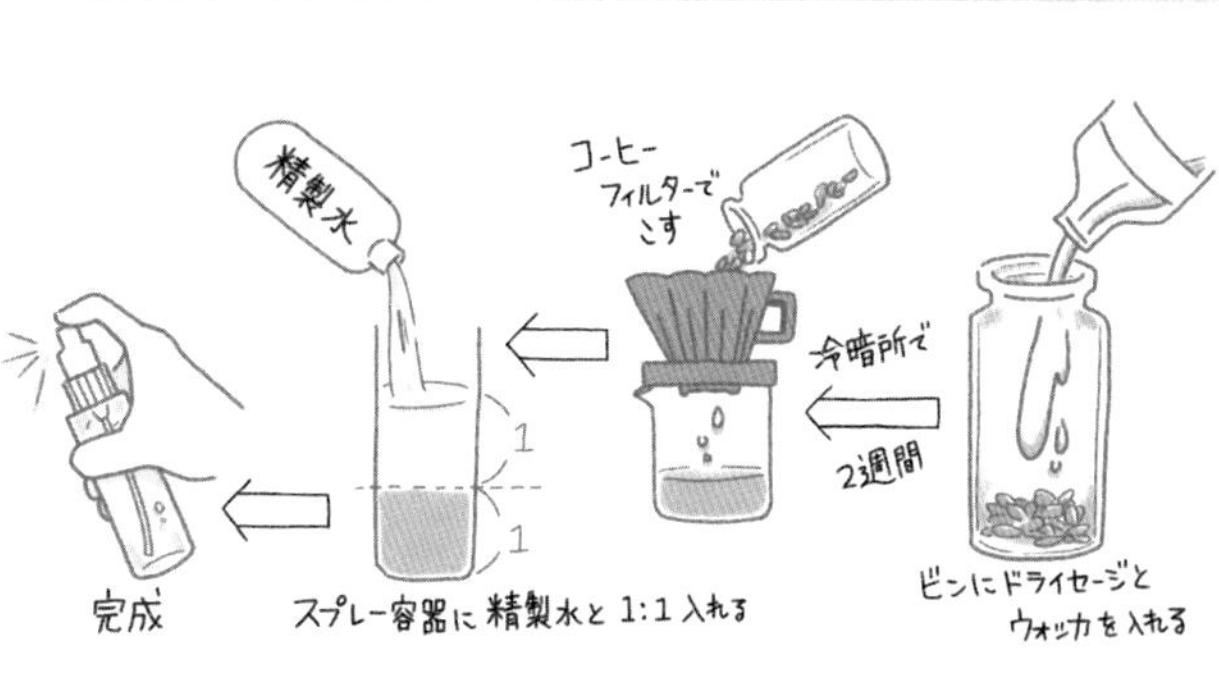
ビンにドライセージとウォッカを入れる
冷暗所で2週間
コーヒーフィルターでこす
精製水
1
1
スプレー容器に精製水と 1:1 入れる
完成

症状
のどの痛み

タイム×ビネガーで自家製のどスプレー

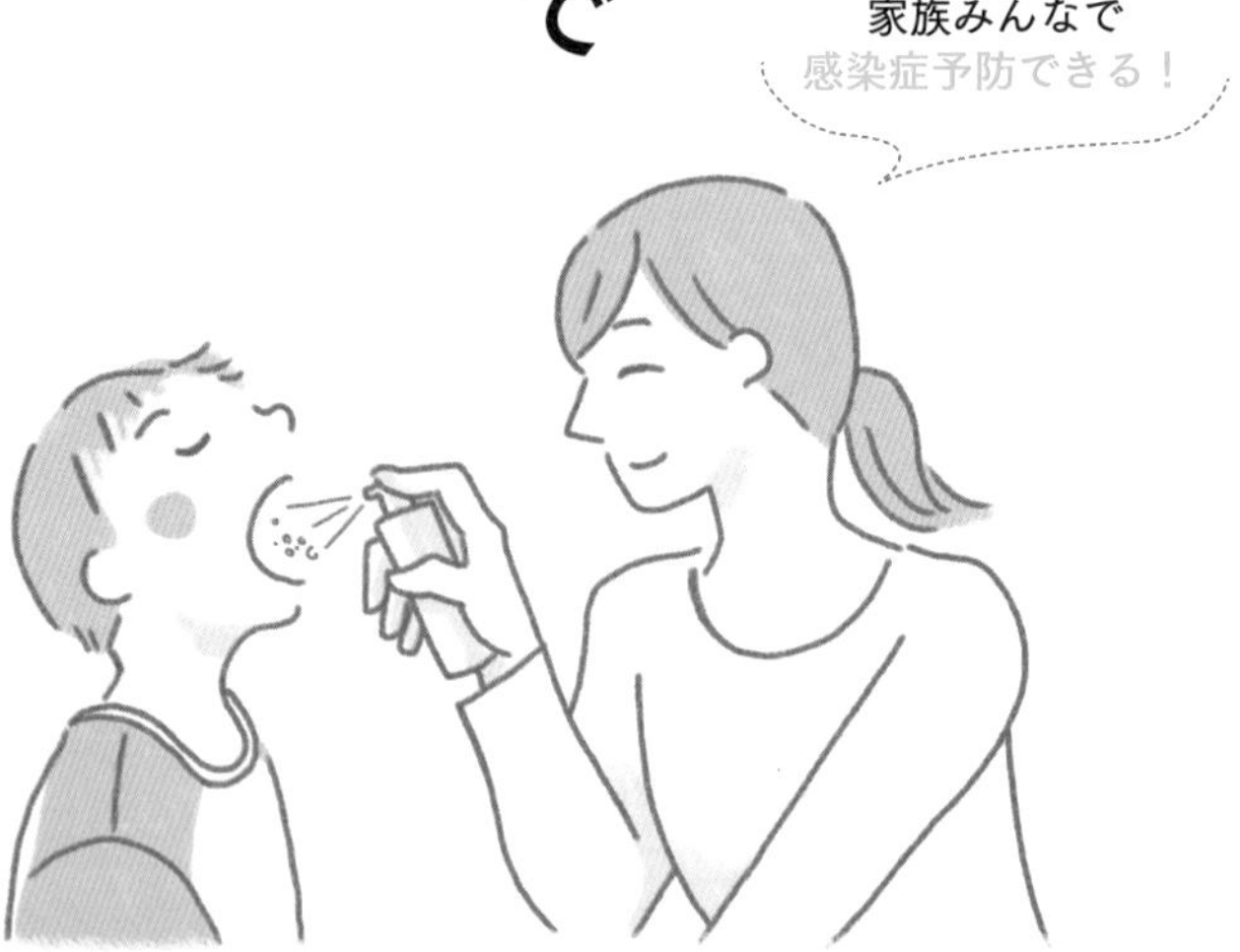

呼吸器系を守るタイムを味方に

タイムはセージと同様、抗菌作用が強く、呼吸器のケアにすぐれたハーブです。**特に鼻・口・舌・のどあたり、つまり鼻から下、首から上の部分に入り込んだウイルスを追い出したり、のどに絡む痰を取り出したりしてくれます。**外部からウイルスが入るのは主に鼻と口からといわれていますが、鼻腔や口腔内に侵入してきたウイルスを素早くキャッチし、気管支に落ちる手前で抑え込めば、感染症も大事には至らないでしょう。

そこで、のどの違和感に直接スプレーできる、のどスプレーを作ってみましょう(下記参照)。お子さんにも使えるようにアルコールではなく、酢を利用します(※)。体にも室内にも使える万能スプレーになり、家族をウイルスから守ってくれます。

※年齢は3歳以上が目安です。味を嫌がるときは使用をやめましょう。

愛さん
オススメ

タイムのどスプレーの作り方

保存ビンにりんご酢150mℓを入れ、ドライのタイム10ｇが完全に浸るようにします。冷暗所におき、１日１回ビンを上下に振ります。２週間おいたあと、コーヒーフィルターでこしたらスプレー容器に入れ完成。1カ月で使い切りましょう。

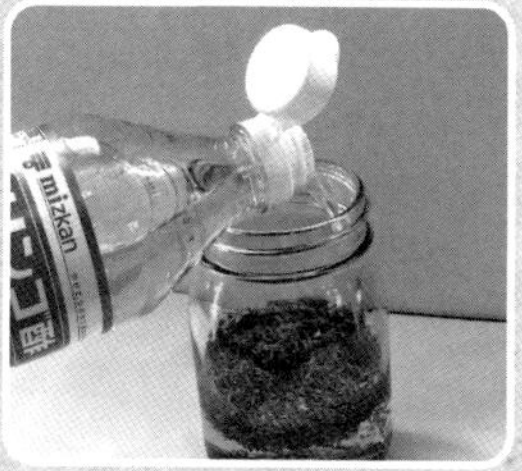

症状
口臭

口臭が気になるときは イタリアンパセリの マウスウォッシュ

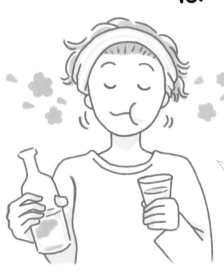

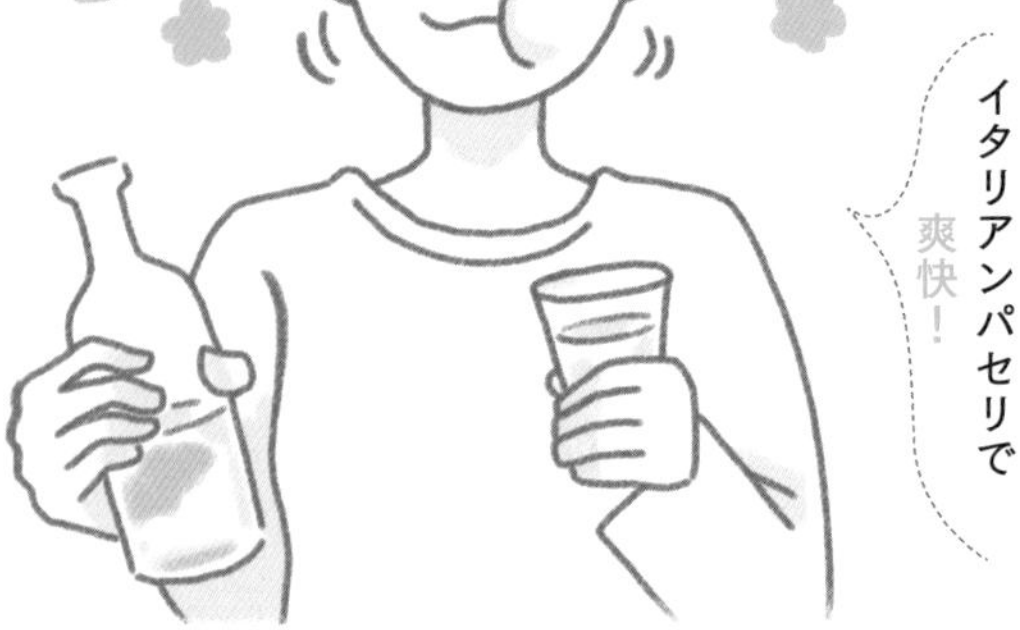

さわやかな香りで刺激も少ない

イタリアンパセリのアピオール、ピネンという精油成分には、口臭を予防する効果があります。

そのイタリアンパセリを煮詰めて濃縮すると、口臭予防のマウスウォッシュになります。苦みやえぐみはなく、口当たりはさわやかなので、気持ちよく使えます。作り方は、鍋に水７５０㎖とイタリアンパセリ５本を入れて火にかけ、沸騰したら弱火で５分煮詰めます。冷めたらペットボトルなどの容器に入れて、５日間くらいで使い切るのがよいでしょう。市販のものは刺激の強いものもありますが、こちらは刺激のないマウスウォッシュ。食後に口に少し含んでゆすぐと、さわやかな香りに包まれます。また、私は残ったイタリアンパセリで「簡単うがい」をしています。口内がすっきりしておすすめです。

愛さん
オススメ

イタリアンパセリの簡単うがいのやり方

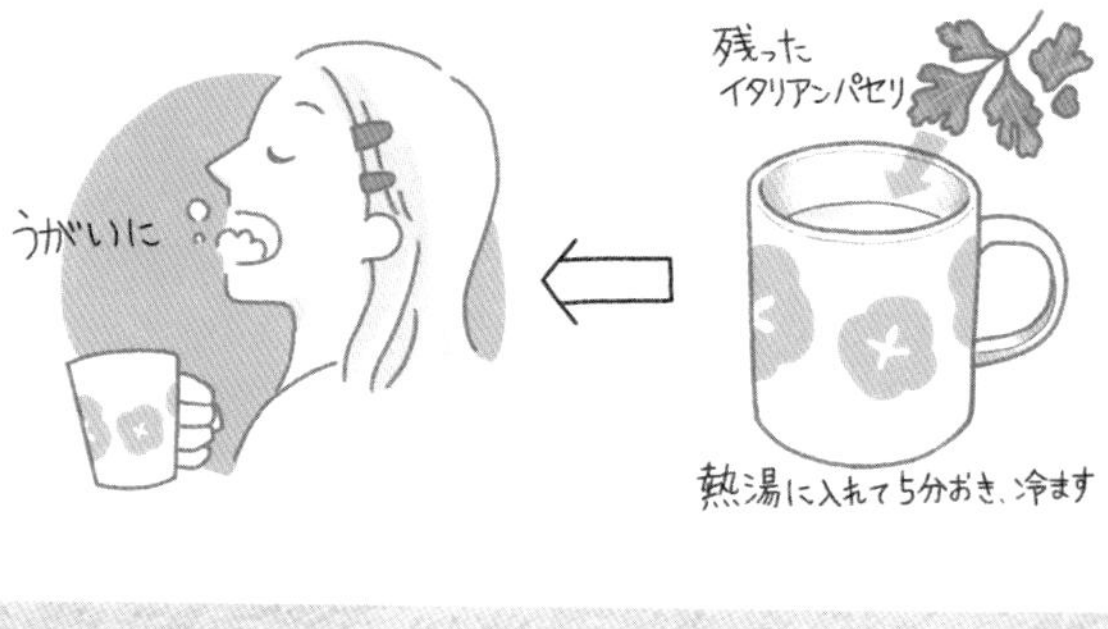
残った
イタリアンパセリ
熱湯に入れて５分おき、冷ます
うがいに

症状
毛穴の汚れ

お風呂にモスカールドパセリを浮かべて美肌マッサージ

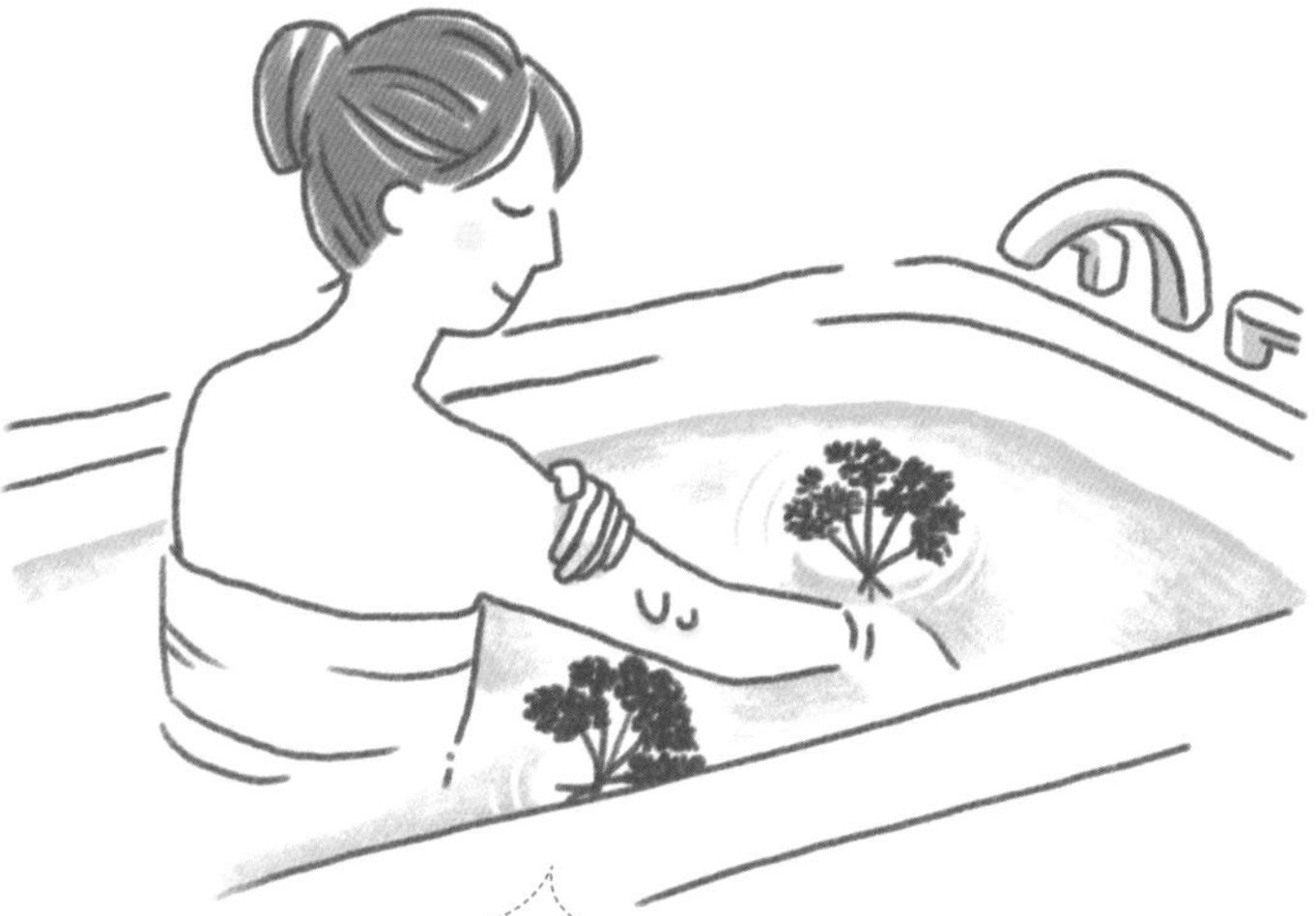

この形が
肌に心地よい刺激

スキンケアにも活躍する！

料理のわき役のイメージが強いモスカールドパセリですが、含まれている栄養成分はすべて美肌につながるものばかりです。βカロテンとビタミンCがメラニン色素の沈着を防止してコラーゲンを生成します。さらに、ビタミンKも含まれているため、肌のバリア機能を高めてダメージを受けた肌の機能回復を促す効果も期待できます。

そこで、お風呂時間を活用した、こんな美肌マッサージがおすすめです。パセリをお風呂に浮かべたら、茎を持ち、葉の部分をおでこ、鼻のわき、ほお、あごなどに当てて、くるくる回しながら毛穴の汚れをやさしく取り除くイメージでマッサージします。肌が弱いかたは、強く押しつけず、様子を見ながら行ってください。

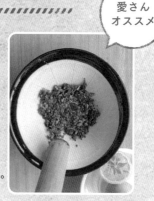

愛さん
オススメ

パセリパックも試してみて

パセリ１束をお湯に１分ほど入れて取り出し、みじん切りに。すり鉢でペースト状にしたら、はちみつ大さじ１とレモン汁大さじ１をまぜて完成。目のまわりを避けて顔に塗り、５～10分おいて洗い流します。刺激に弱いかたは様子を見て使いましょう。

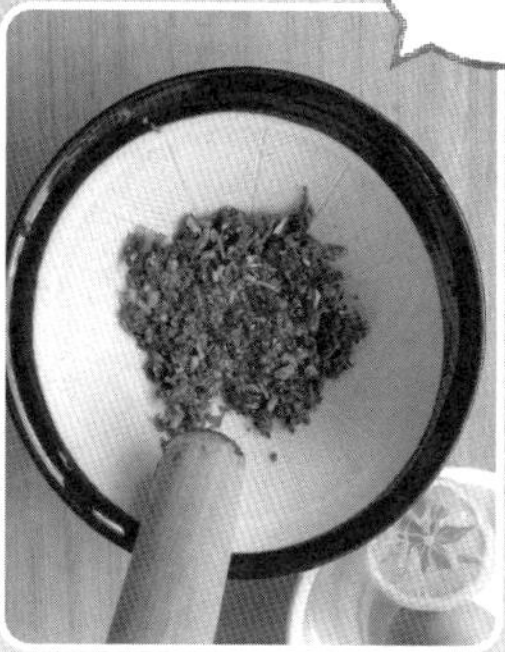

症状
肌荒れ

肌の調子が悪いときは クレソン青汁

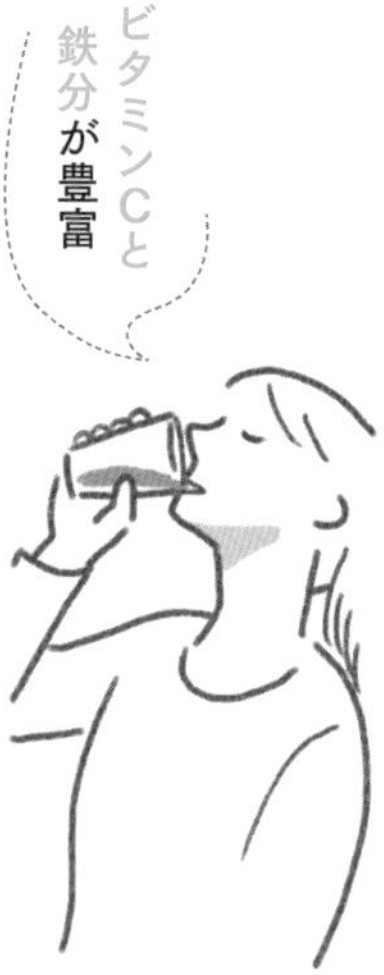

苦みをはちみつで飲みやすく

肌荒れが気になる人は、抗酸化作用のあるビタミンC、むくみ解消やデトックス効果のあるカリウムなど多くの栄養素を含むクレソンを食べましょう。その栄養を最大限に取り込むには、生クレソンと水をミキサーにかけた青汁がおすすめ。はちみつで甘みを調整してもよいでしょう。

症状
不眠

ぐっすり眠りたいときはパッションフラワーティー

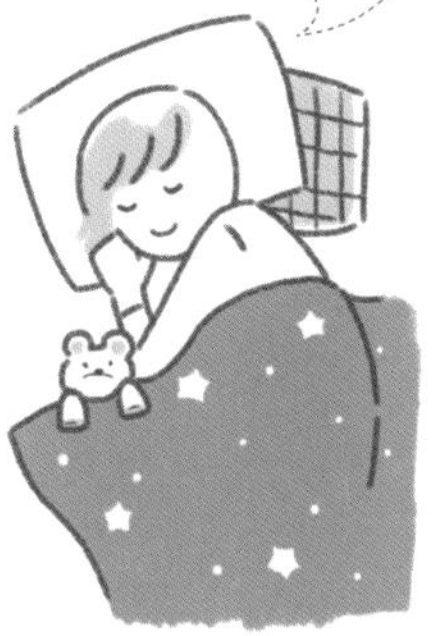

心の落ち着きを取り戻して

寝つきに時間がかかる、すぐに目が覚める、眠りが浅い、早朝に目が覚めるなど不眠の悩みはさまざまですが、日中の興奮や緊張が夜まで続くかたも多いよう。**科学的研究によれば、パッションフラワーには不眠を改善する効果があり、その抽出物はパッシフローラエキスとして不眠・不安を緩和する医薬品にも配合されています。**

症状

睡眠不足

睡眠不足が続いたときは カモミールピローを 枕に忍ばせて

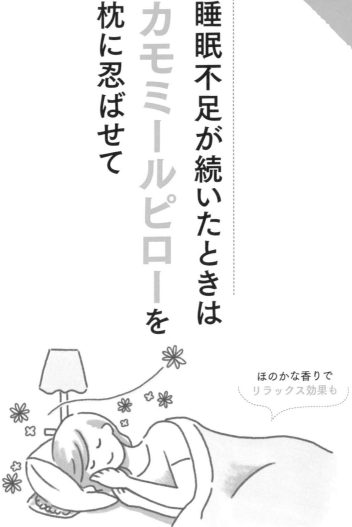

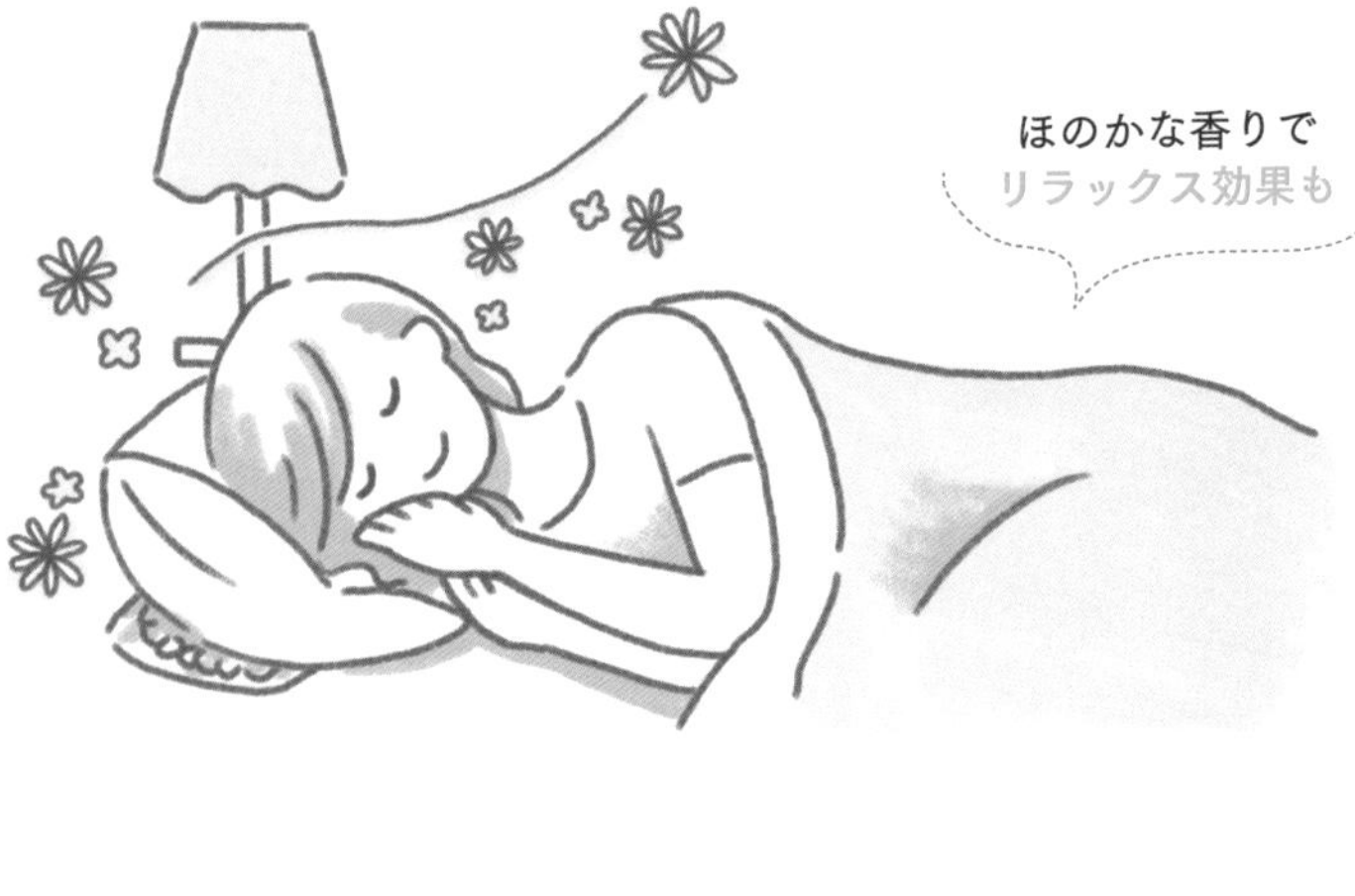

ストレスを沈静化して安眠へ

疲れているのになかなか眠れない、夢ばかり見て眠りが途切れる、寝ても疲れがとれない。深い睡眠を得られないと日中もボーッとしてしまい、集中力に欠け、疲れやすくなります。**心地よく眠りに誘うハーブとして有名なジャーマンカモミールは精神不安、緊張、心配などのストレスをやわらげ、沈静化してくれます。**そんな心をフラットにしてくれるカモミールのやさしい香りを包んだ安眠ピローを作ってみましょう。ドライハーブをそのまま布で包むことで、就寝中ずっとほのかな香りがただよいます。

また、ジャーマンカモミールは　就寝前にハーブティーとして飲むのもおすすめです。ピローと同様に安眠へ導いてくれるでしょう。

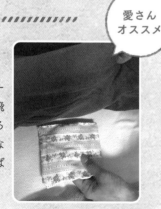

愛さん
オススメ

簡単！カモミールの安眠ピロー

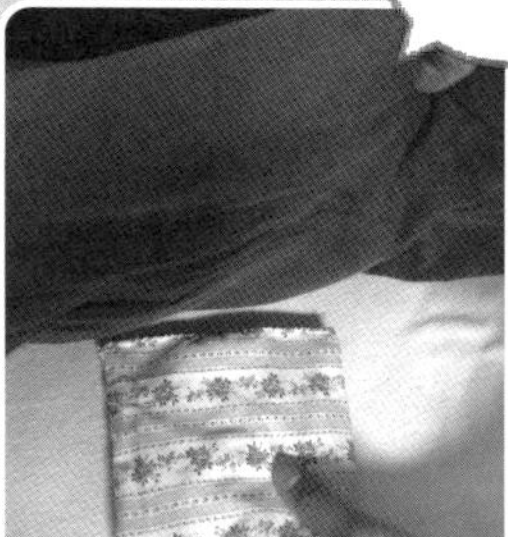

袋状に縫った布の中にジャーマンカモミール５ｇ入りのだしパックを入れ、中から飛び出さないように口を折り曲げます。眠るときは枕の下に入れます。縫うのが大変な場合は、ハンカチに包んでもOK。散らばらないように必ずだしパックに入れて。

症状
傷

治らない傷を癒やす 手作り カレンデュラ軟膏

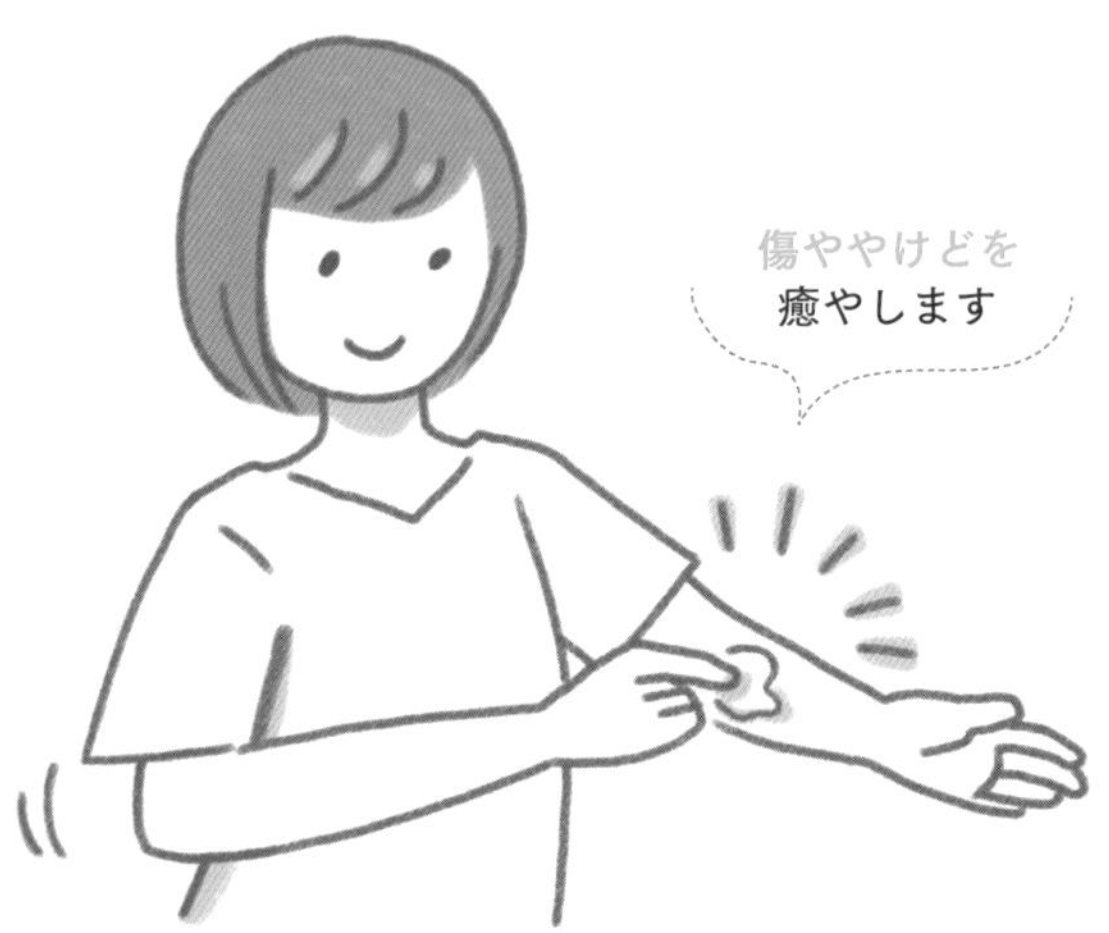

皮膚の炎症に直接働きかける

カレンデュラは別名「皮膚のガードマン」と呼ばれています。**その理由は、カレンデュラの含有成分であるカロチノイドやフラボノイドが、傷ややけどを鎮静化する作用があるからです。**やけどの回復を助けたり、日焼けや皮膚の炎症を鎮めるなど、医薬品の原料としても活躍しているハーブです。ハーバリストたちが常備しているNo.１手作りハーブアイテムがこのカレンデュラ軟膏といっていいほど、愛用されています。また、傷だけでなく、皮膚の表皮が薄く、デリケートな目元ケアなどにもよいとされています。

作るのには少し時間と材料費がかかりますが、一つ持っているととても重宝しますので、ぜひチャレンジしてみてください(下記参照)。

愛さんオススメ

カレンデュラの軟膏の作り方

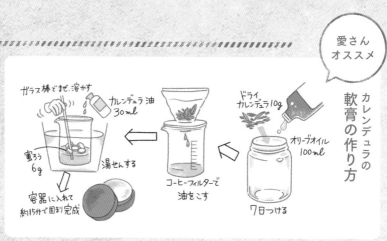

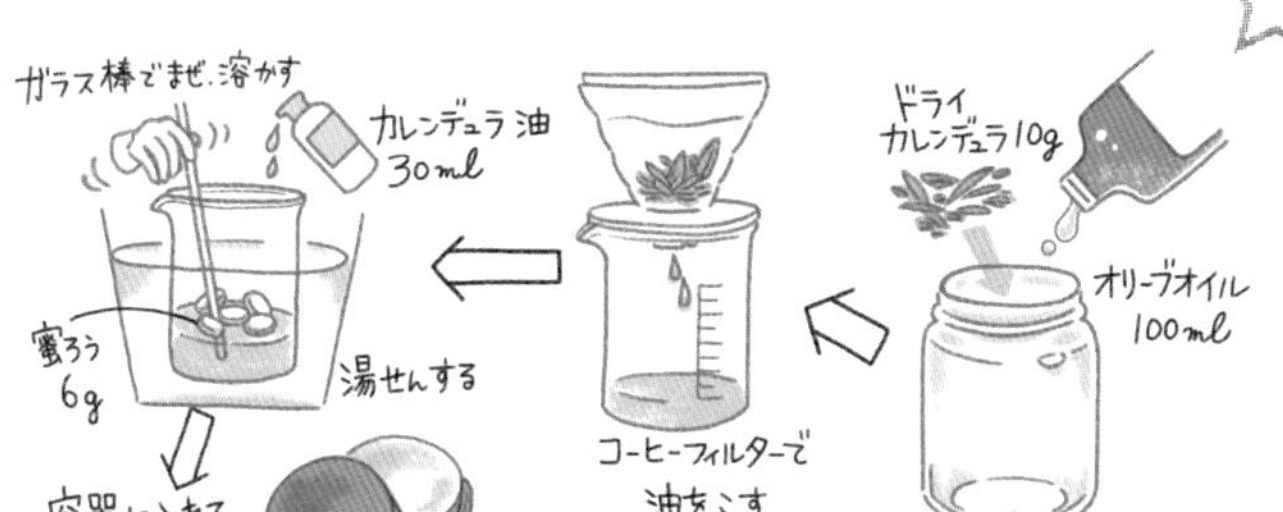
7日つける
油をこす
容器に入れて
約15分で固まり完成

症状
日焼け・かゆみ

日焼け後やかゆみが気になるときは
ペパーミントバスボム

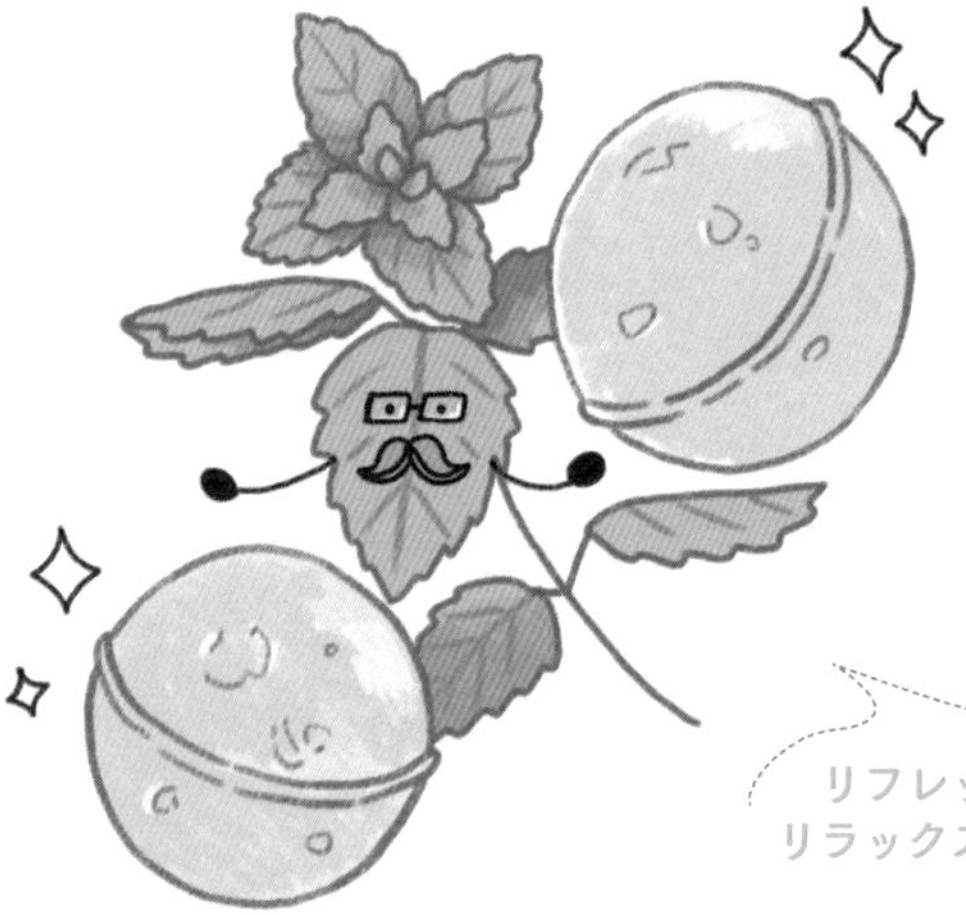

日焼けなどの皮膚が熱をもっているような症状に

ペパーミントには、炎症を緩和してくれる役割や、冷却作用、鎮静作用があるので、日焼け、ごく軽いやけど、炎症が原因の皮膚のかゆみの緩和に効果的です。

このペパーミントのおすすめの使い方は、バスボムです。ミント入りの清涼感のあるお湯につかると、冷却効果で肌のほてりがおさまるでしょう。作り方も意外に簡単なので（下記参照）、プレゼントにも喜ばれるハーブクラフトの一つです。湯船に入れるととけ出しながら中からふわふわとペパーミントの葉が浮かび上がるので、その様子を眺めるのも楽しいですよ。スーッとしたさわやかな香りがするので、疲れた日のリフレッシュにも一役買います。

愛さんオススメ

ペパーミントのバスボムの作り方

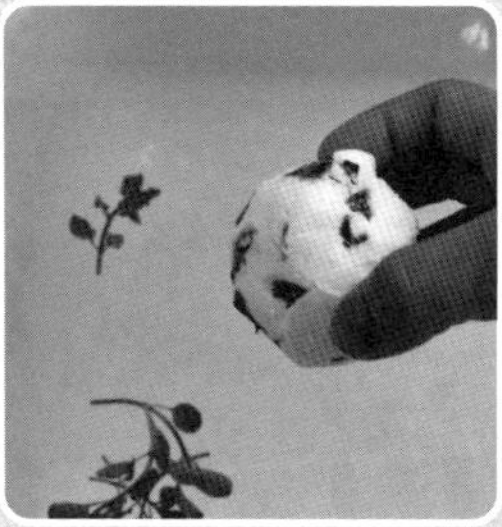

ボウルに重曹60ｇ、クエン酸30ｇ、片栗粉30ｇを入れ、霧吹きで水を加えながらまぜ合わせます。ペパーミントの葉10枚ほどをちぎりながら入れ、よくまぜます。だんご状に丸めて乾かしたら完成です。ラップなどに包んで保管します。

症状

肥満

運動前後のマテティーで肥満をシャットアウト

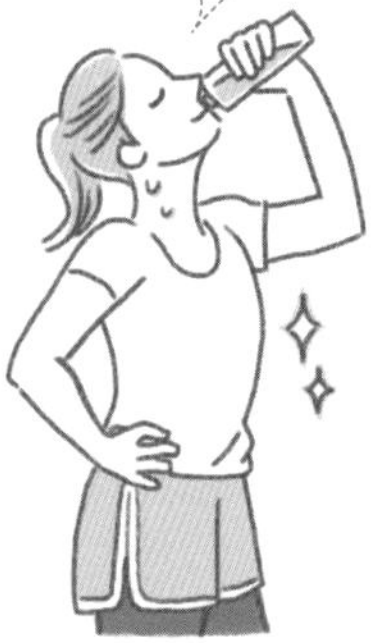

疲労回復、栄養補給が同時にできる

マテは、中枢神経に働きかけて食欲を抑制したり、利尿作用を促進したりする働きがあるため、ダイエットに効くハーブとして重宝されています。フランスでは肥満者向け減量プログラムの一環として服用されているほど。「最近、太りぎみだな」と感じたら、いつものお茶をマテティーにチェンジしてみましょう。

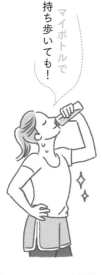

症状
疲労

なかなかとれない疲れにオレガノコーヒー

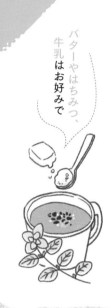

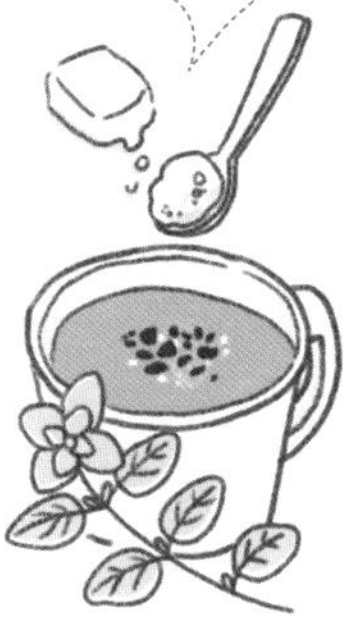

毎日のルーティンとして1杯

オレガノには消化器官を活性化する効果があるので、なんとなく元気がなかったり、気力がないときに頼れるハーブです。朝の目覚めのコーヒーに、オレガノをプラスしてみましょう。気力がわく活力コーヒーになります。カップにホットコーヒー、小さじ1のバター、オレガノ1本、はちみつや牛乳を好みで入れて。

from
ハーブの愛さん
COLUMN 4

飾る×使うが楽しめる生ハーブブーケのすすめ

2020年4月のコロナ禍に、ハーブ農場の新商品として登場した「生ハーブブーケ」は、話題となり、リピート買いのお客さまも。フレッシュなハーブを冷蔵庫にしまいっぱなしにせず、飾ることもできるという提案商品です。ハーブを料理やお茶に使うハードルが下がったという声も多くいただき、「コップからローズマリーを1本取り出して、お肉と炒めたらよい香りが広がり、味も抜群でした。余らせることもないですね」と嬉しい声も。

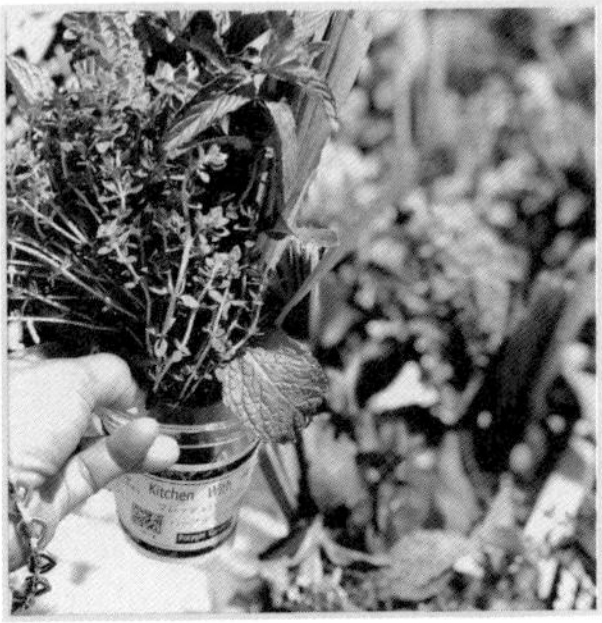

そう、まさに飾って、香って、キッチンで食材として消費もできる、一石三鳥(私の好きな言葉です)な生ハーブブーケ。ご自宅でもハーブをコップに挿すだけで楽しめるのでぜひ試してみてくださいね。

目的別ハーブブーケ

Theme 1 料理に使えるハーブを集めた「キッチンハーブブーケ」には

- ローズマリー
- タイム
- ローレル
- オレガノ
- イタリアンパセリ
- モスカールドパセリ
- ルッコラ
- スイートバジル
- クレソン
- チャービル
- ディル
- パクチー

飾るときは

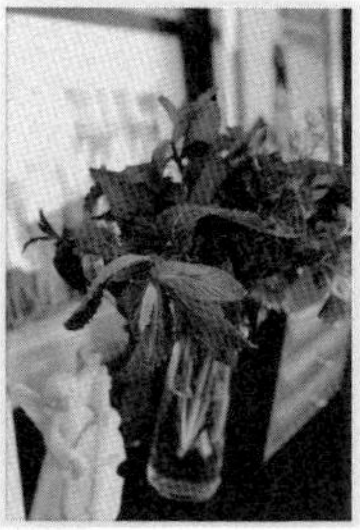

ブーケのまま部屋やキッチンに飾り、香りを楽しんで。

Theme 2 お茶に使えるハーブを集めた「ハーブティーブーケ」には

- ローレル
- レモンバーム
- スペアミント
- ペパーミント
- レモングラス
- タイム
- セージ

使うときは

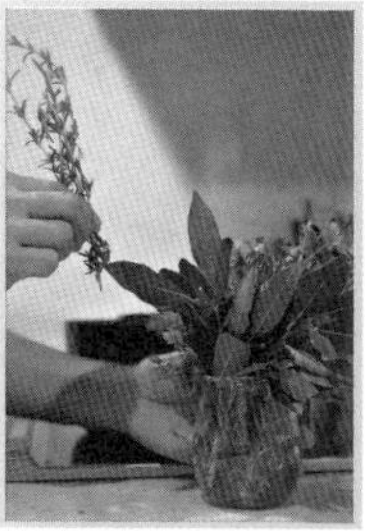

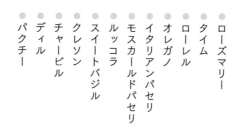

料理やお茶に使いたい葉や茎をここから取ります。

Theme 3 厄よけお守りハーブを集めた「タッジーマッジーブーケ」には

- セージ
- タイム
- ローズマリー
- レモングラス
- ローレル
- クレソン
- モスカールドパセリ
- ラベンダー
- オレガノ

タッジーマッジーとはヨーロッパ・地中海地方で親しまれてきた、伝統的なハーブブーケで疫病や災難、悪霊から身を守ってくれるといわれています。

症状
疲労

一日の疲れを癒やす ハイビスカスの温タオル

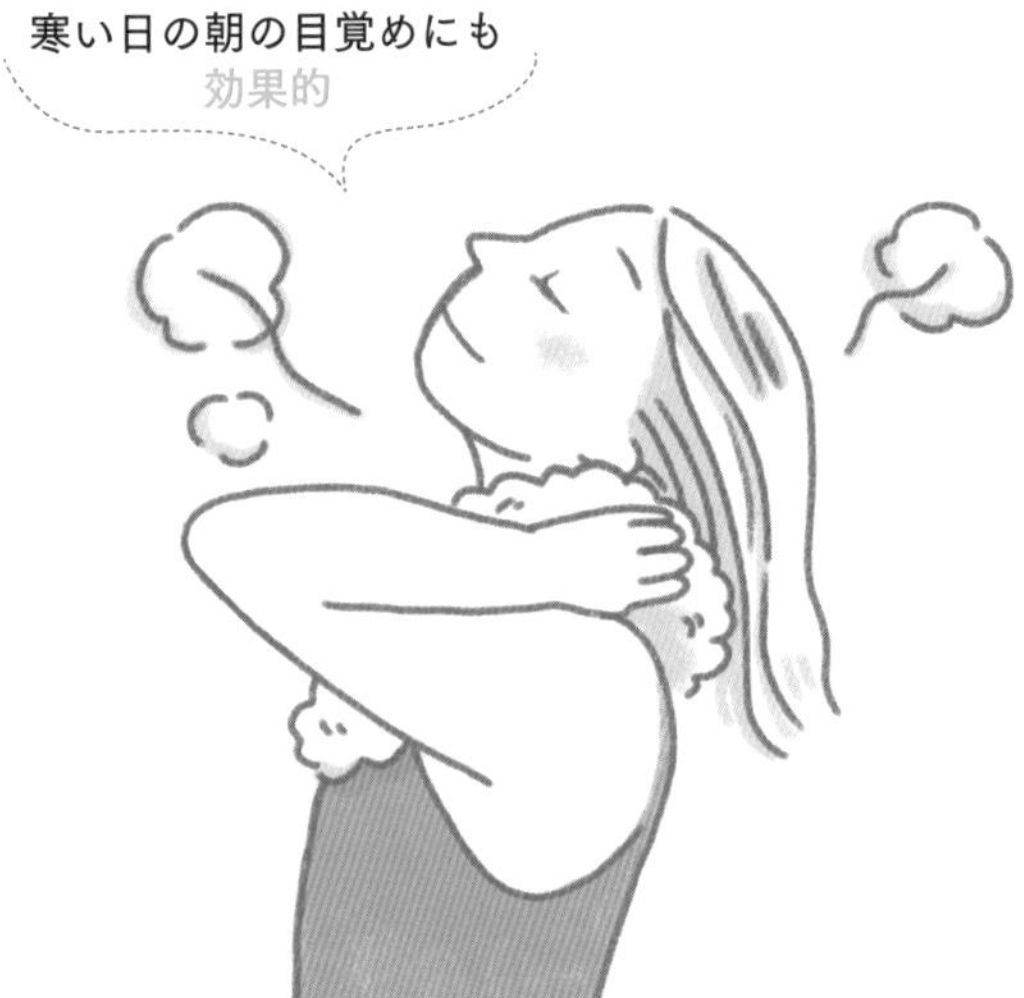

真っ赤なホットタオルで疲れをとって

大量の情報を処理する目や、目の緊張の影響を受けながら重い頭部を支える首まわりや肩は、真っ先に疲労を感じやすい部位といわれています。特に現代人はパソコンやスマホを長時間見るため、肩まわりは常にこわばりぎみなかたも。意識的にケアすることが大切です。**そこで、ぜひおすすめしたいのがハイビスカスで作るホットタオルを首元に当てる療法です。**ハーブ療法には、南国に咲いている観賞用ではなく、「ローゼル」という品種を使います。**ハイビスカスの赤色はアントシアニン色素というポリフェノールの一種で、網膜や神経細胞の血流を促すので、眼精疲労や肉体疲労に効果が期待できます。**また、クエン酸が豊富なハーブなので、疲労困憊《こんぱい》のときはハーブティーで飲むのもおすすめです。

愛さん
オススメ

ハイビスカスの温タオルの作り方

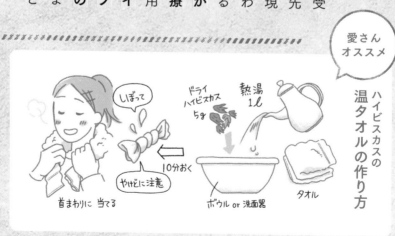

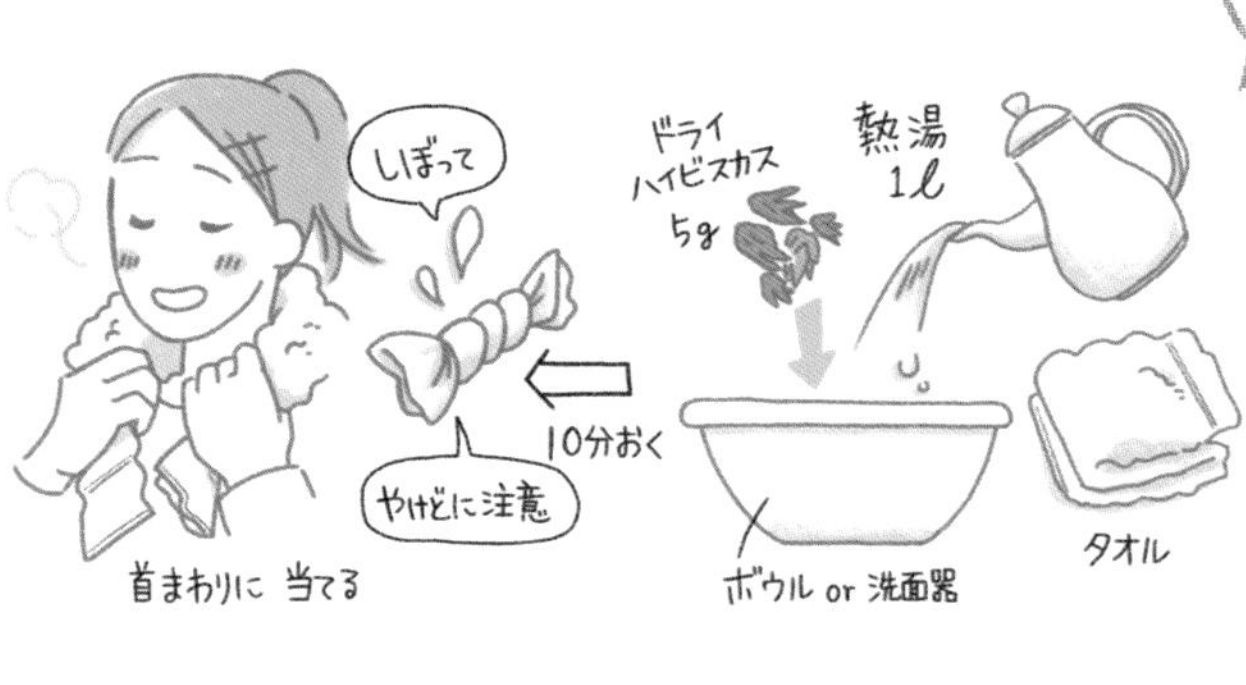
熱湯
1ℓ
ドライ
ハイビスカス
5g
タオル
ボウル or 洗面器
10分おく
しぼって
やけどに注意
首まわりに当てる

症状
集中力低下

ミントやローズマリーをコップに挿して室内をリフレッシュ

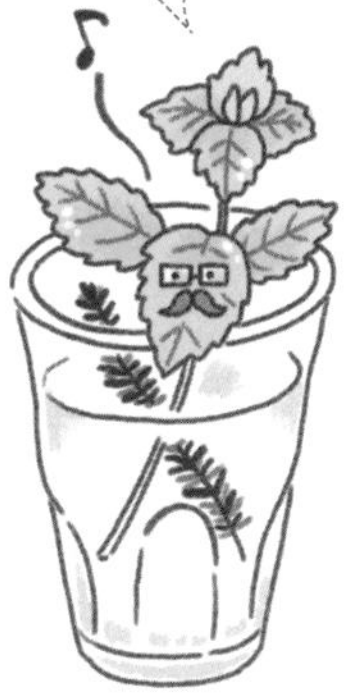

飾るだけでも気分が変わります

ローズマリーとペパーミントの共通点は、集中力アップと強壮効果があること。国内で「ハッカ油」として薬品認定もされているペパーミントが体をシャキッとさせ、ローズマリーが持つ覚醒パワーで集中力が上がります。コップに水を入れて挿しておき、家事や仕事の合間に香りを吸い込んで。

症状

集中力低下

バジル手浴で脳のスイッチをオンできる

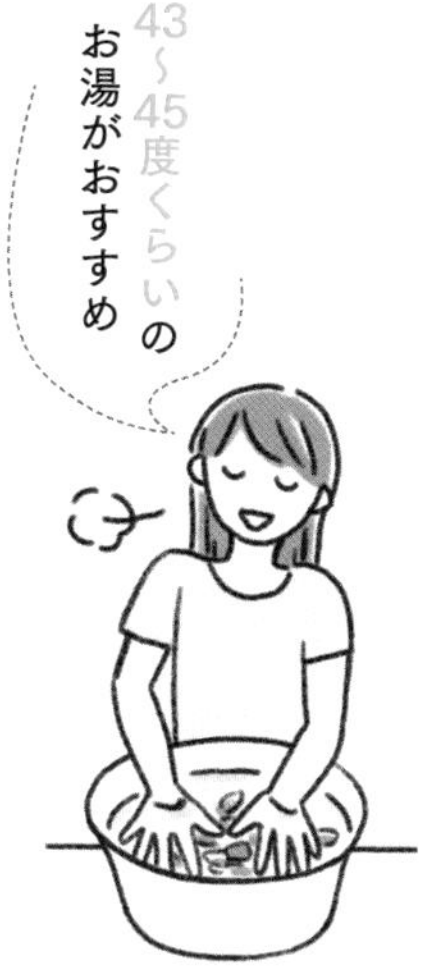

料理だけでない！バジルの使い方

スイートバジルの独特の香りには、集中力を高める効果があるといわれています。手軽でおすすめなのは、バジルを入れたお湯に手をつける手浴です。温かみのあるスパイシーな香りが疲れた脳をリラックスさせてくれるでしょう。手浴で手首まで温まると寝つきがよくなります。

症状
不安・ストレス

レモングラスのミニほうきで部屋も心もクリーンに

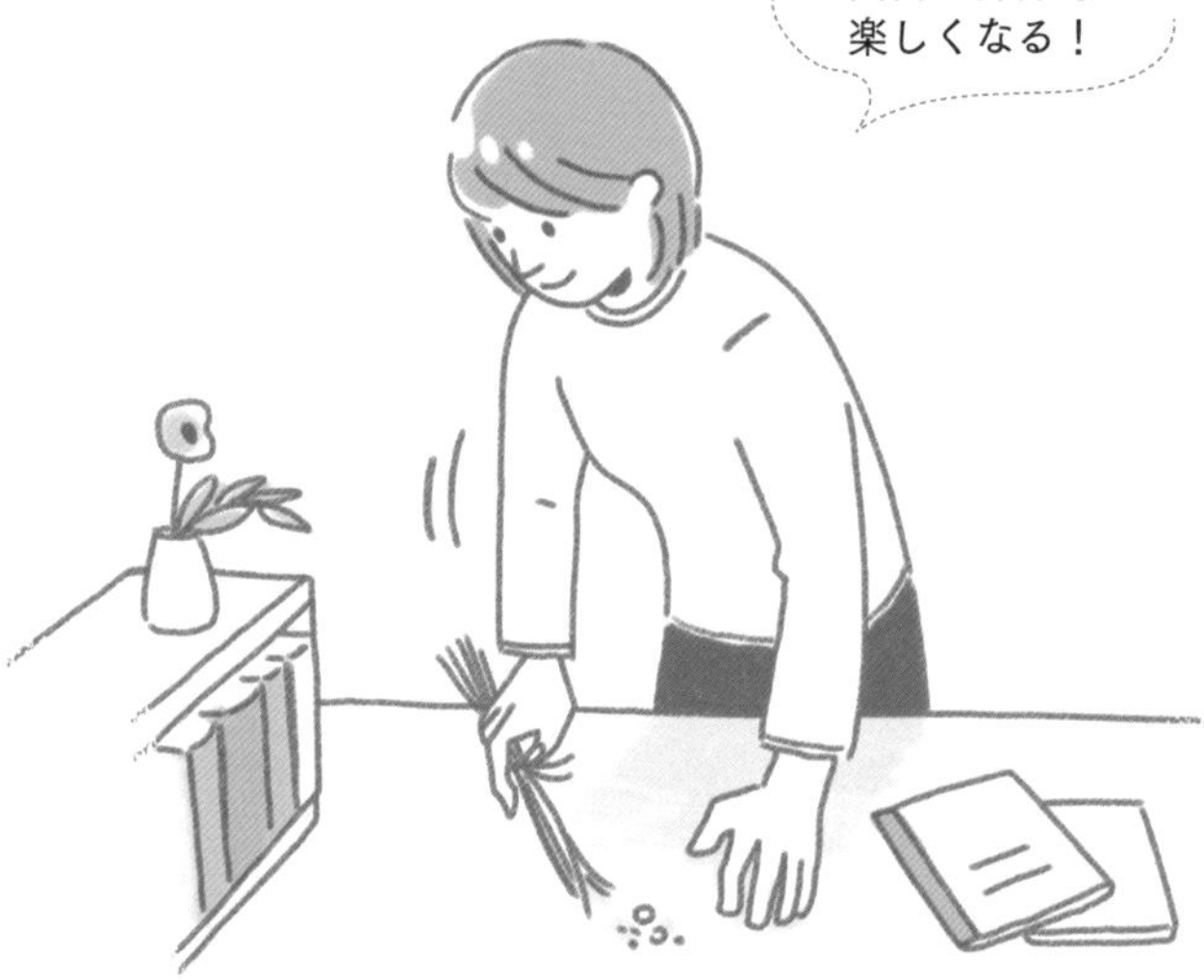

掃除しながらハーブの香りが届く

レモングラスはタイなどのエスニック料理でおなじみのハーブ。**不安やストレス、緊張などをやわらげてくれる効果があり、このレモングラスで手作りのほうきを作って掃除をすれば、気持ちも空間もさわやかに浄化してくれます**（下記参照）。

食事後のテーブルやキッチン、リビングの隅など家のさまざまな場所を、レモングラスミニほうきでぜひ掃除をしてみてください。細長い葉先がほこりをきれいに掃き出してくれます。玄関のたたきの四隅などほこりがたまりやすい場所の掃除にも役立ちます。

また、レモングラスのほうきは玄関に飾っておくだけでも、かわいらしくて気持ちがほっこりしますよ。

愛さん
オススメ

3日間ほど乾燥させてから

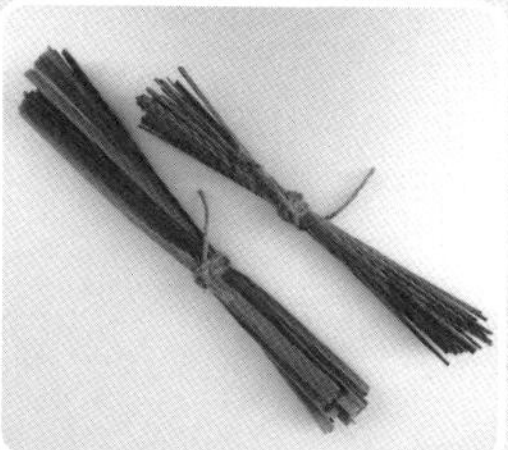

約20㎝のフレッシュなレモングラスを新聞紙の上などで約３日間乾燥させてから束ね、真ん中をゴムやたこ糸でとめるだけ。フレッシュな状態よりほどよく乾燥させたほうが丈夫で使いやすいです。使うたびにレモングラスの香りを感じます。

症状
マスク内のにおい

スペアミントのマスクスプレーで心身ともにリフレッシュ

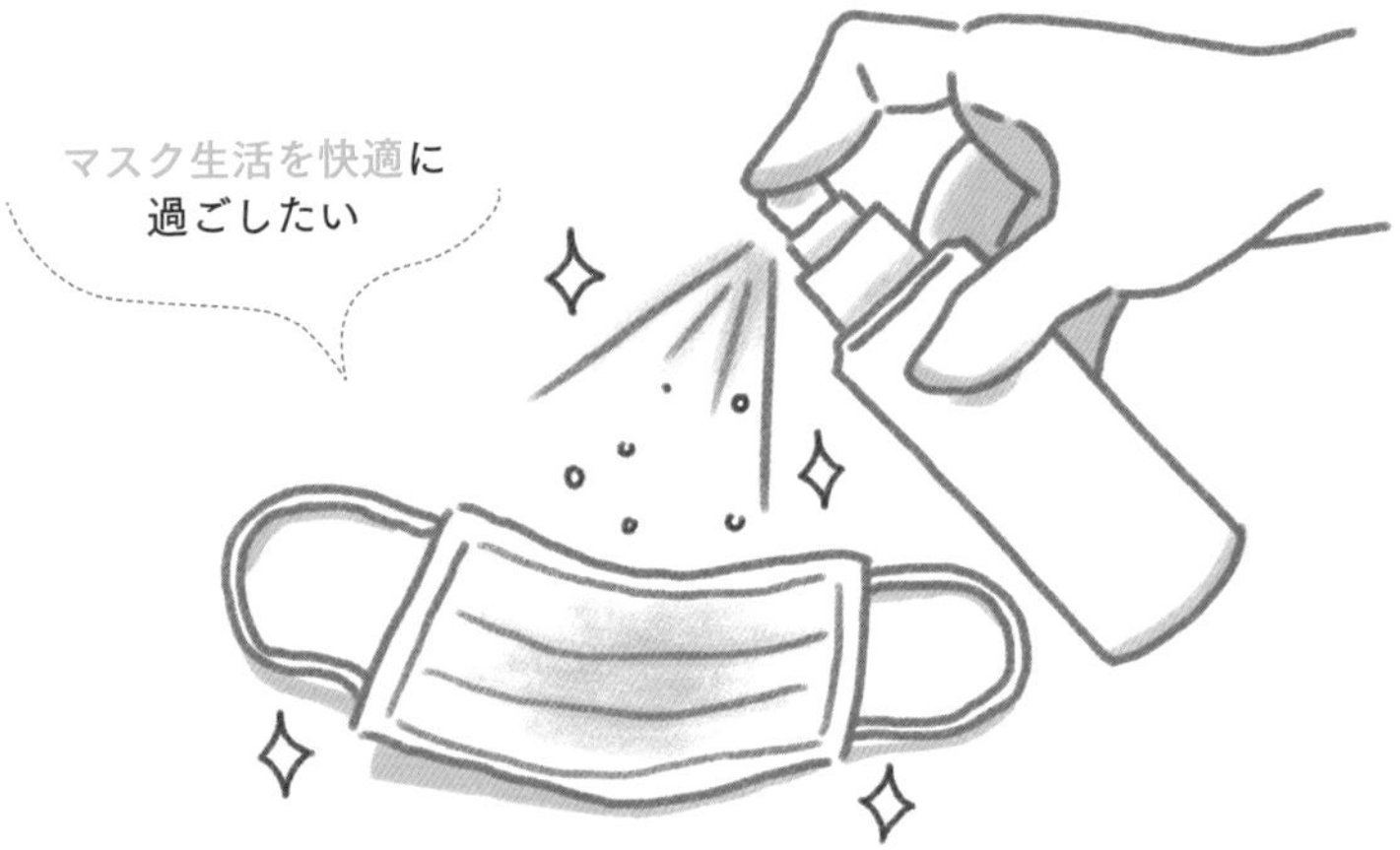

マスク内の嫌なにおいにサヨナラ

マスクをしていて、口まわりの嫌なにおいを感じたことはありませんか？　そんなときにはスペアミントのマスクスプレーを試してみてください。**ミントの精油成分である1，8-シネオールは、防腐・殺菌作用もあるためマスクを清潔に保つことにもつながります。**

作り方は、ハーブのアルコール漬けをスペアミントで作り（109ページで紹介したセージの抗菌スプレーの作り方のイラスト参照）、精製水を加えるだけ。保存料を入れていないので1カ月程度で使い切れるように、小さめのボトルに詰め、冷蔵庫で保管するといいでしょう（スプレーはあくまで不快なときの応急処置にして、マスクをこまめにかえましょう）。

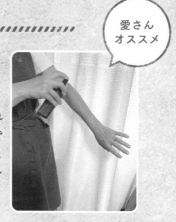

愛さん
オススメ

マスクスプレー以外にも使える

ミントで作ったハーブのアルコール漬け10mℓと精製水80mℓをスプレー容器に入れて、よく振ったらミントスプレーの完成です。このスプレーを、事務仕事で疲れたときに首の後ろや腕などにふきかけてリフレッシュしています。

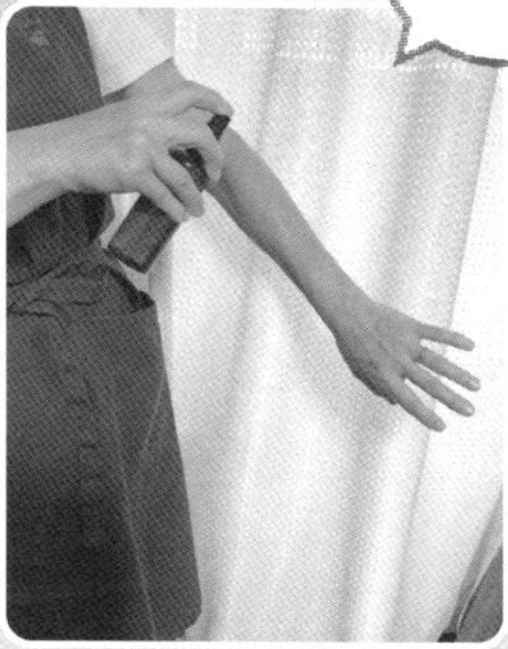

症状
不安・緊張

ラベンダーが香るお守りで緊張をやわらげて

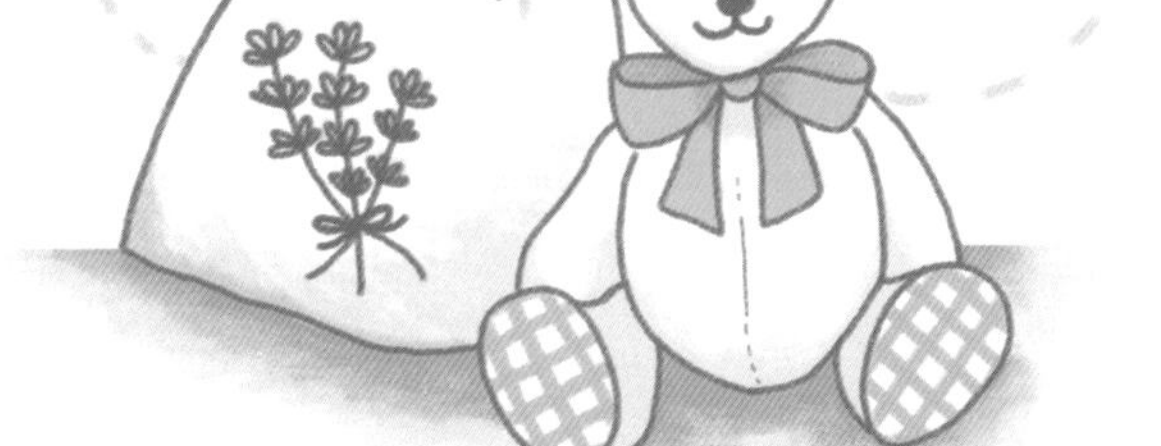

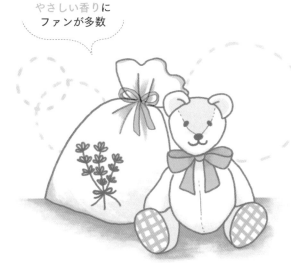

ストレスや不安を解消する

ギリシャ・ローマ時代から、ラベンダーは邪気払いや魔よけ効果があり、場を浄化するパワーがあるとされている、ある種スピリチュアルなハーブです。**ストレスからくる心身のこわばりをリラックスさせて、イライラ、緊張、不安などを包み込んでやわらげてくれる作用も持ち合わせており、香りをかぐだけで心が軽くなるでしょう。**

　ふだんから不安や緊張を感じやすい人は、ラベンダーをお守りとして持ち歩いてみてください。ドライラベンダー5gをだしパックに入れて、好きな袋に入れたり、ハンカチに忍ばせたり。巾着タイプなら、中に願い事を書いた紙などを一緒に入れて持ち歩くのもいいでしょう。ラベンダーはやさしい紫色で見た目にも癒やされます。

愛さん
オススメ

商談のときは必ず持っていきます

緊張して商談に向かうとき、ラベンダーお守りを手にしてやさしい香りを感じると「大丈夫！」と自分への信頼度が上がるような気持ちになれます。ラベンダー精油のエステル成分がやさしく自律神経に働きかけているからでしょう。

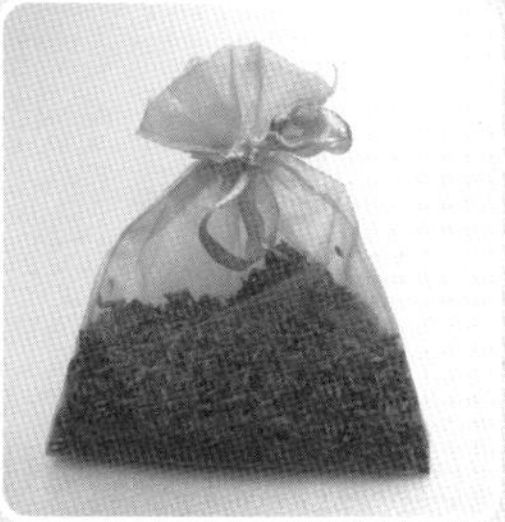

不安な心に効く ディルビネガーうがい

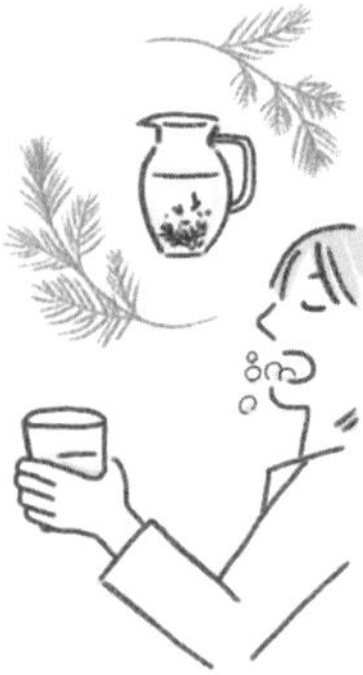

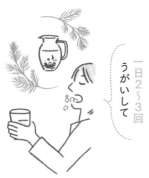

気持ちを穏やかにしてくれる

コロナ禍を経験し、洗面所での手洗いやうがいは毎日の習慣となりました。**気分をやわらげる作用と抗菌作用のあるディルを使って、うがいをしてみましょう。**ディル5gとビネガー200㎖をビンに入れたものを用意しておき、うがいをする前に水で10倍に薄めて使います。2週間程度で使い切りましょう。

症状
不安・ストレス

スープにレモングラスを入れると不安が吹き飛ぶ

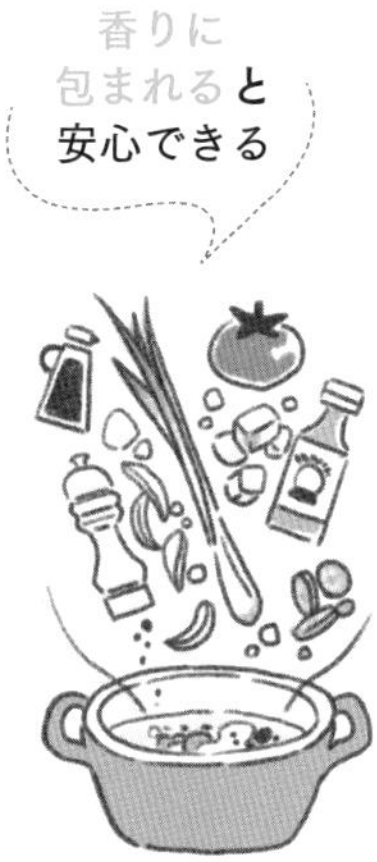

レモングラスを野菜スープのだしに

レモンのような柑橘系の香りで、緊張感や不安から心を解き放ち、癒やしてくれる効果があるレモングラス。トムヤムクンなどのタイ料理でおなじみですが、ふだんの野菜スープにも入れて煮込んでみてください。東南アジアを彷彿《ほうふつ》させる味や香りが簡単に楽しめます。消化促進作用があり、胃もたれしやすい人にもおすすめです。

症状
不安・ストレス

イライラはレモンバームティーでやわらげて

ネガティブ感情を追いやってくれる

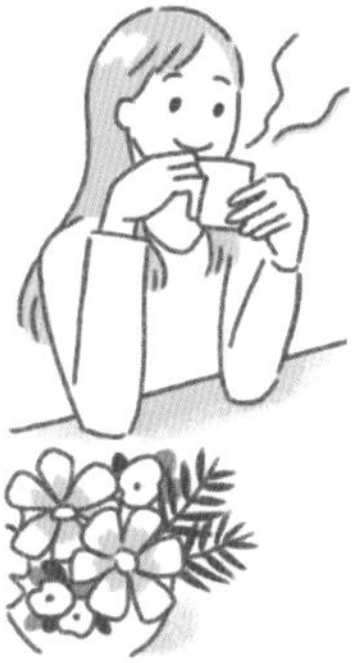

心の平静を取り戻してくれます

漠然とした不安や恐れにさいなまれたとき、鎮静効果のあるレモンバームをうまく活用しましょう。シトロネラールなど複数の精油成分が、全身に張り巡らされている自律神経や脳内ホルモンに働きかけ、リラックスさせてくれます。香り高いハーブティーとして飲むと、心も体もシャキッとします。

症状
不安・ストレス

スペアミント&レモンバーム氷で ストレス撃退

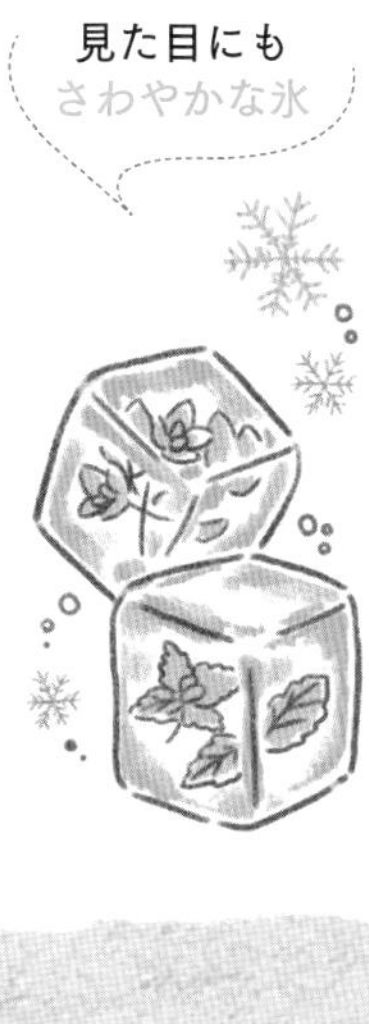

ハーブの効果を閉じ込めたハーブ氷

毎日忙しく何かとストレスフル、少しでも心穏やかに過ごしたい。そんなときにハーブと水だけでできるハーブ氷を入れたドリンクでほっと一息。**不安と緊張をやわらげる作用を持つスペアミントとレモンバーム**をちぎって製氷器に入れ、水を加えて冷凍庫で凍らせるだけ。アイスティーなどに浮かべてみましょう。

症状
PMS

生理前の落ち込みはセントジョンズワートハーブティー

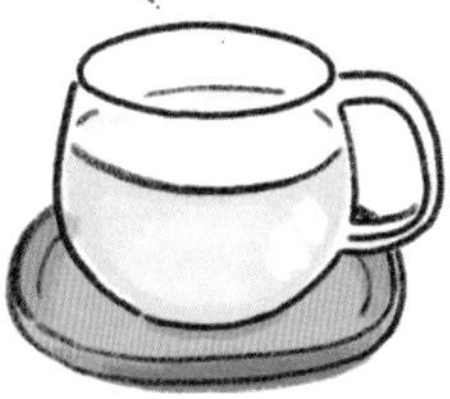

毎月やってくるつらい状態を軽減

生理前に気分が落ち込み、やるせない状態になるPMS（月経前症候群）のときにおすすめなのが、セントジョンズワート。軽度なうつ病や不眠の症状用のサプリメントに入っている成分としても有名です。気軽にとり入れるにはハーブティーがおすすめ。飲んでいるうちに心が落ち着くでしょう。ただし、飲み合わせ[※]に注意が必要なハーブです。

※複数の医薬品の効果を弱める可能性があるため、飲んでいる薬があるかたは、ハーブの使用前に医師や薬剤師に確認しましょう。

from
ハーブの愛さん
COLUMN 5

女性特有の不調や悩みに寄り添うハーブ❶

ラズベリーリーフ

別　　名　ヨーロッパキイチゴ
科　　名　バラ科
使用部位　葉
効　　果　鎮静、収れん、生理痛やPMSの軽減
主な使い方　飲む、塗る

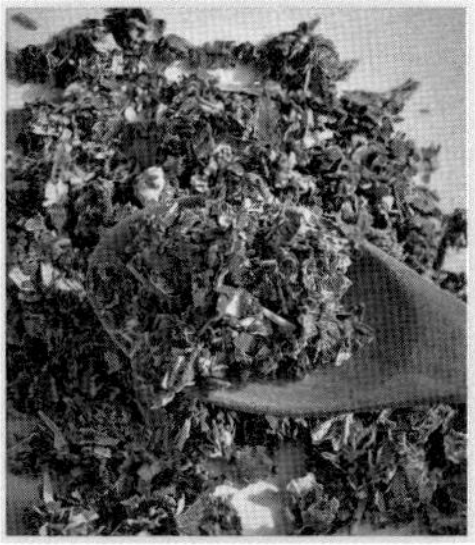

生理中の子宮まわりの重だるさを軽やかに

生理が重いかたにおすすめなのが、ラズベリーリーフです。フラボノイド種のフラガリンという成分が子宮や骨盤周囲の筋肉の緊張をやわらげるので、生理痛やPMSの緩和に効果的です。ハーブティー小さじ大盛り２杯を150㎖の熱湯で５分間抽出し、１日３回を目安に飲みましょう。分娩前後に飲む「安産ハーブ」としても知られています。

フィーバーフュー

別　　名　ナツシロギク
科　　名　キク科
使用部位　葉
効　　果　消炎、鎮痛、血管拡張、片頭痛緩和
主な使い方　飲む

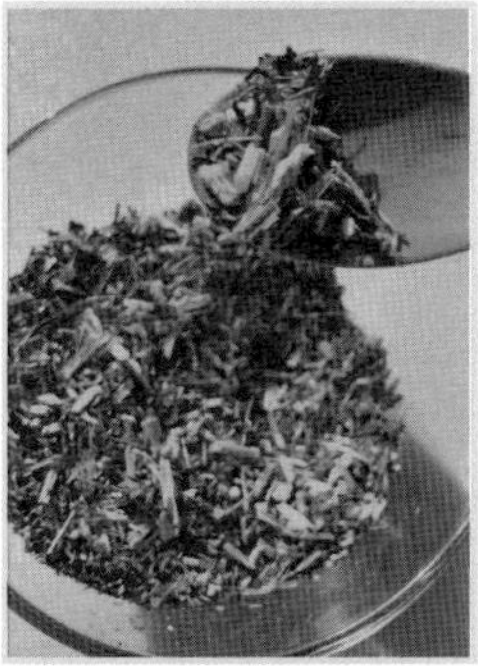

古代から女性を救ってきたハーブ

生理中の下腹部の鈍い痛みに鎮痛剤を服用しているかたも多いでしょう。そこでおすすめしたいのがフィーバーフュー。パルテノリドと呼ばれる成分が生理活性物質のバランスを調整し、痛みを鎮めます。ドライをハーブティーにしていただきましょう。園芸店でも販売していることがありますので、自分でドライハーブにしても。

from
ハーブの愛さん
COLUMN 5

女性特有の不調や悩みに寄り添うハーブ②

ブラックコホシュ

別　　名　アメリカショウマ
科　　名　キンポウゲ科
使用部位　根部、根茎部
効　　果　ホルモン分泌調整、鎮静、更年期特有の不安・緊張緩和
主な使い方　飲む

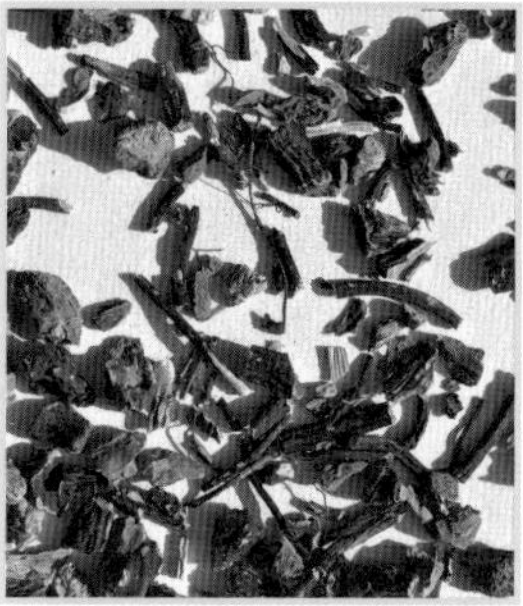

更年期の
ホットフラッシュをやわらげる

更年期症状のホットフラッシュに、欧米ではホルモン補充療法の代替法としてブラックコホシュの内服が行われているそうです。ホルモンバランスを調整するフィトエストロゲンとしての働きがわかっており、厚生労働省の公式サイトにもブラックコホシュの海外事例が掲載され、注目されています。ハーブティーでいただきます。

ローズ

別　　名　バラ
科　　名　バラ科
使用部位　花部
効　　果　鎮静、収れん、神経過敏・悲嘆の緩和
主な使い方　飲む、塗る

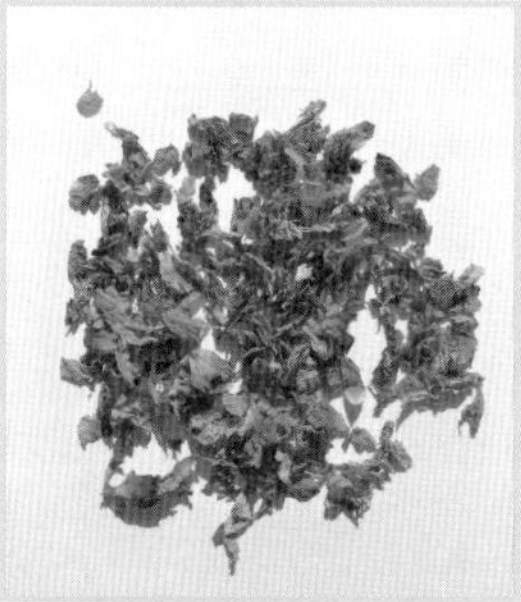

優雅な香りで
女性ホルモンアップ

閉経、女性ホルモン減少による自信喪失、慢性疲労。年齢を重ねての不調を吹き飛ばし、楽しく生活したいかたにおすすめなのがローズ。華やかな香りは、前向きに生きる勇気を与えてくれることでしょう。ドライのローズを5分間抽出してハーブティーに。ローズウォーターは肌ケアにも(p.135のマスクスプレーの作り方を参照)。

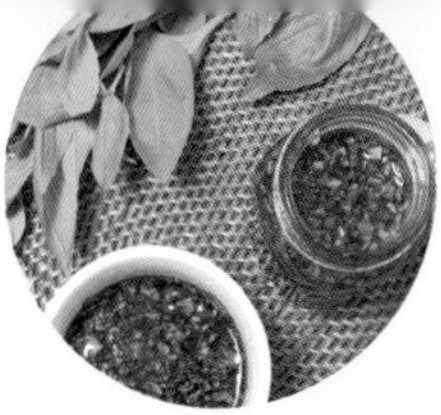

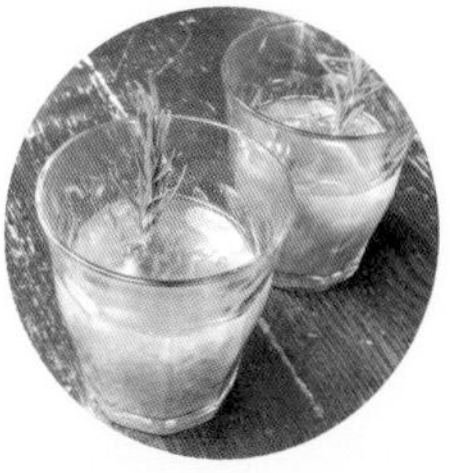

第5章

おいしい&ヘルシー 効くハーブレシピ

私が毎日の食卓にとり入れている
おいしくて健康にもいいハーブ料理をご紹介します。
インスタでバズった〝映えハーブレシピ〟も
一挙にお見せしますね。

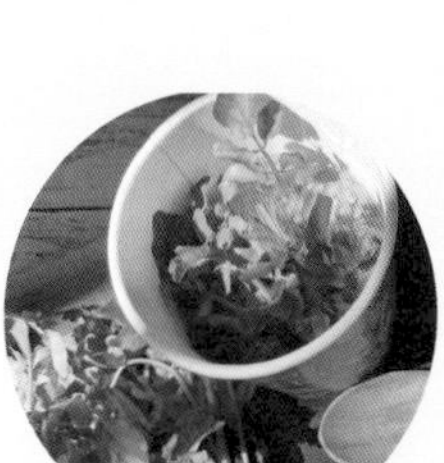

＼包丁いらず／

のせるだけハーブレシピ

好きなハーブを洗ってちぎり、のせたり、あえたりするだけ！
包丁いらずであっという間に作れるレシピを集めました。

※ハーブはよく洗って水けをふきとってから使いましょう。
※材料は作りやすい分量です。

納豆のスイートバジルのせ

発酵食品の代表・納豆に、バジルの香りと味わいが加わると驚くほどおいしいんですよ。

作り方 スイートバジル（２～３枚）は手でちぎって納豆（１パック）にのせ、付属のたれとともによくまぜ合わせる。好みでスイートバジルを飾っても。

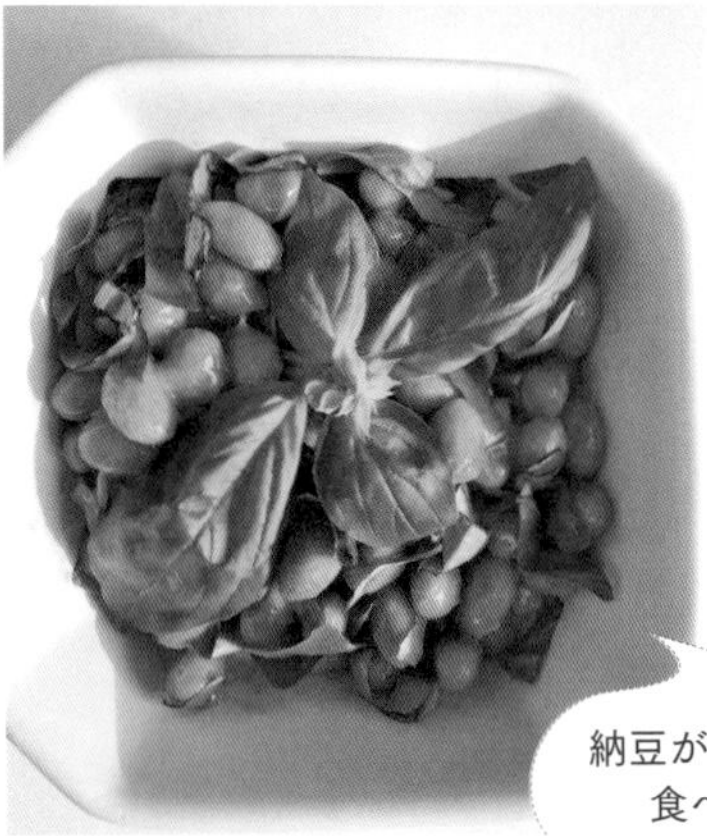
納豆が苦手な人も食べやすい

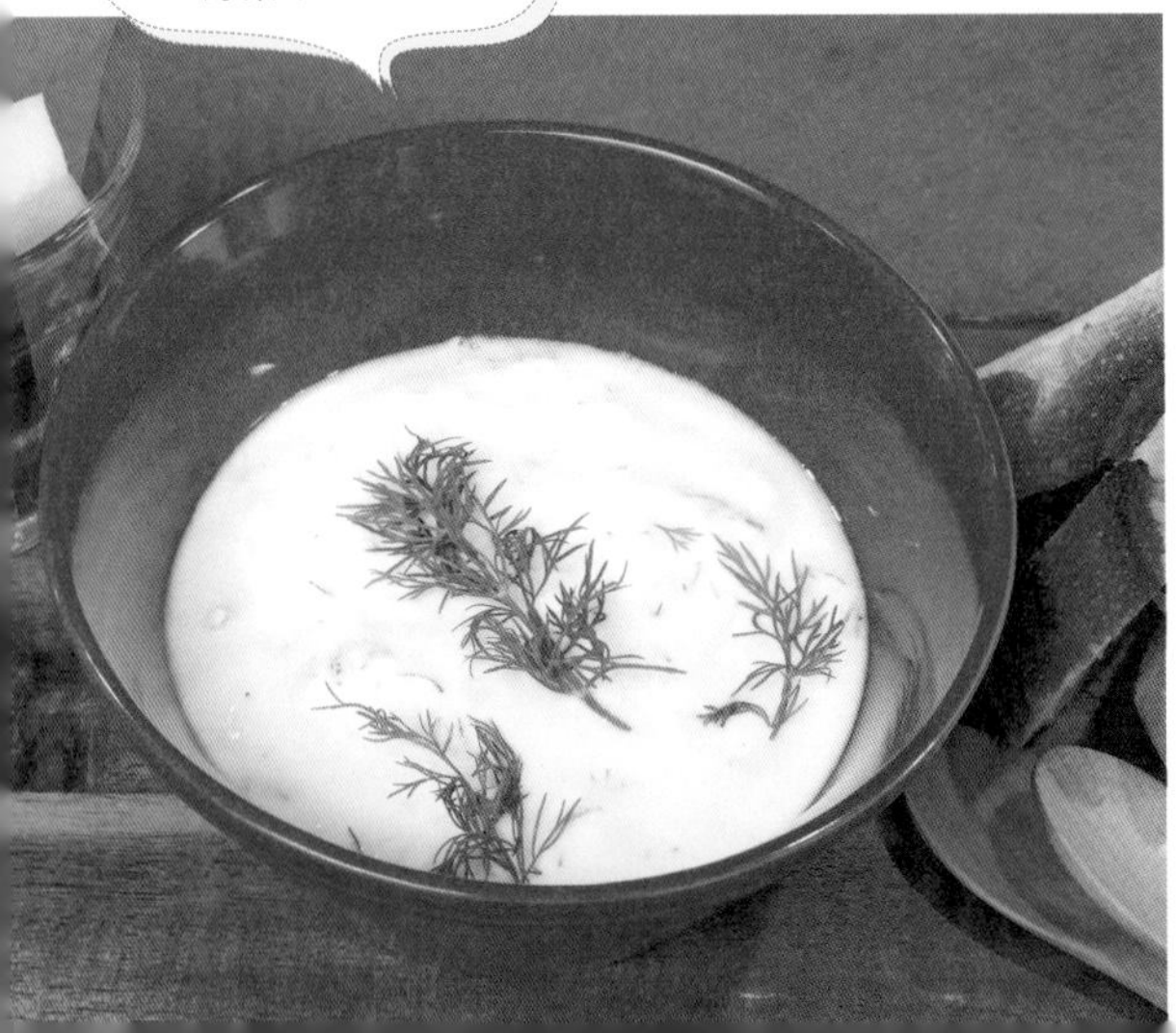
ヘルシーなディップは野菜やパンに

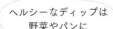

ヨーグルト×ディルのディップ

ギリシャの伝統料理ザジキからインスピレーションを得たレシピ。さわやかで華やかな香りを持つディルはヨーグルトと相性がとてもよいですよ。

作り方 ディル（２～３本）は器に入れてヨーグルト（100g）とにんにくチューブ（3g）とまぜ合わせる。好みでディルを飾っても。

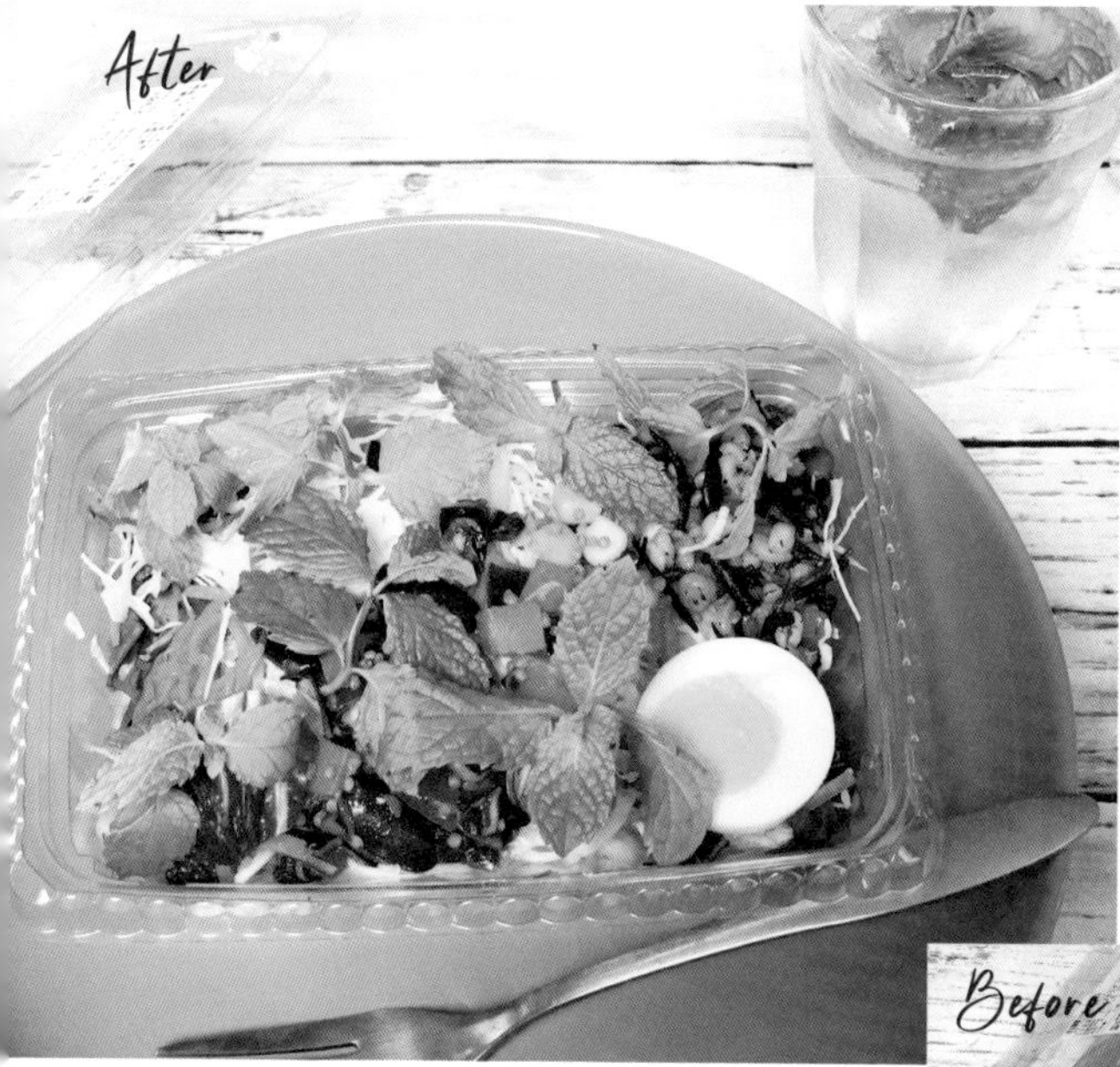

さわやかで
食べごたえもアップ。
ミント入り炭酸水も
一緒に

買ってきたサラダ×スペアミント

コンビニやスーパーで売っているサラダに、ミントをのせると爽快感アップ。食後に歯磨きできなくても、口の中がさっぱりする効果も。

スーパーで買ってきた
サラダ

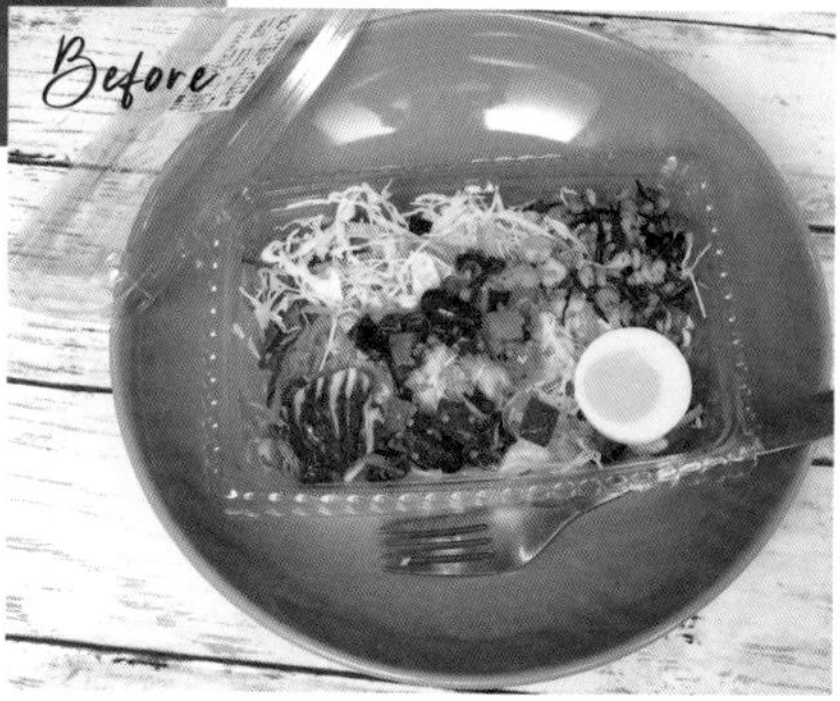

作り方　スペアミント（20枚）は買ってきたサラダにのせる。

生卵とバジルは
相性抜群！

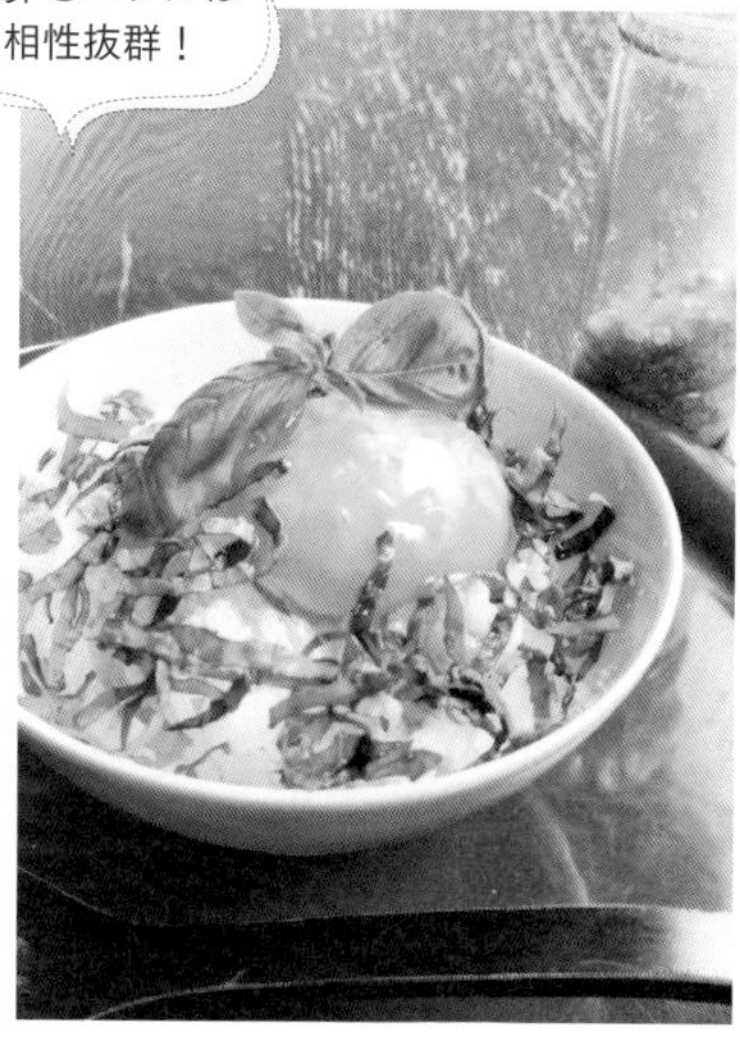

スイートバジルの卵かけごはん

熱々のごはんに生卵とスイートバジルをのせるだけ。炭水化物・たんぱく質・ミネラルやビタミンがとれる栄養バランスのよいメニューです。

作り方　スイートバジル（２〜３枚）はキッチンバサミで細長くカットする。茶わんにごはんを１杯分よそい、卵（１個）を割り入れ、バジルをのせる。好みで塩を少々振り、スイートバジルを飾っても。

モスカールドパセリ×しらすチーズトースト

生で食べると特有の苦みがあるモスカールドパセリは、マヨネーズとチーズではさみ焼きすることで苦みが消えて食べやすい。

作り方 モスカールドパセリ（2～3本）は茎から葉をとり、洗って水けをよくふきとっておく。食パン（6枚切り1枚）にマヨネーズ（10g）、モスカールドパセリ、とけるチーズ（20g）、しらす（10g）の順でのせ、オーブントースターで3 ～4分焼く。

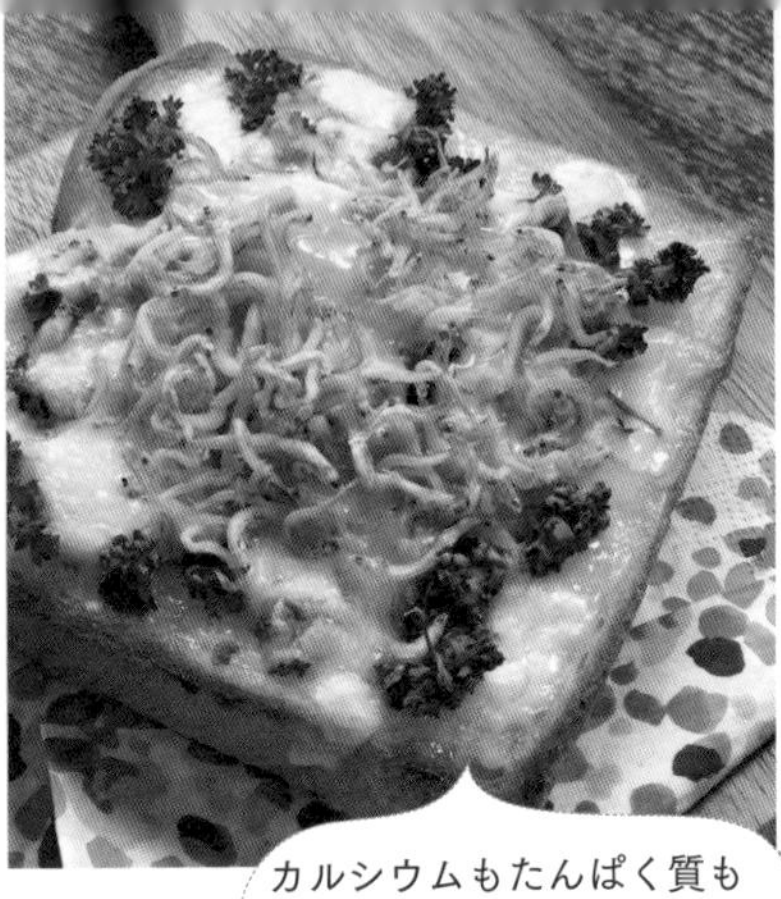

カルシウムもたんぱく質も一緒にとれる

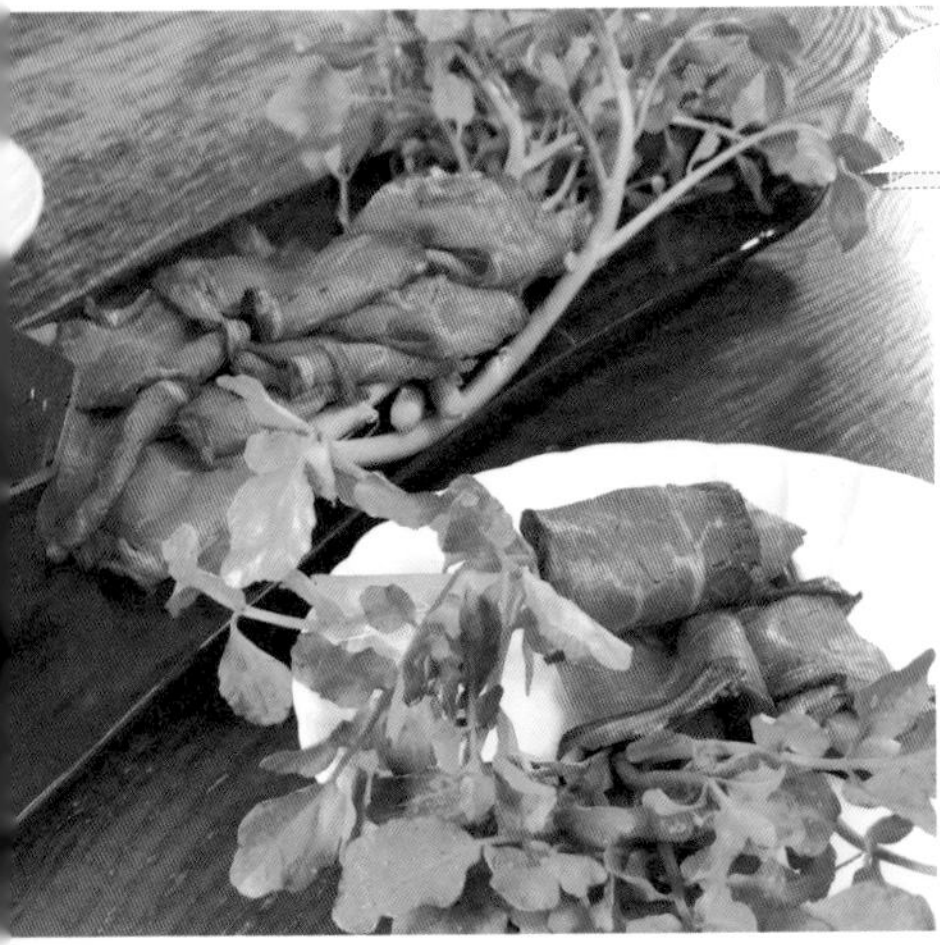

肉とクレソンは1：1が鉄則！

ローストビーフのクレソン巻き

よく見るベストコンビには意味があり！　クレソンの消化促進作用が、胃に負担のかかる牛肉の消化を早めてくれます。

作り方 クレソン（1束）は市販のローストビーフ（100g）とともに皿に盛りつける。食べるときに、小皿の上でローストビーフを広げ、半分に折ったクレソンを端にのせ、くるくると巻く。グレイビーソースにつけて食べる。

チャービルの香りでおいしさアップ

コーンスープのチャービルトッピング

チャービルをたっぷり入れることで、ビタミンCが摂取できて野菜不足解消！　見た目の彩りで楽しい気分に。

作り方 スープカップに粉末のコーンスープ1袋と熱湯（150㎖）を入れてよくまぜ、チャービル（1～2本）をのせる。

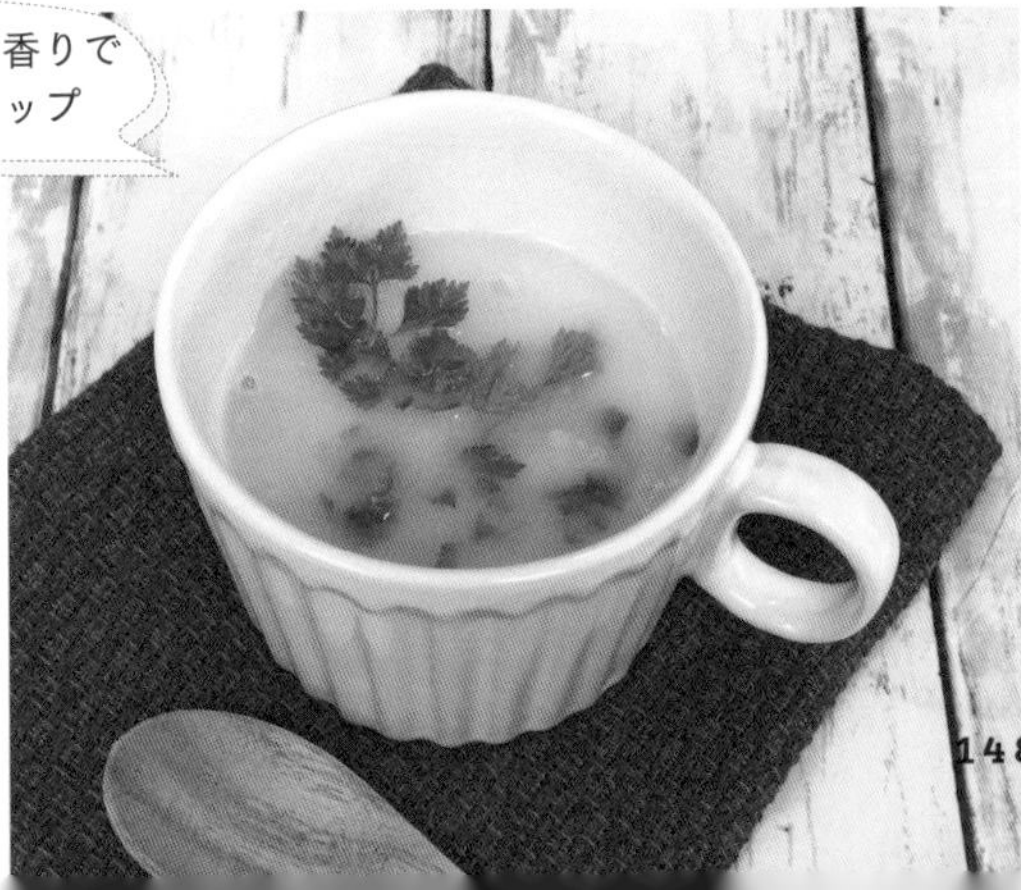

＼作りおきが便利／

ハーブ調味料

毎日の料理に使う調味料も、ハーブを入れると香り・味わいが深くなりグレードアップ。作りおきしておくと、すぐに使えて便利です。

※ハーブはよく洗って水けをふきとってから使いましょう。
※保存容器は消毒ずみのものを使用しましょう。※材料は作りやすい分量です。

おなじみの味がハーブで香り豊かに

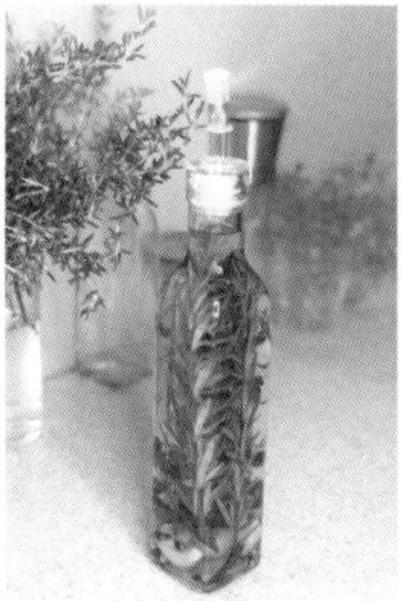

ローズマリーオイル

肉や魚をマリネしたり、ドレッシングがわりにサラダにかけたり、煮込み料理や炒め物の仕上げにも最適な万能オイル調味料です。

材料

ローズマリー…3本
オリーブオイル…200mℓ
A
- 唐辛子…3個
- 八角…2個
- 粒こしょう(黒、白合わせて)…50粒
- にんにく…2片

作り方

保存ビンにローズマリーとAを入れ、オリーブオイルを加える。約1週間で完成。冷暗所で3カ月間保存が可能。

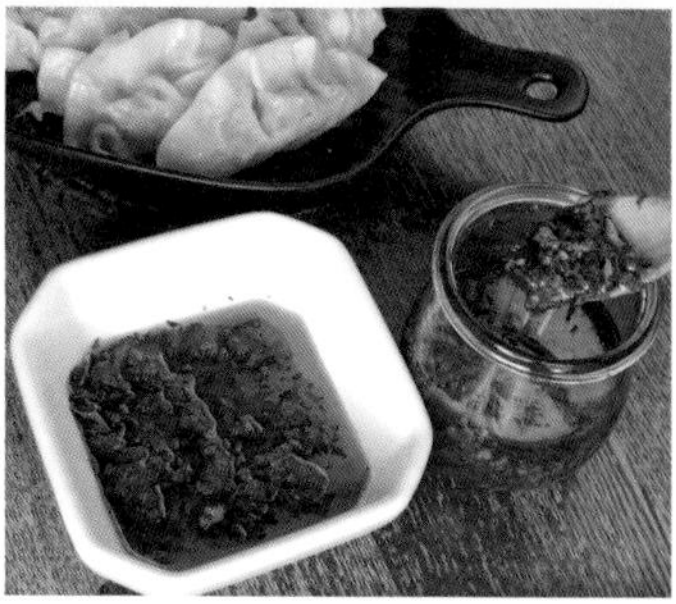

ペパーミント入りラー油

ピリ辛のラー油にペパーミントを入れた「爽快ラー油」。胃腸の消化促進をあと押しし、口当たりもさわやか。ギョーザのつけだれとしてぜひ。

材料

ペパーミントの葉…30枚(10g)
A
- ごま油…大さじ2
- ラー油…小さじ1
- 唐辛子…5g
- しょうゆ…50mℓ
- しょうがすりおろし…10g
- にんにくすりおろし…10g

作り方

1 ペパーミントはみじん切りにする。唐辛子は種をとって、みじん切りにする。
2 ボウルにペパーミントとAを入れてよくまぜたら完成。冷蔵庫で2週間保存可能。

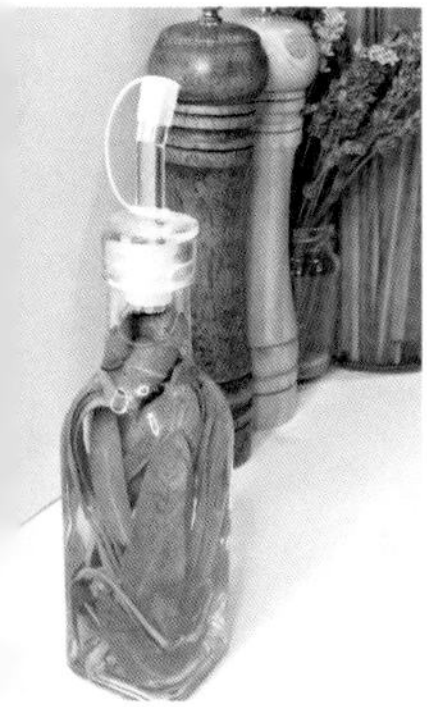

セージビネガー

ビネガーにセージで香りづけをすると、生春巻きなどのエスニック料理やクスクスなどの中東系料理などのスパイシーな料理にもよく合います。

材料

セージの葉…10枚
りんご酢などお好みのビネガー…150mℓ

作り方

保存ビンにセージを入れ、ビネガーを加えたら完成。冷暗所で3カ月間保存可能。

ローズマリーとタイムのしょうゆ

この2種のハーブは和食にも合わせやすく、しょうゆとの相性も抜群です。冷ややっこや焼き魚にかけると、いつもの和食が新鮮な味わいに。

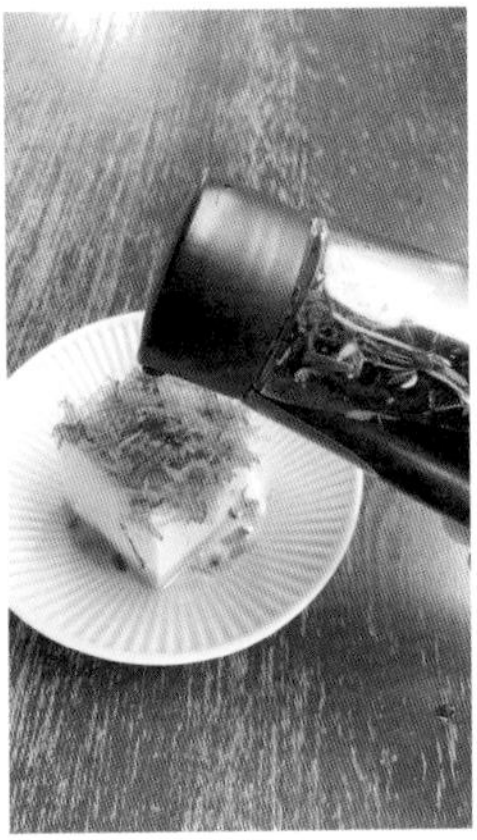

材料

ローズマリー…1本
タイム
…小枝を5～6本
しょうゆ…150mℓ

作り方

保存ビンのサイズに合わせてハーブ2種の長さを切りそろえて入れ、しょうゆも入れる。約1週間で完成。冷暗所で1カ月間保存が可能。

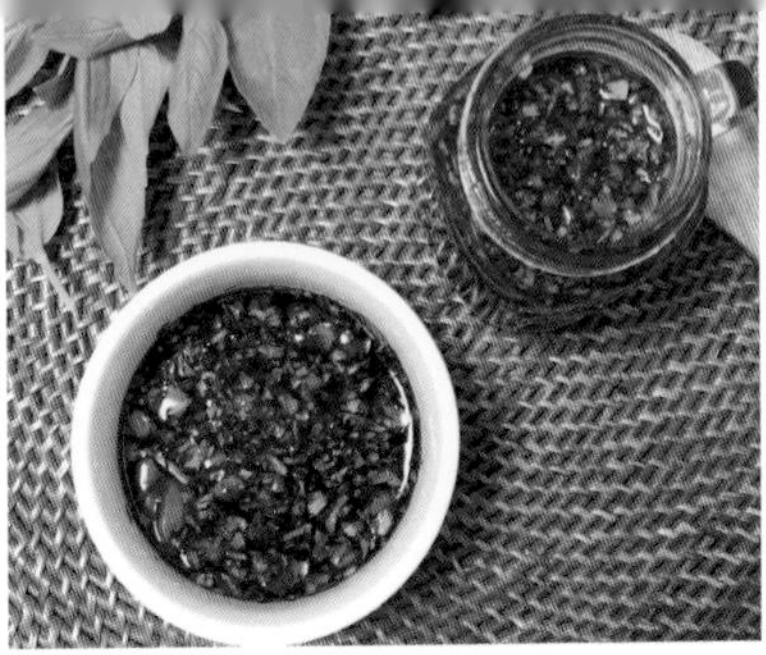

バジルポン酢ソース

ポン酢とバジルをベースにした和ソースは、お餅やさつま揚げに、夏はそうめんや冷やしうどんのつゆにぴったりです。

材料

スイートバジルの葉…20枚
A
ポン酢しょうゆ…60mℓ
にんにくすりおろし
…大さじ1
わさび…小さじ1

作り方

スイートバジルはみじん切りにしてボウルに**A**と入れ、よくまぜ合わせたら完成。保存容器に入れて、冷蔵庫で1週間保存が可能。

バジルみそ

和食のイメージが強いみそも、ハーブを入れると香り豊かな洋風みそに変身。スティック野菜につけるなど、みそディップとして重宝します。

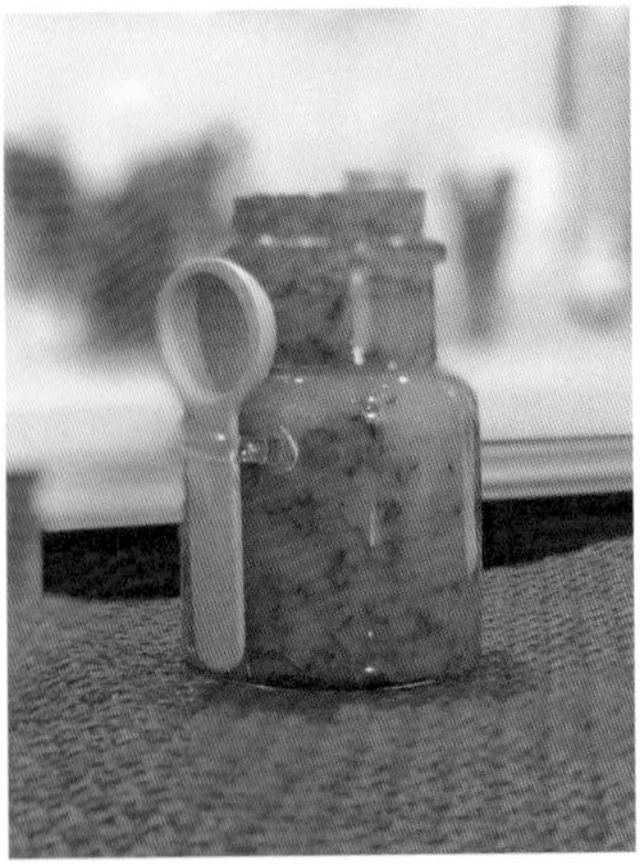

材料

スイートバジルの葉
…20枚
オリーブオイル
…大さじ1
みそ…大さじ3
みりん…大さじ2
砂糖…大さじ1

作り方

1 スイートバジルはみじん切りにする。
2 フライパンにオリーブオイル、みそ、みりん、砂糖の順で入れる。
3 弱火で熱しながら、へらなどでよくまぜ合わせる。
4 ぐつぐつしてきたら火を止め、1を入れてよくまぜ合わせる。冷めたら保存容器に入れる。冷蔵庫で10日間保存が可能。

肉・魚にかけたらまるでお店の味、ハーブマジック！

スペアミントのジェノベーゼソース

一般的にはバジルで作るジェノベーゼソースですが、スペアミントに変えたら爽快感抜群のソースに。豚肉・ラム肉・鶏肉などあらゆる肉に合いますが、温野菜・パン・野菜スティックなどにも◎。

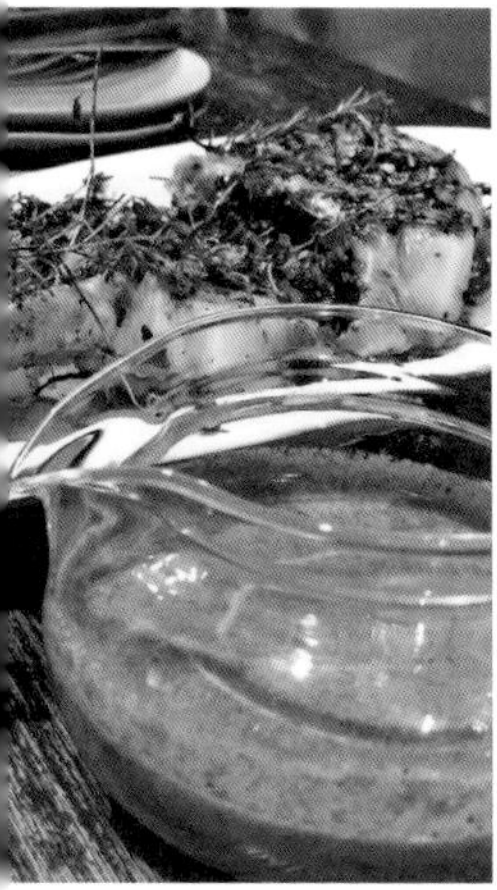

材料

スペアミントの葉…約100枚（50〜60ｇ）
オリーブオイル…100mℓ
シュレッドチーズ…30ｇ
ナッツ（くるみ、アーモンドなど）…30ｇ
塩・こしょう…各適量

作り方

フードプロセッサーにすべての材料を入れ、ペースト状になるまでまぜたら完成。保存容器に入れて、冷蔵庫で５日間保存が可能。

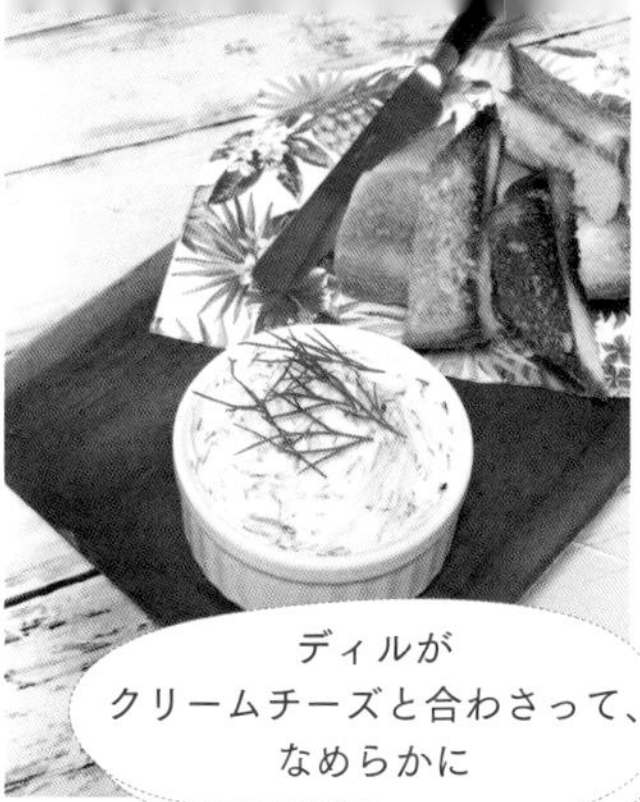

ディルがクリームチーズと合わさって、なめらかに

ディルのクリームチーズディップ

乳製品と相性のよいディルをクリームチーズにまぜ込めば、簡単にディップが完成。塩・こしょうも不要で、とても手軽に作れます。

材料

ディル…３本（５ｇ）
クリームチーズ（常温）…100ｇ
にんにくすりおろし…小さじ１

作り方

ボウルにみじん切りにしたディル、クリームチーズ、にんにくを入れ、まぜ合わせる。保存容器に入れ、冷蔵庫で１週間保存が可能。

パクチー万能ソース

かつおのたたきや焼き肉のたれとしても活用できる万能ソースです。おかゆの薬味として少量入れてもおいしい。

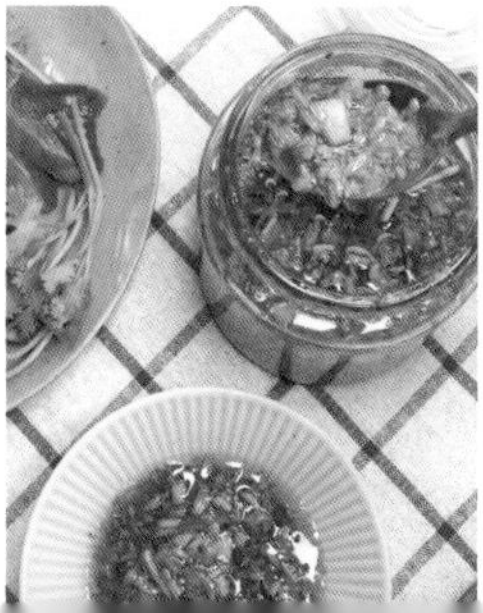

材料

パクチーの葉と茎…50ｇ
ねぎ…50ｇ
みょうが…１個（約20ｇ）
にんにくすりおろし…10ｇ
しょうがすりおろし…10ｇ
A
ナンプラー…大さじ1
ごま油…大さじ3
ポン酢しょうゆ…大さじ3
レモン汁…大さじ2
塩・こしょう…各適量

作り方

1 パクチー、ねぎ、みょうがはすべてみじん切りにする。
2 ボウルに A を入れてよくまぜ、 1、にんにく、しょうがを加えてよくまぜる。保存容器に入れ、冷蔵庫で２週間保存が可能。

ハーブの風味を存分に味わえる洋風調味料

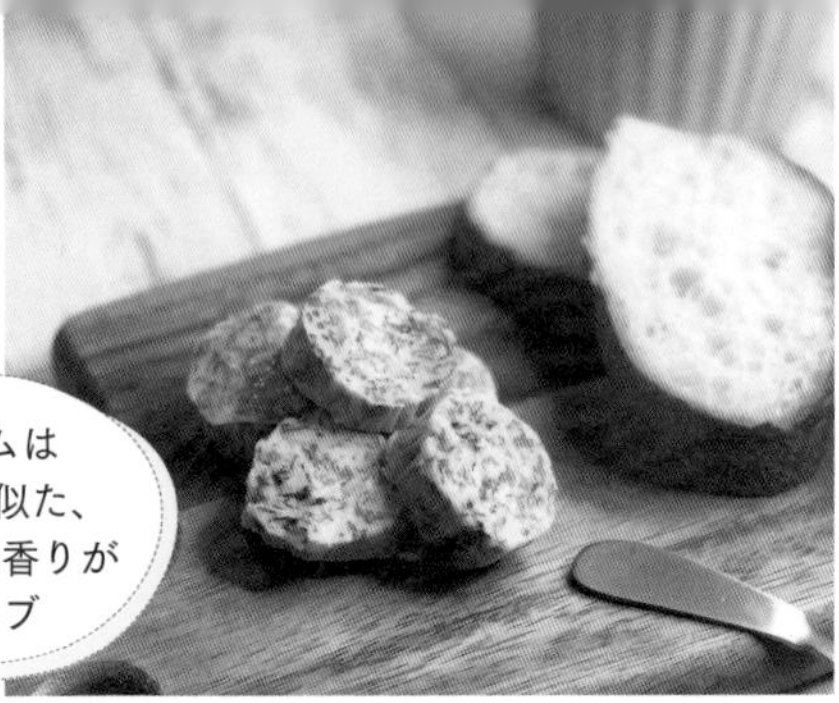

マジョラムは
オレガノに似た、
やさしい甘い香りが
するハーブ

材料（2人分）

スイートバジルの葉
…20枚
セージの葉…10枚
スイートマジョラム
…5本
バター（常温）…150g
塩…小さじ1/2

スイートバジル・セージ・マジョラムのハーブバター

バジル＆セージ＆マジョラムは、ハーブ農場お墨つきの組み合わせ。生では食べにくいセージやマジョラムですが、バターとスイートバジルとまぜ合わせることで、風味が抜群によくなります。ステーキにのせたり、パンに塗るのがおすすめ。

作り方

1 スイートバジルとセージはみじん切り、マジョラムは茎から葉をこそぎ落とす。
2 ボウルに 1 とバターを入れてよくまぜ、塩も加えてよくまぜ合わせる。
3 ラップに 2 をのせて棒状に細く巻き、固まるまで冷凍庫で冷やす。
4 使うときはラップごとカットする。冷凍庫で3カ月間保存が可能。

ローズマリーのキウイジャム

いちご、キウイ、甘夏、りんごなどたくさんフルーツが手に入ったら、ローズマリーを入れたジャムをぜひ。ローズマリーは防腐剤がわりになるので、市販のジャムの中にも1本入れておくだけで、風味が落ちたり、カビが生えたりすることを防ぎます。

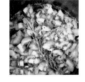

材料

ローズマリー…3本
キウイ…5個
砂糖…120g

作り方

1 キウイ5個は皮をむき、2～3㎝のさいころ状に切る。
2 鍋に 1 とローズマリー、砂糖を入れて、約1時間おく。
3 2 を火にかけて約10分煮詰めたら完成。保存容器に入れて、冷蔵庫で10日間ほど保存可能。

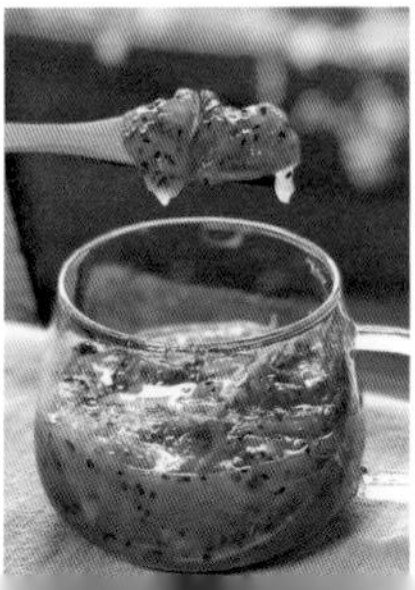

ディルのフレンチドレッシング

ディルの色素がオリーブオイルやレモン汁に移り、とてもきれいな緑色のドレッシングに仕上がります。

材料（2人分）

ディル…3本（約5g）
A
オリーブオイル…大さじ3
ワインビネガー…大さじ1
はちみつ…大さじ1
レモン汁…大さじ2
塩・こしょう…各少々

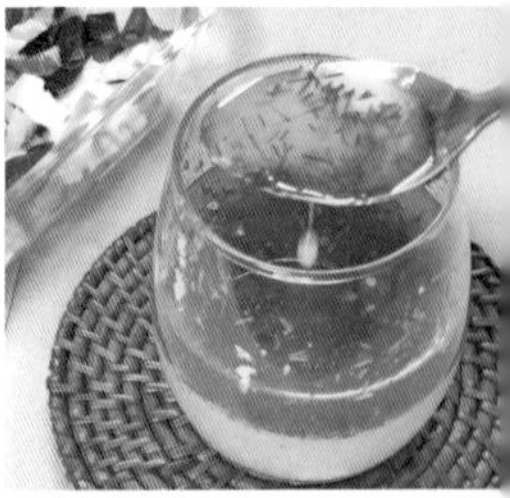

作り方

ボウルに A を入れよくまぜ合わせてから、みじん切りにしたディルを加え、よくまぜ合わせたら完成。保存容器に入れて、冷蔵庫で1カ月間保存が可能。

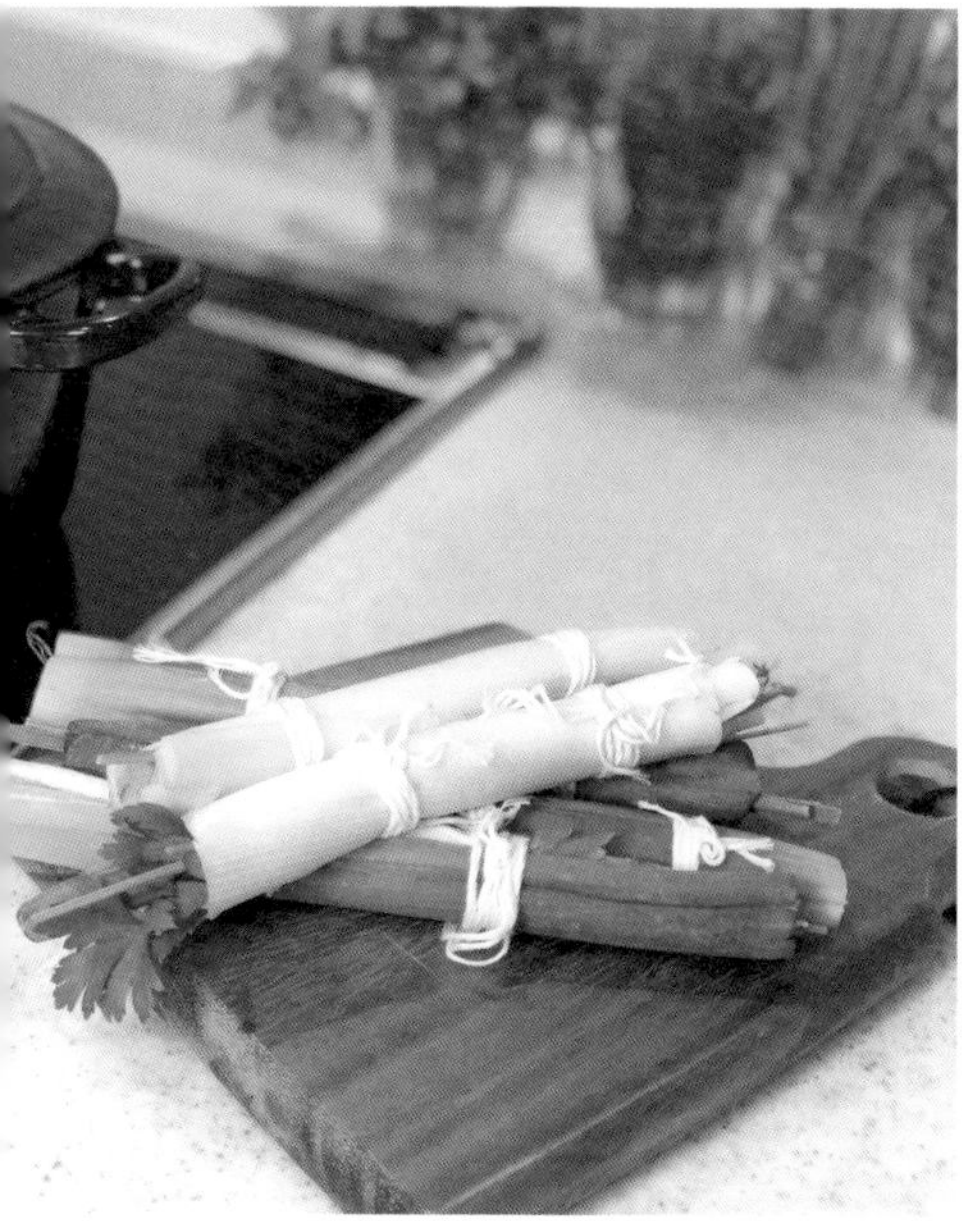

フレッシュブーケガルニ

この本の監修者・糸数先生が師事している料理研究家の磯貝由恵先生に習ったレシピ。このハーブの組み合わせでなくても、半端に余ったハーブを数種類組み合わせれば作れます。鍋に水とともに入れて30分ほど煮出せば、コンソメやブイヨンにかわる天然の洋風だしになります。

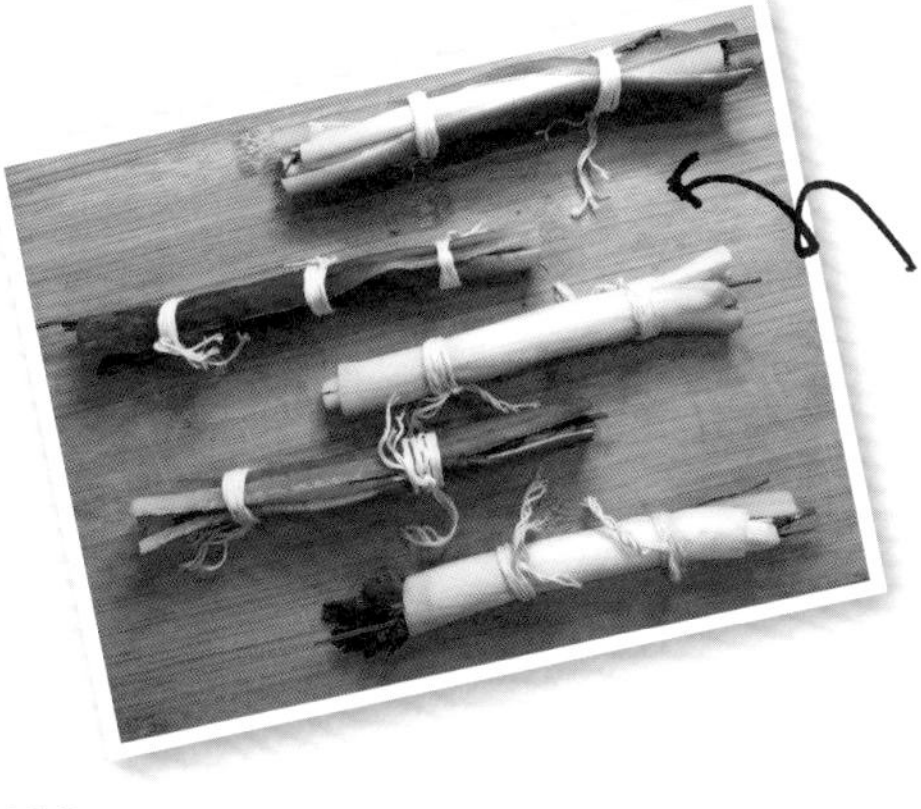

材料　（２人分）

ねぎ…１本
タイム…小枝10本
ローズマリー…５本
レモングラス…10本
イタリアンパセリ…10本
たこ糸…適宜

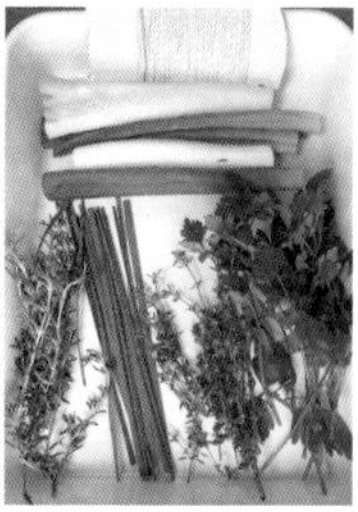

作り方

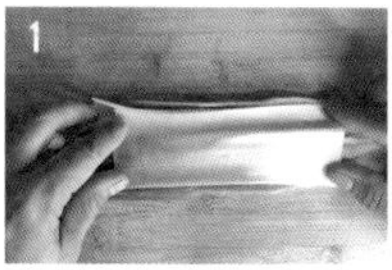

ねぎは３等分に切り、白い部分は包丁で、緑の部分は手でさく。３～４枚を重ねたものを５組作る。

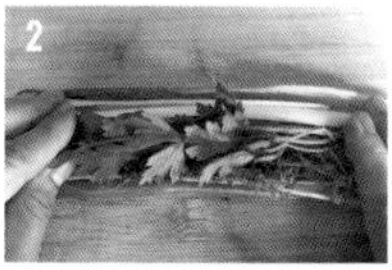

重ねて広げたねぎの上にタイム→ローズマリー→レモングラス→イタリアンパセリの順にのせる。

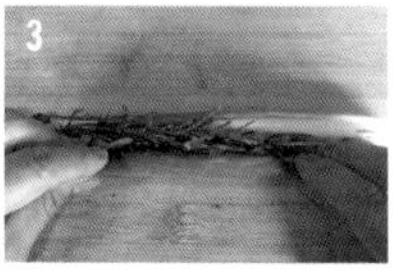

ねぎで４種のハーブを押し込みながら巻く。

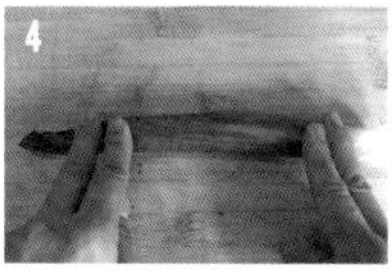

ハーブがはみ出さないようにしっかり巻きつけるのがポイント。

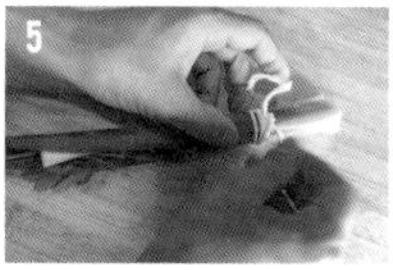

たこ糸で２カ所をとめたら完成。冷凍庫で３カ月間、冷蔵庫で３週間保存可能。

余ったハーブをブーケガルニに活用。天然だしとして使えます

＼ハーブ嫌いの家族にも！／

バレない&バレてもおいしいハーブおかず

ハーブを使った料理は味わい深く香り豊かですが、「その味と香りが苦手」というかたも。ハーブが入っていることがバレないorバレてもおいしいメニューを一挙公開！

※ハーブはよく洗って水けをふきとってから使いましょう。

わが家は食べ盛りの子どもたちも含めて6人家族です。料理はもともと好きなので、朝、昼、夜、ときにはお弁当と楽しく作っていますが、ハーブたっぷりな料理が大好きなのは私のみ。子どもの2人はほどほどの量ならば好き、夫と残りの2人は「ハーブは苦手」と言い切っています。どうやら香りや食感が苦手のようですが、やはり健康のためにも食べてほしいもの。試行錯誤しているうちに、ハーブが入っているとはバレずにおいしく食べられる献立がどんどんと増えていきました。わが家の「バレない率」もぜひ参考になさってくださいね。

バレないポイント 1

香りが強くないハーブは食べやすい

例えば、チャービル、オレガノ、イタリアンパセリなど香りが強くないハーブは苦手なかたでも食べやすいようです。

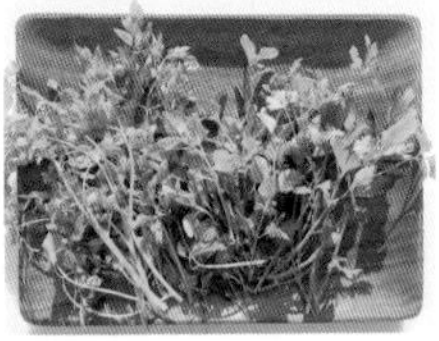

バレないポイント 2

基本は少量で、2人前10ｇを限度にする

ハーブが好きな人はあとから増量すればよし！　また、苦手な人は生で食べるより、煮る、焼く、揚げるなど火を通したほうが◎。

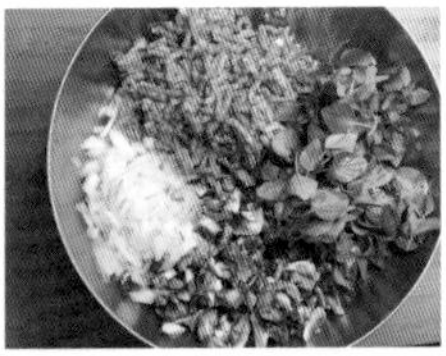

バレないポイント 3

みじん切りでまぜ込んでしまう

わが家の場合は特に、ハーブが入っている気配を感じたら、その時点で「食べたくない」となるので、とにかく細かくします。

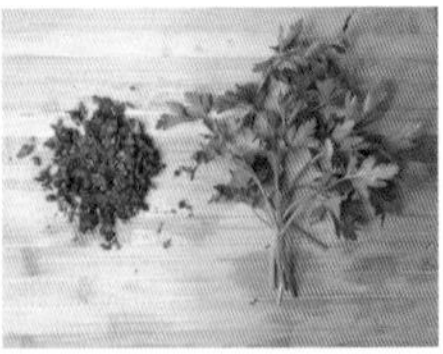

バレない率０％

バレてもOK

イタリアンパセリのコールスロー

イタリアンパセリはしっかり刻み、マヨネーズとオリーブオイルと合わせるのがポイントです。

材料（２人分）

イタリアンパセリ
…５本（10ｇ）
キャベツ…1/5個（約150ｇ）
マヨネーズ…大さじ３
オリーブオイル…大さじ２
塩…適量
塩・こしょう…お好みで

作り方

1 イタリアンパセリは葉も茎もみじん切りにする。
2 キャベツはせん切りにして、塩を入れた冷水に約10分間つけたあと、キッチンペーパーでしっかり水けをしぼりとる。
3 ボウルに１と２、マヨネーズ、オリーブオイルを入れて一気にまぜ合わせる。塩・こしょうはお好みで入れる。

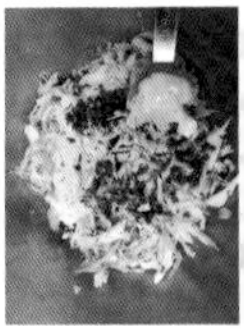

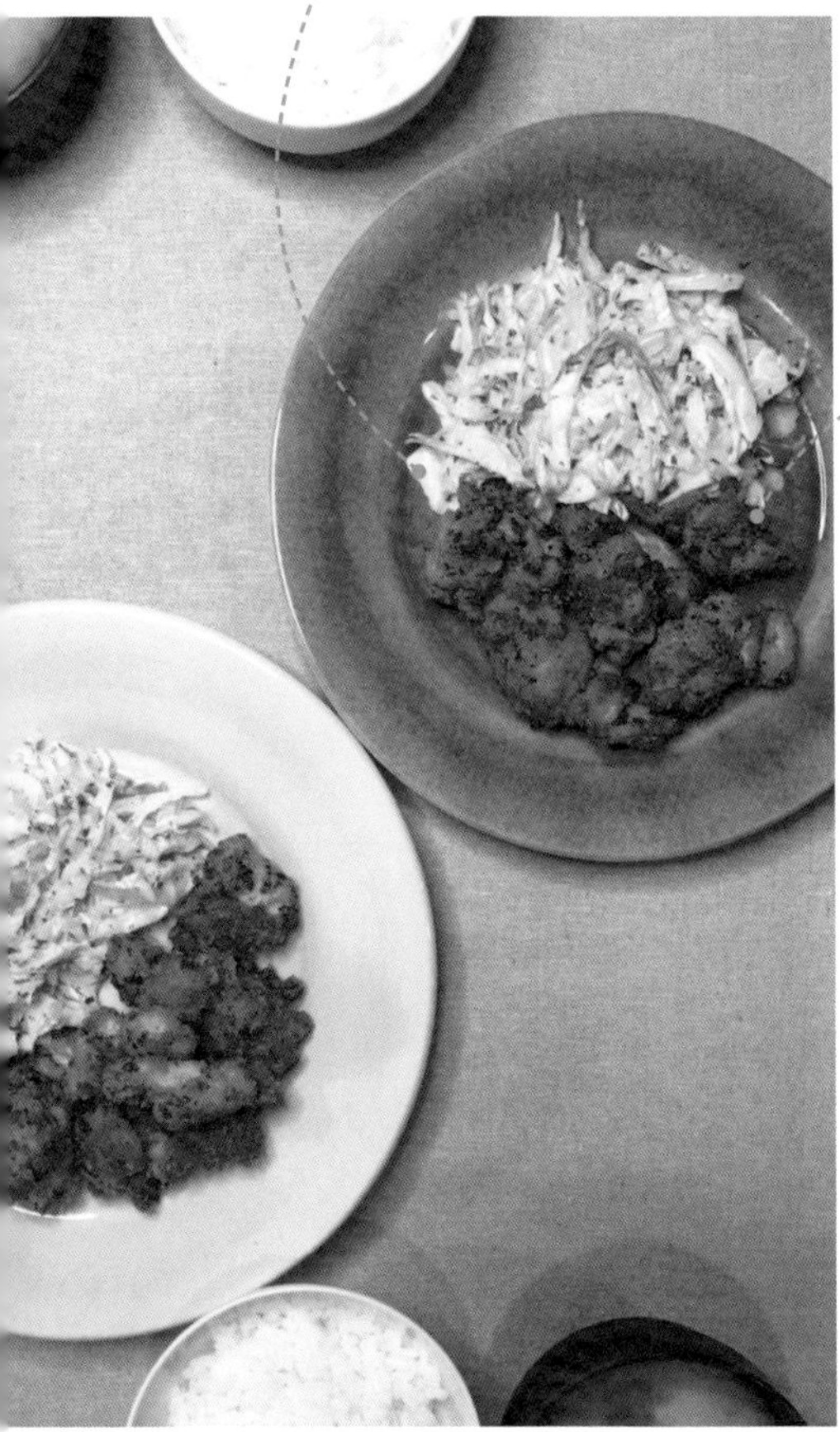

バレない率50％

パクチーから揚げ

苦手意識の強い人が多いパクチーですが、火を通すことで強烈な香りはトーンダウン。体にとてもよいので、やはり食べてほしい！
食べたあとにバレるときもありますが……。

材料（２人分）

鶏もも肉…350ｇ
パクチー…10ｇ
から揚げ粉…50ｇ
揚げ油…適量
塩・こしょう…各適量

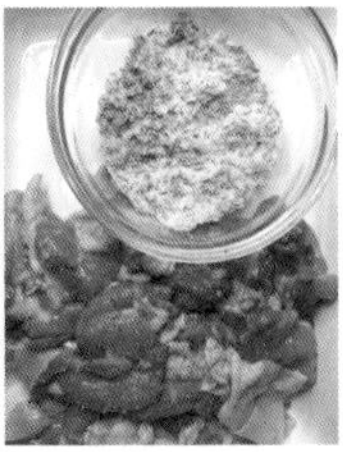

作り方

1 鶏もも肉は一口サイズに切り、塩・こしょうをする。
2 パクチーは茎と葉に分けてみじん切りにする。
3 茎は１にまぶし、葉はから揚げ粉にまぜて５分ほどおいてから１となじませる。
4 フライパンに油を２㎝ほど入れて中火で熱し、鶏肉を入れる。
5 表面にカリッと焼き目がついたら、裏返してもう片面も揚げる。

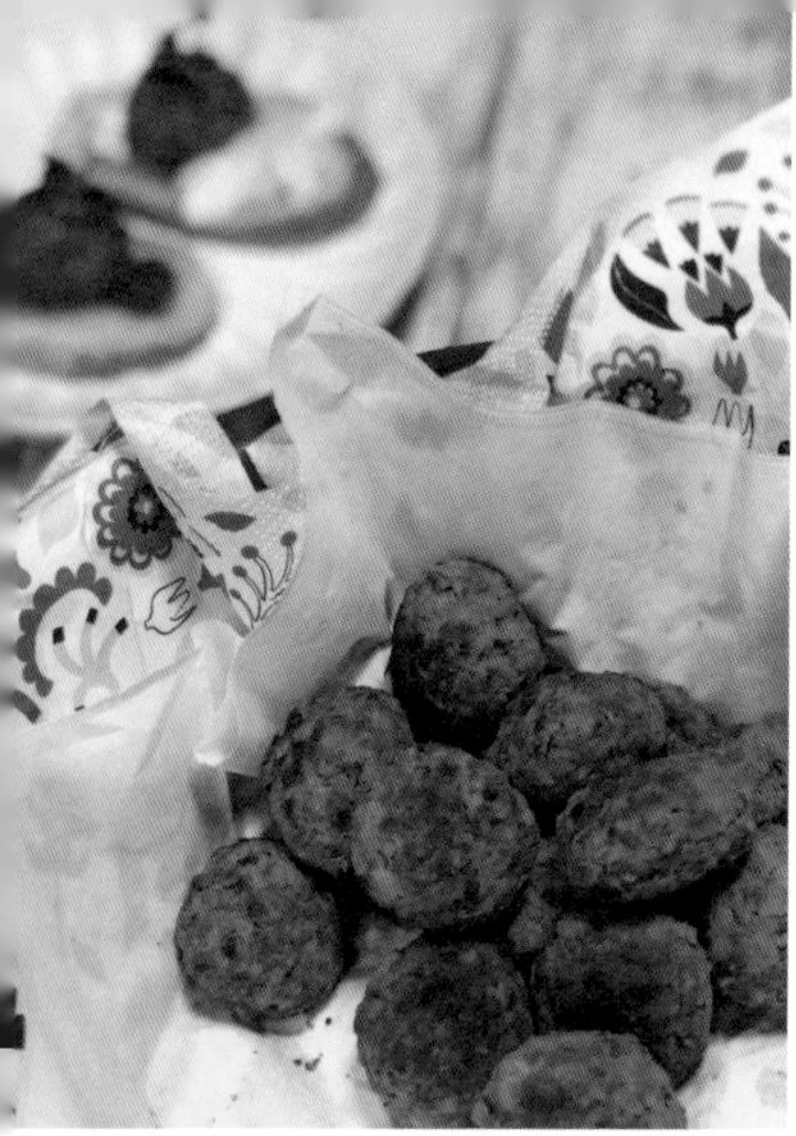

バレない率100%

タイムのハンバーグ

タイムは香りが強いので、茎は使わずに葉だけを使います。冷めてもおいしく、ピクニックのお弁当にも。

材料（2人分）

タイム…5g
（茎約10本分）
合いびき肉
…250g
塩・こしょう
…各適量
油…適量

作り方

1 タイムは指で茎から葉をこそげておく。
2 ボウルに合いびき肉と1、塩・こしょうを入れてよく練り、ミニサイズのハンバーグ形にする。
3 フライパンに油を中火で熱し、2を並べる。片面に焼き目がついたら、裏返して反対側を焼く。

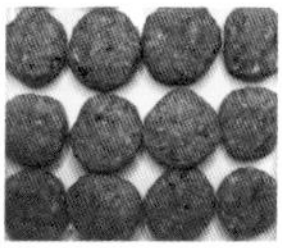

バレない率90%

オレガノミートボール

オレガノは香りのバランスがとてもよく、細かく刻まなくてもバレないので、葉をそのまま入れて大丈夫です。濃厚なソースで存在感もほどほどに。

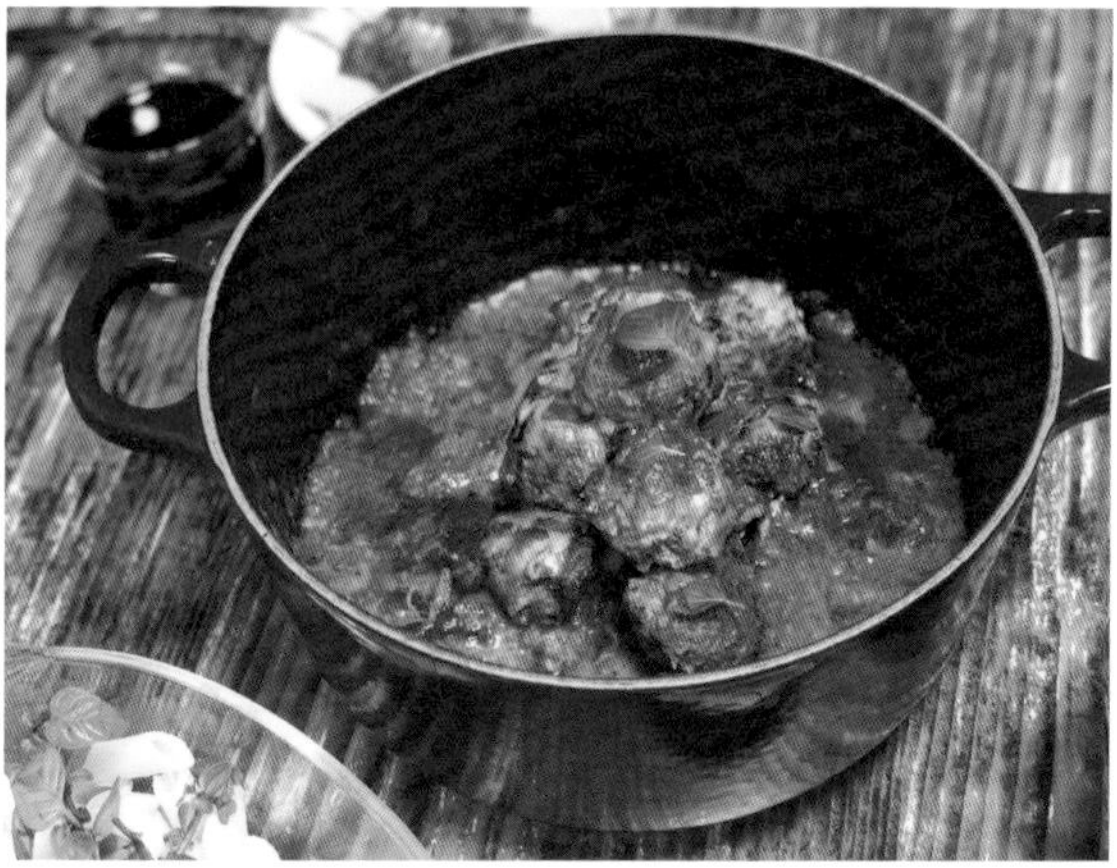

材料（2人分）

オレガノ…10g
合いびき肉…300g
玉ねぎ…1/2個（100g）
ブラウンマッシュルーム…100g
（ほかのきのこでもOK）
パン粉…30g
卵…1個
塩・こしょう…各少々
（あれば）ナツメグ・クミン…各少々
トマト缶…1個
シュレッドチーズ…大さじ3〜4

作り方

1 オレガノは枝から葉をとっておく。
2 玉ねぎとマッシュルームは粗く刻む。
3 ボウルに合いびき肉、1 2、パン粉、卵、塩・こしょう、ナツメグ・クミンを入れてよくまぜ、まん丸のボール形にしておく。
4 テフロン加工の鍋に3を並べる。転がしながら焼き、全体に焼き目がついたらトマト缶を加えて、さらに約3分間煮る。
5 火を止めてチーズをかけ、ふたをして5分ほどおく。好みでオレガノを飾る。

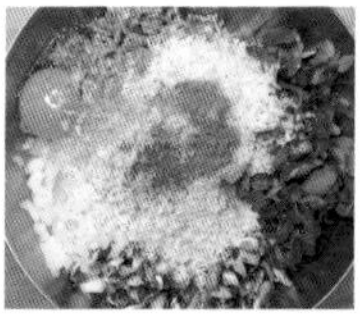

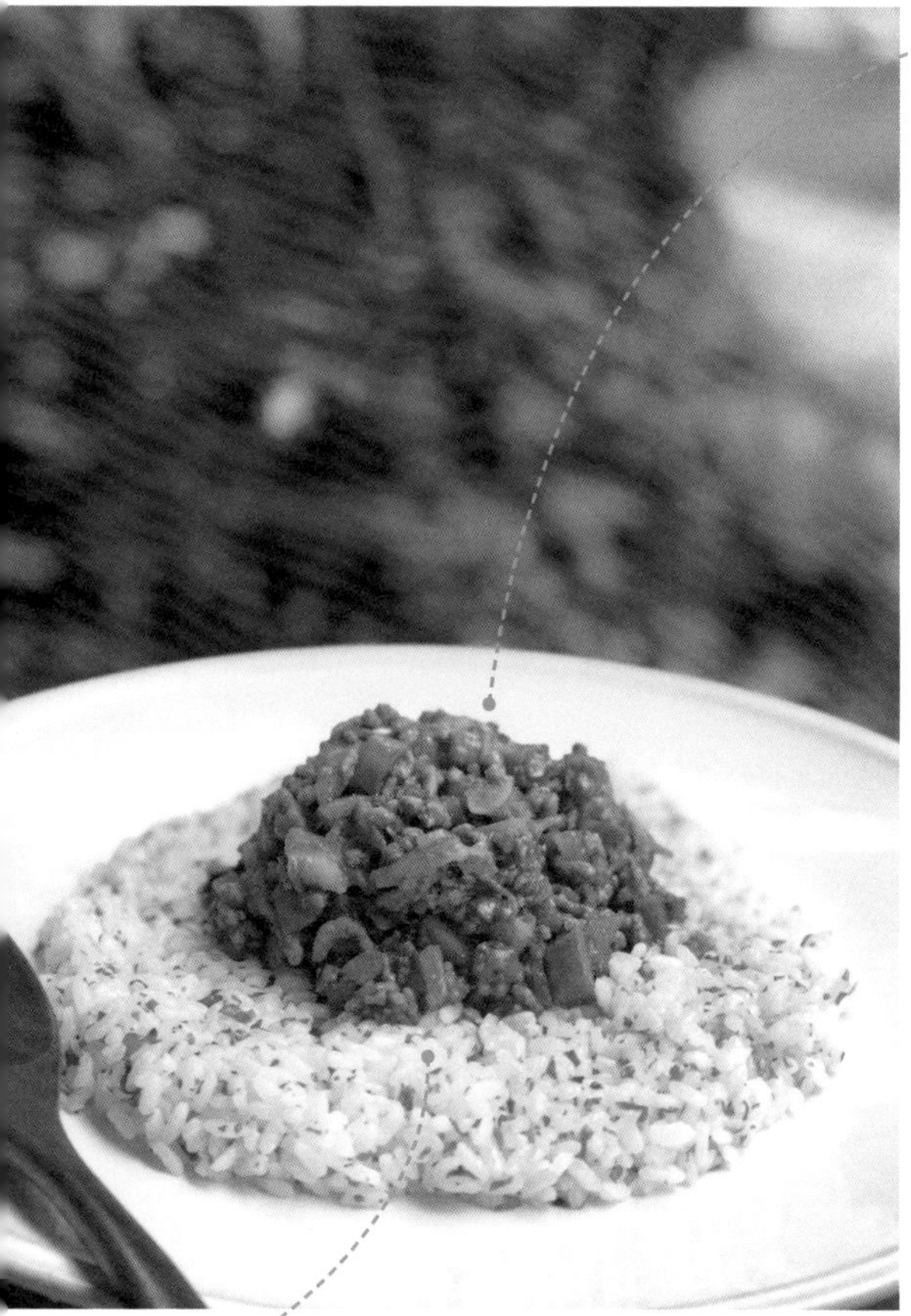

バレない率100%

セージのキーマカレー

セージはひき肉との相性がよく、風味が一気に上がります。カレーのおいしさもグンとアップしますよ。

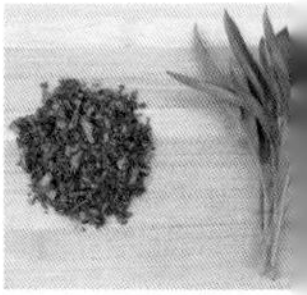

材料（２人分）

セージ…10ｇ
合いびき肉…300ｇ
玉ねぎ…中１個（150ｇ）
にんじん… １本（120ｇ）
ピーマン…3個（100ｇ）
ケチャップ…大さじ１
ウスターソース…大さじ１
カレー粉…30ｇ
塩・こしょう…各適量

作り方

1 セージは茎も葉もみじん切りにする。
2 玉ねぎ、にんじん、ピーマンはすべてみじん切りにしておく。
3 フライパンを中火で熱し、玉ねぎを入れてしっかり火が通るまで炒める。
4 **3**にセージ、にんじん、ピーマンを加えて炒め合わせ、野菜に火が通ったら合いびき肉を入れて炒める。
5 すべてに火が通ったら、水50㎖を加える。ひと煮立ちしたら、ケチャップ、ウスターソース、カレー粉を入れ、塩・こしょうで味をととのえる。

バレない率0%　バレてもOK

モスカールドパセリごはん

見た目が緑のパセリごはんは、やはりすぐにバレます。
が、食べると「意外とおいしい！」と喜ばれます。カレーとの相性は抜群です。

材料（２人分）

モスカールドパセリの葉…10ｇ
炊きたてのごはん…500ｇ
バター…10ｇ
塩・こしょう…各適量

作り方

1 モスカールドパセリは丁寧に茎から葉を切りとり、葉のみをみじん切りにする。
2 炊きたてのごはんを大きめのボウルに入れ、**1**とバター、塩・こしょうを加え、まぜる。

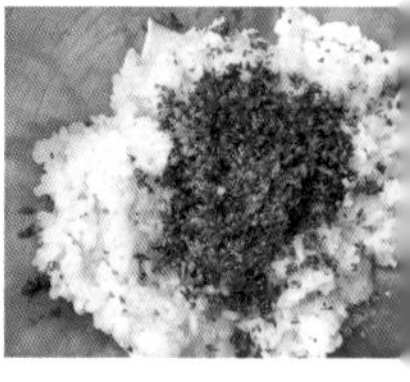

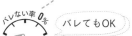

バレない率 90%

チャービル
洋風茶わん蒸し

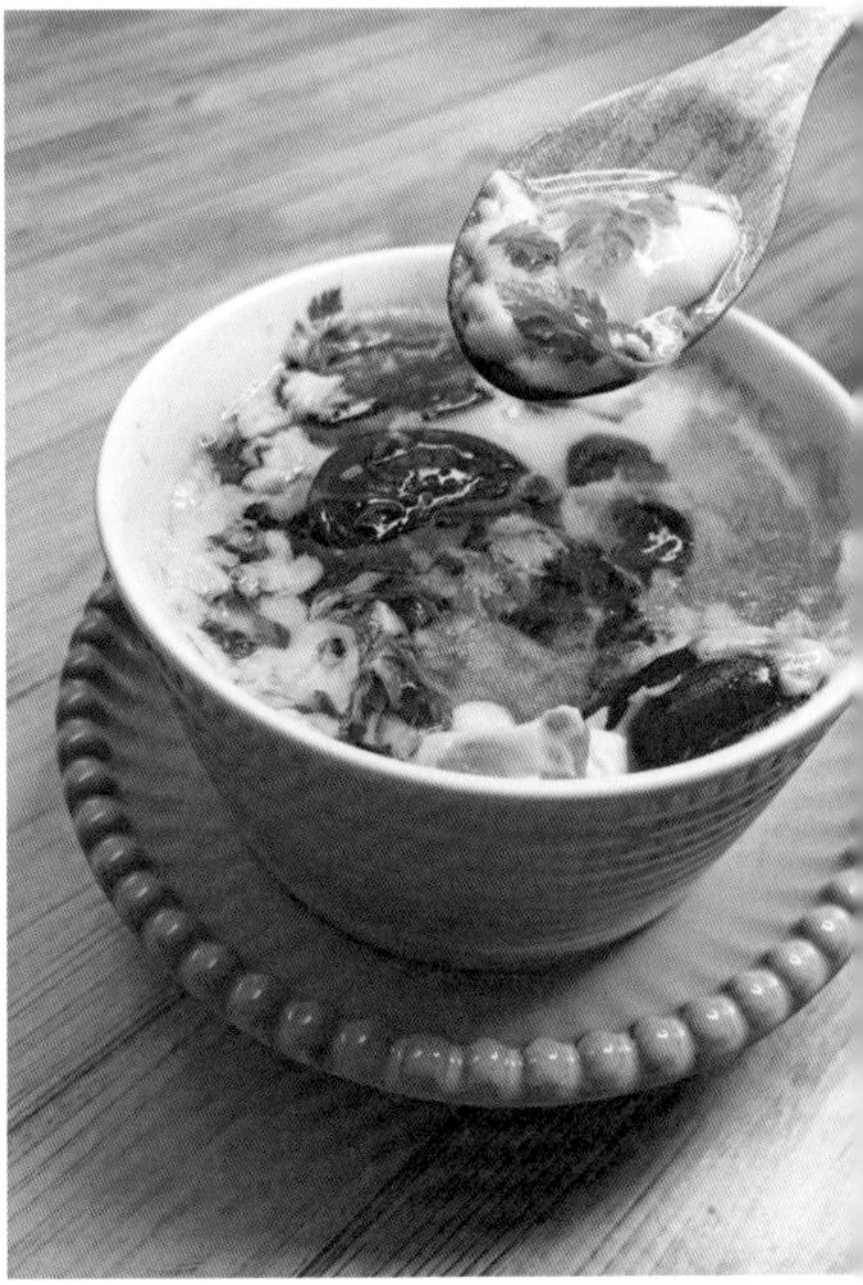

この緑の葉は「三つ葉？　ほうれんそう？」と不思議な洋風味つけの茶わん蒸しとしてわが家でデビューしたばかり。見た目もかわいいんです。

材料（2人分）

チャービル…4本
ミニトマト…4個
ベーコン…4切れ
しめじ…10g
卵…1個
固形コンソメ
…1個
熱湯…250㎖

作り方

1 コンソメを熱湯でといて粗熱をとっておく。
2 ミニトマトは四つ切りに、ベーコンは薄切りに、しめじはほぐしておく。
3 ココット皿にミニトマト、ベーコン、しめじ、手でちぎったチャービルの順に入れる。
4 ボウルに卵を割りほぐし、1を加えてまぜる。
5 3に4を注ぎ、ラップをして600Wの電子レンジで7分加熱する。

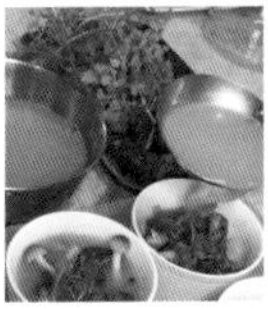

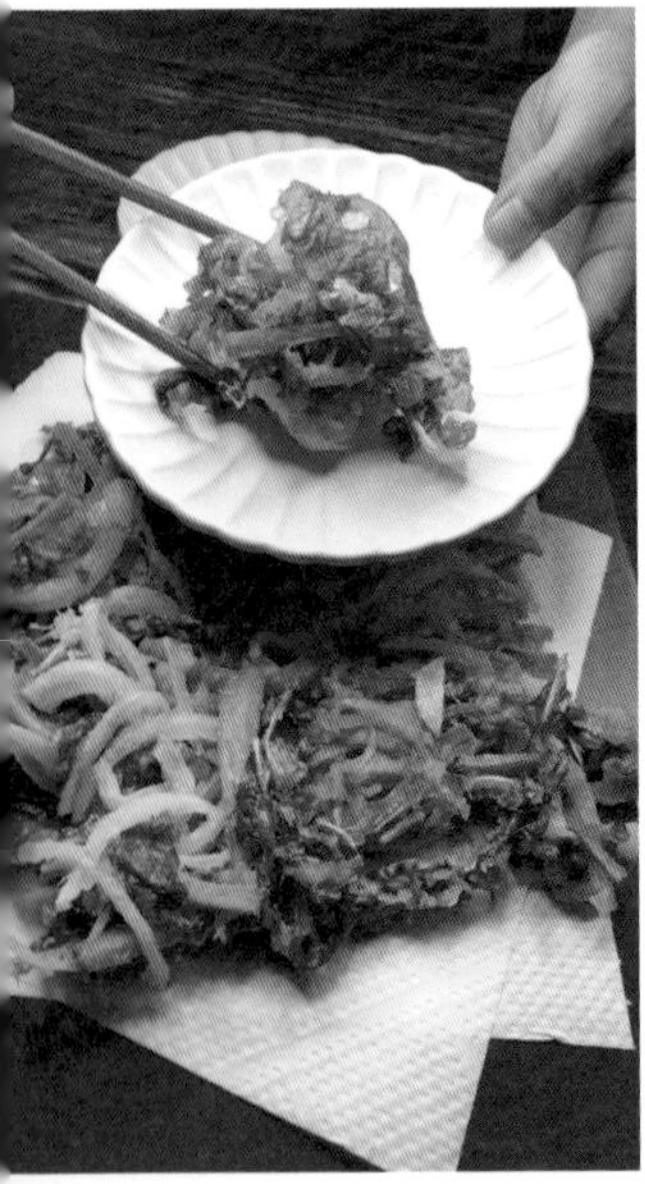

バレない率 0%　バレてもOK

ルッコラと干しえびのかき揚げ

わが家ではハーブというより野菜の立ち位置のルッコラ。家族はルッコラとわかっても、ほかのハーブほど構えないので、作る側も気楽です。

材料（2人分）

ルッコラ…50g
玉ねぎ
…小1個（100g）
にんじん
…1/2本（60g）
干しえび…10g
天ぷら粉…100g
揚げ油…適量

作り方

1 ルッコラは3㎝くらいの長さに、玉ねぎとにんじんはせん切りにする。
2 ボウルに天ぷら粉と水150㎖を入れてよくまぜ、1と干しえびを入れる。
3 フライパンに油を180度に熱し、2をすくい網で形を整えながらフライパンに入れる。
4 焼き目がついたらひっくり返し、火が通ったら完成。

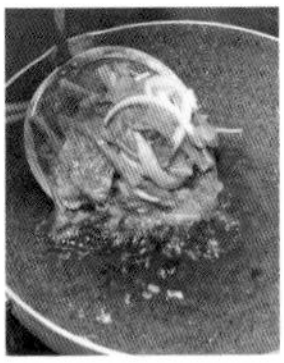

バレない率80%

さんまの
タイムオーブン焼き

誰ひとり、「ハーブが入っているから、これ嫌だ」と言わずパクパク食べてくれたのが印象的な一品。さんまは鮭、あじ、さば、いわしなど季節ごとに手に入りやすい魚で代用可能です。

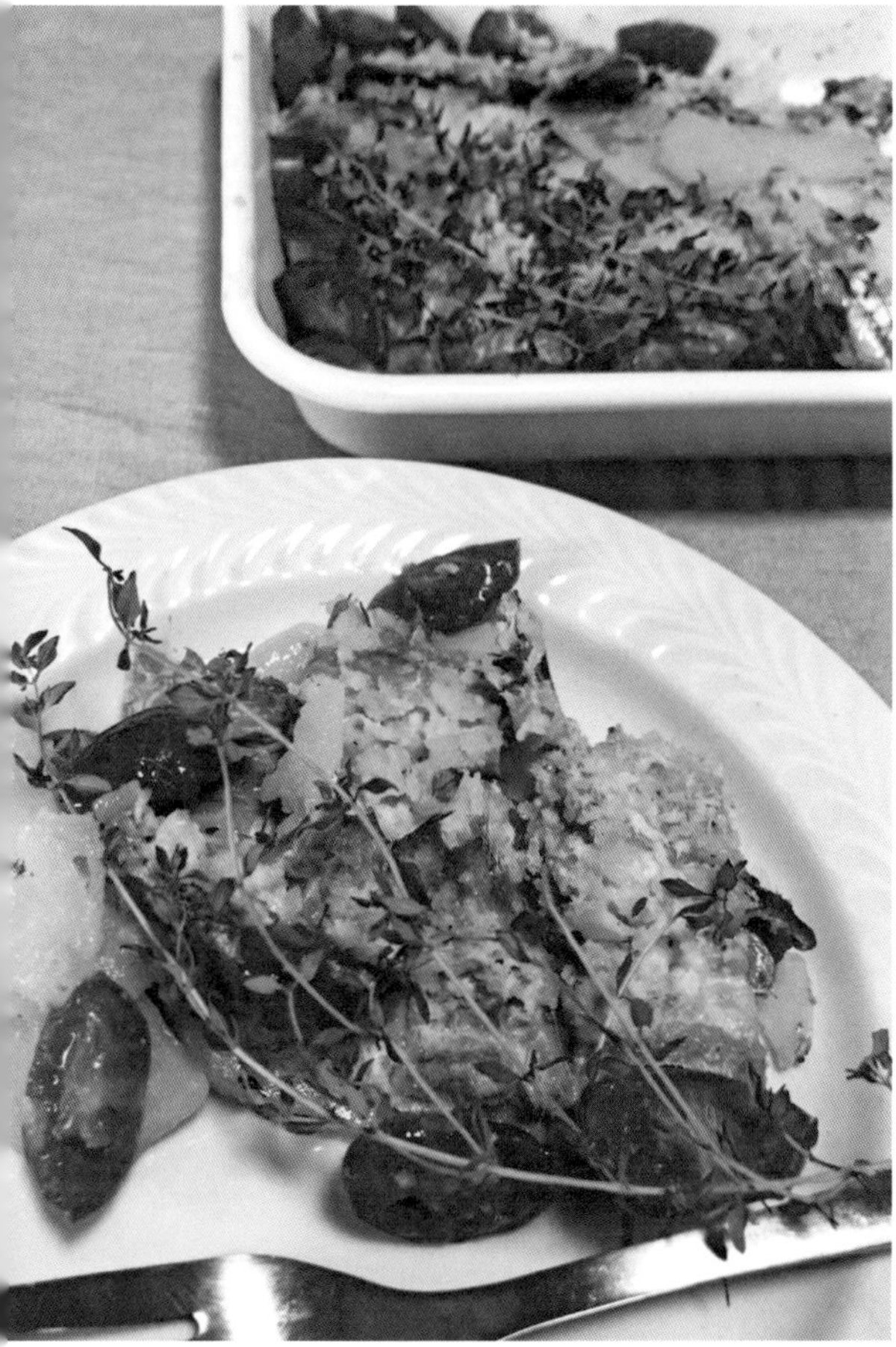

材料（2人分）

タイム…20本(10本は葉のみ使用、残り10本は枝ごと使用)
さんま…2尾
じゃがいも…大1個
ミニトマト…10個
にんにくすりおろし…小さじ1
パン粉…20ｇ
オリーブオイル…適量
塩・こしょう…各適量

作り方

1 タイムのうち10本は葉を茎から指でこそげておく。

2 じゃがいもはよく洗い、薄くスライスして耐熱容器に入れて600Wの電子レンジで5分間加熱し、やわらかくしておく。

3 さんまは、頭・尾を切り落とし、はらわたを取り出して開き、中央の大きな骨を取り除く。きれいに洗ってキッチンペーパーで水分をふきとり、1尾を5等分に切る。

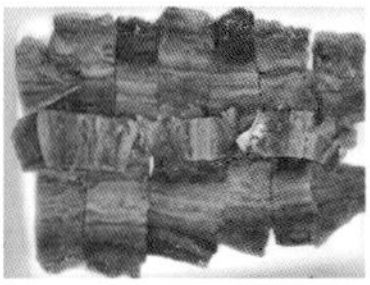

4 耐熱皿にじゃがいも→タイムの葉の半量→さんま→残りのタイムの葉→にんにくすりおろし→パン粉の順にのせる。周囲に4等分したミニトマトを散らし、オリーブオイル→塩・こしょう→枝つきタイムをふわっとのせる。

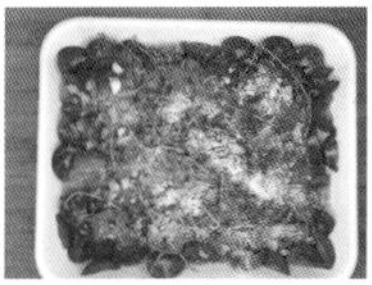

5 180度に予熱したオーブンで約20分間焼く。

＼＋ハーブで絶品／

インスタ映えレシピ

いつものメニューにハーブをのせるだけ、トッピングするだけで、
途端にインスタ映えする料理に変身。私のインスタで「いいね」がたくさんついて
バズったレシピをご覧ください。

※ハーブはよく洗って水けをふきとってから使いましょう。

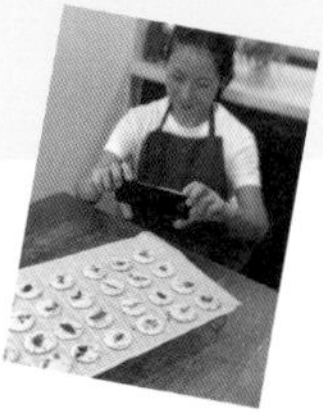

かわいくできちゃった！

映え度No.1!

ローズマリークッキー

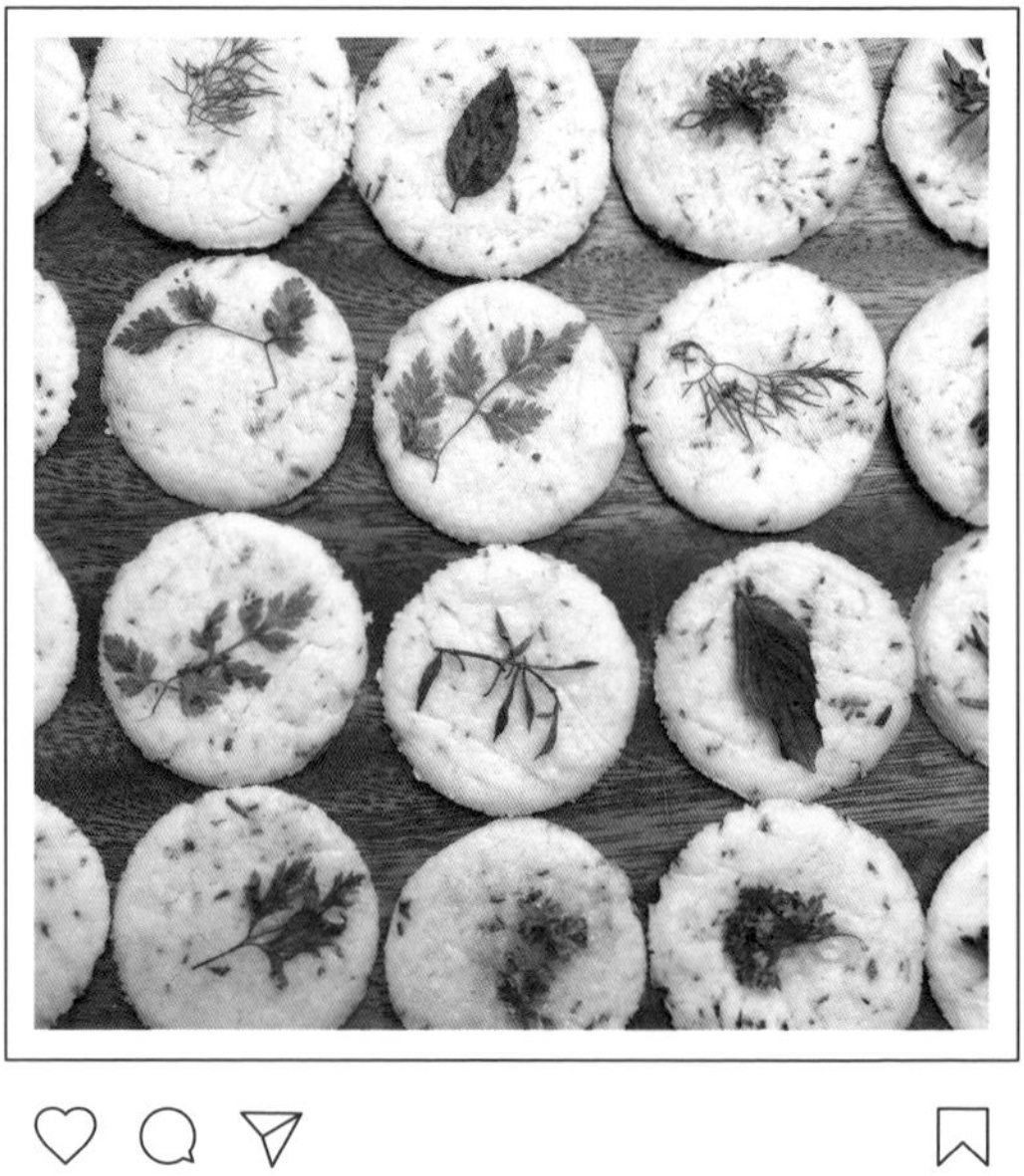

生地にローズマリーを練り込んで作るハーブクッキー。トッピングしたハーブをきれいな色にするためには、こんがり焼きすぎないこと。焼き時間は12～15分くらいが目安です。

材料（作りやすい分量）

ローズマリー…2本
トッピング用ハーブ…お好み量
クッキー用ミックス粉…150g
バター…60g
卵黄…1個分

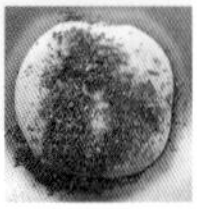

作り方

1 バターは常温にもどし、ボウルに入れてクリーム状になるまでよくまぜる。
2 ローズマリーは小枝から葉を指でこそげとり、みじん切りにする。
3 1にクッキー用ミックス粉と卵黄をまぜ合わせ、さらに2を入れてよく練り込む。
4 生地を厚さ5㎜～1㎝に伸ばし、冷蔵庫で30分間ねかせる。
5 クッキー型で抜き、好みのハーブをのせる。
6 180度に予熱したオーブンで12～15分焼いたら完成。

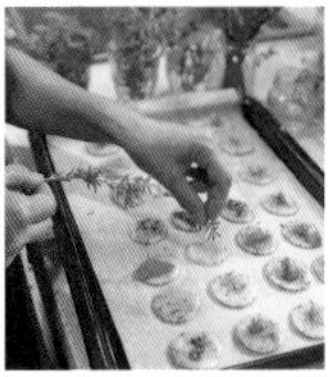

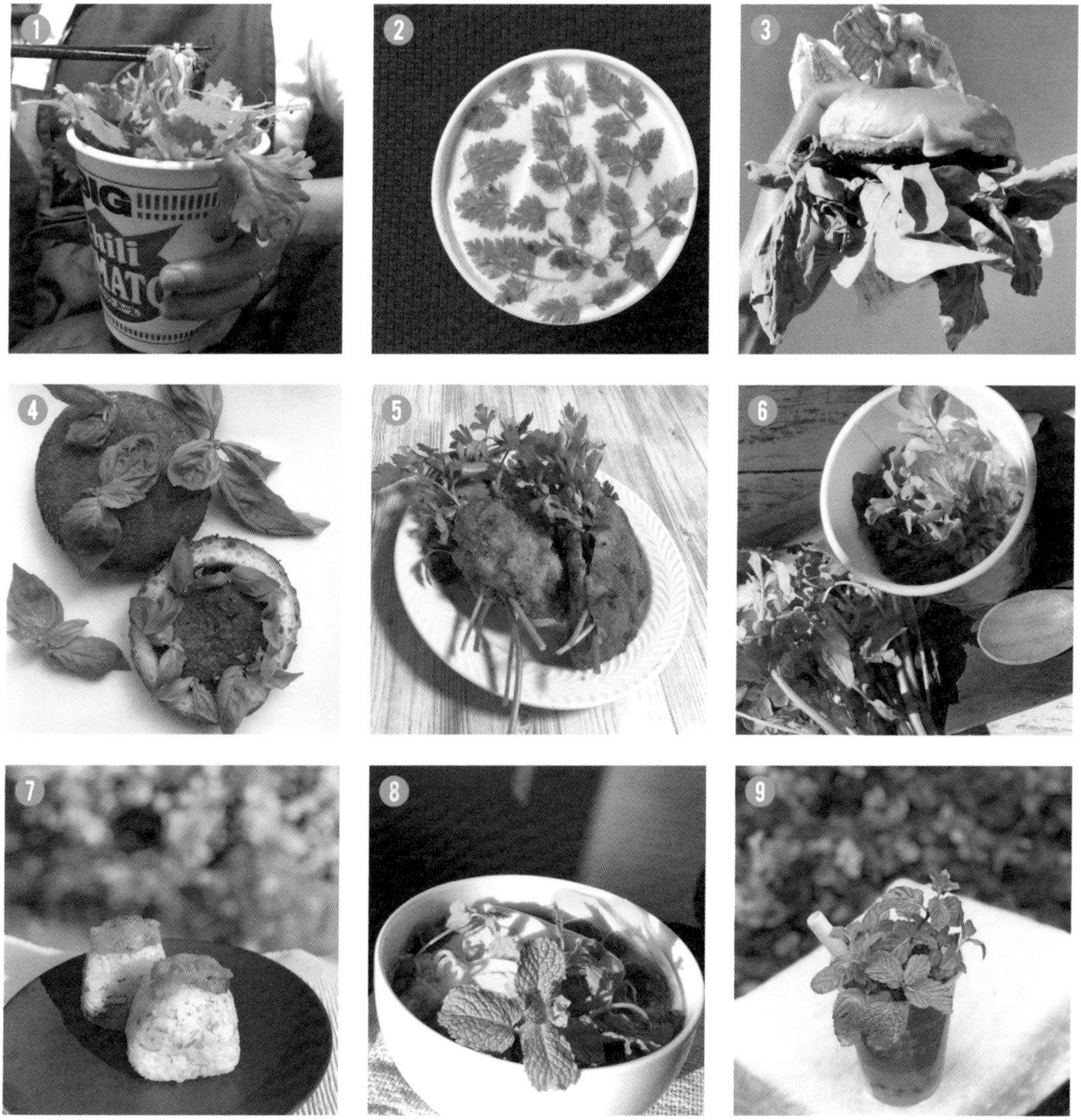

❶ハーブ農場スタッフ直伝の、カップめんにどっさりパクチー。
❷バニラアイスに、ハーブのなかでも香りも味も穏やかなチャービルを。
❸ファストフードのハンバーガーにルッコラをはさみ、βカロテンをたっぷり摂取。
❹カレーパンの断面が見えるようにスライスして好きなスイートバジルを。
❺コンビニのチキンに切り込みを入れて、イタリアンパセリを。ヘルシーでしょう？
❻ランチ時のカップスープ、クレソンを入れたらリッチな味に。
❼ディルにぎり。めんたいこや鮭をトッピングした和風おにぎりはとてもさわやか。
❽袋ラーメンのトッピングはサラダの気分でスペアミント、トマトなどを華やかに。
❾コンビニドリンクにも隙間さえあればハーブをIN。タピオカドリンクにスペアミントを。

＼6カ月でマイナス8kg／

ダイエットハーブごはん

3回のファスティングで8kgダウンしたあと(p.168〜171参照)、リバウンドせずに体重をキープできているのは、このハーブごはんのおかげです。

※ハーブはよく洗って水けをふきとってから使いましょう。

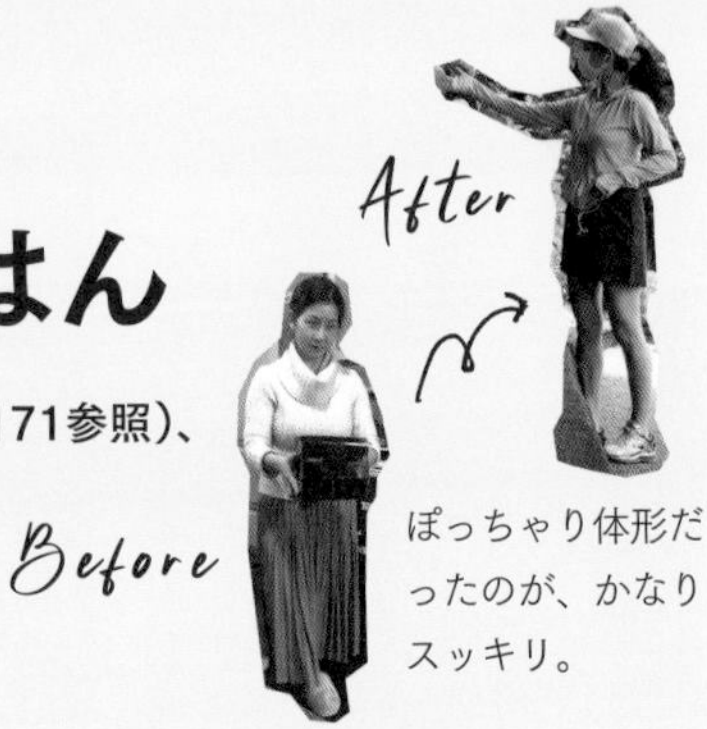

ぽっちゃり体形だったのが、かなりスッキリ。

| Menu 1 |

鼻やのどにも効く 薬膳ペパーミントがゆ

ジョギング後に食べる朝ごはんです。中国では「ハッカ粥」として定番の一品だそう。温かいおかゆにペパーミントが入ることで鼻やのどまわりがすっきりし、メントール効果で集中力もUP。

材料（2人分）

温かいごはん…茶わん1杯分
ペパーミントの葉…20枚
塩…小さじ1/2

作り方

1 鍋にごはんと水400㎖を入れて火にかけ、沸騰したら、弱火で10分煮る。

2 ペパーミントを粗く刻み、塩とともに1に入れ、軽くまぜてから火を止める。好みでミントの葉を飾っても。

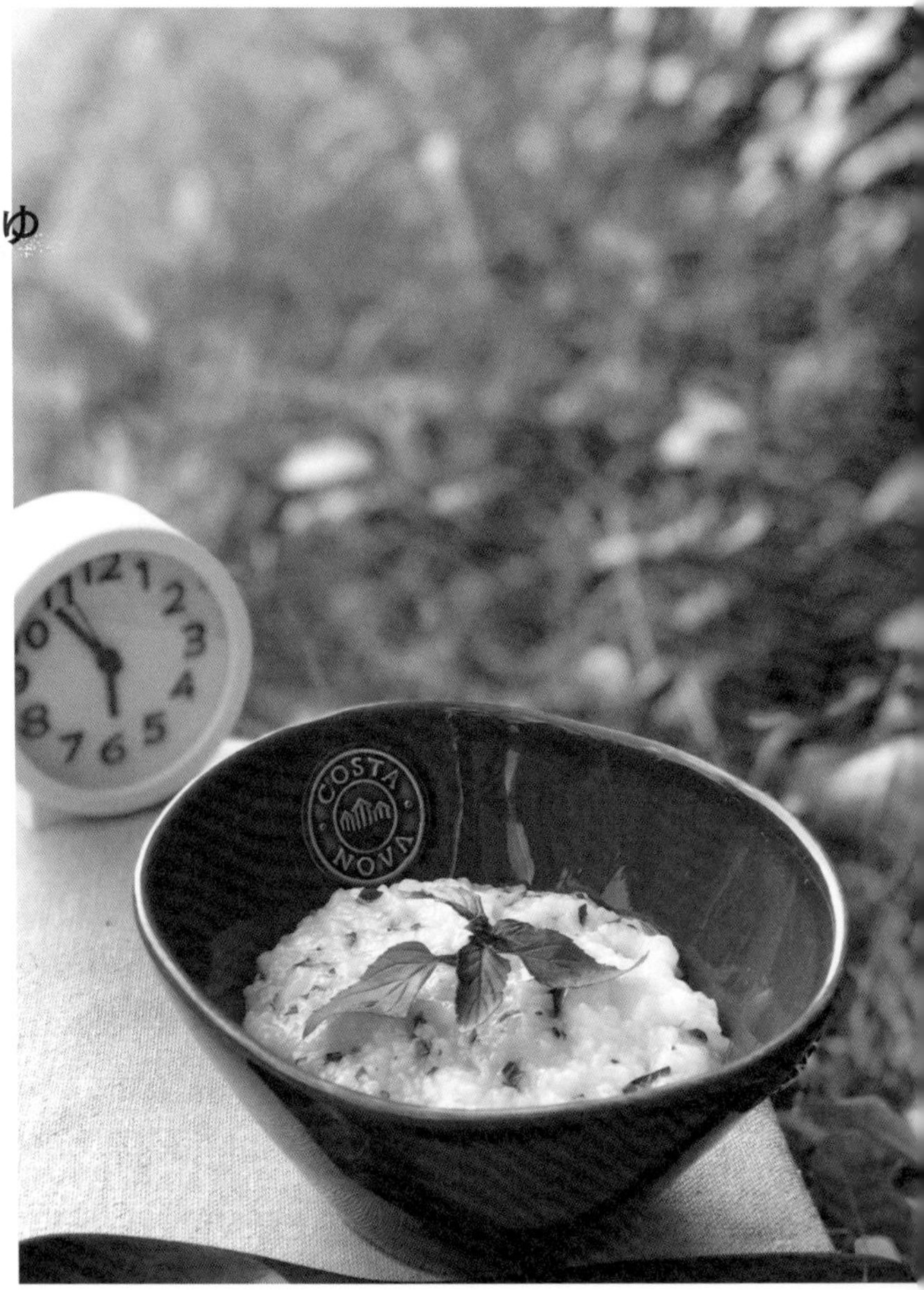

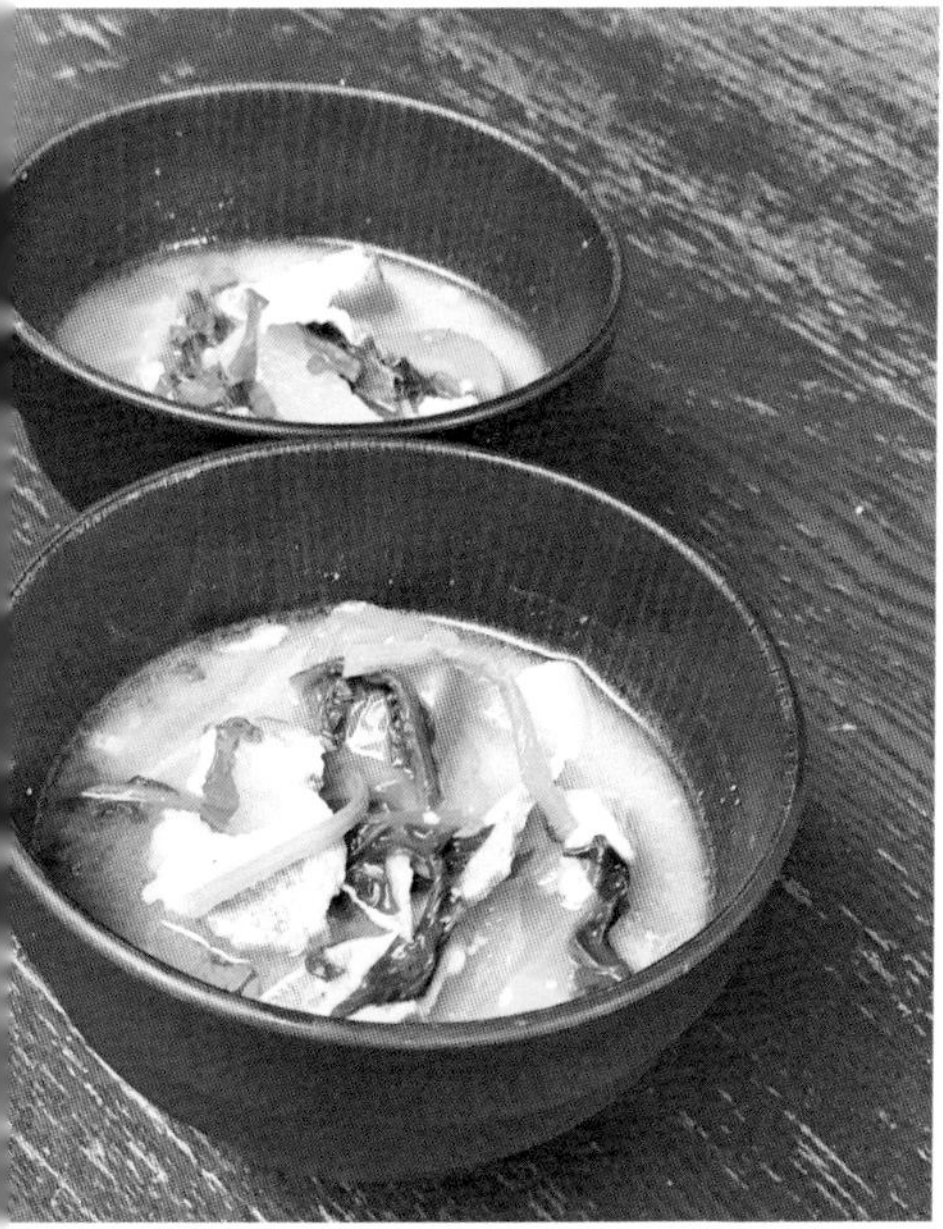

Menu 2

腸活 ルッコラみそ汁

和食にも合うルッコラはみそ汁の具材にぴったり。みそに含まれる植物性乳酸菌は、腸内の善玉菌を増やす効果があります。また、豚肉を入れることでたんぱく質もしっかり摂取できますよ。

材料（2人分）

ルッコラ…1束(50g)
豚こま切れ肉…60g
にんじん
…1/3本(40g)
大根…1.5㎝(40g)
こんにゃく…30g
みそ…30g
粉末だし
…1パック(4g)

作り方

1 ルッコラは3㎝ほどの長さに、にんじん・大根・こんにゃくは食べやすい一口サイズに切る。
2 鍋に粉末だしと水600㎖、豚肉と1のルッコラ以外を入れて強火にかける。
3 豚肉と野菜に火が通ったら、火を止めてみそをとき、ルッコラを入れて完成。

Menu 3

デトックス最強 パクチーまぜごはん

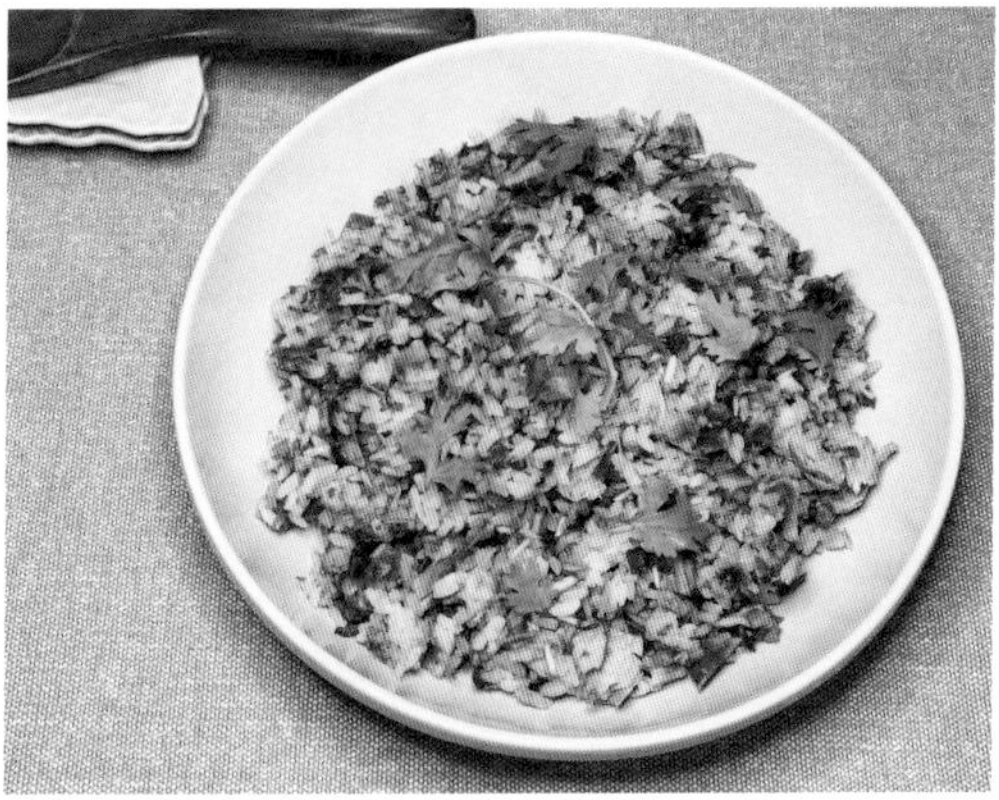

体内の滞留物質を排出する力があるパクチーと、食物繊維豊富な紫キャベツを組み合わせて、腸内環境の改善を意識したメニューです。紫キャベツはビタミンやミネラルが豊富でお気に入りの食材。

材料（2人分）

パクチー…50g
紫キャベツ…50g
みょうが…1個
塩鮭…2切れ
温かいごはん…茶わん2杯分
ナンプラー…大さじ1
レモンのしぼり汁…1個分

作り方

1 パクチーは根元を切り落として1㎝幅に切り、紫キャベツとみょうがはみじん切りにする。
2 塩鮭を焼き、骨と皮を除いて身をほぐす。
3 ボウルに温かいごはんと1と2のすべてを入れてまぜ合わせ、ナンプラーとレモンのしぼり汁を回しかけてよくまぜる。好みでパクチーの葉を飾っても。

Menu 4　食物繊維たっぷり！ 冬根菜のオレガノ焼き

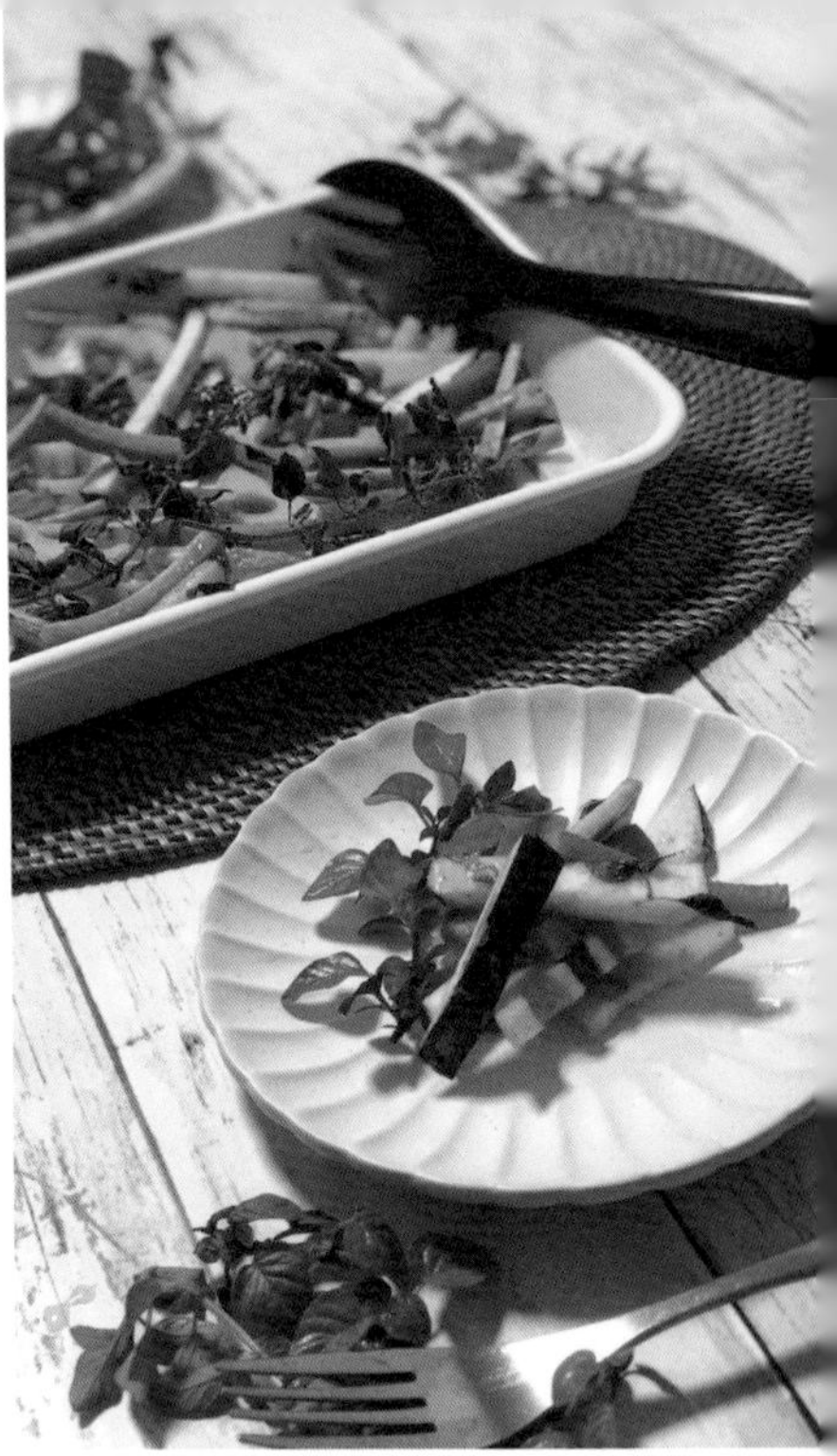

食物繊維がたっぷりの冬根菜と抗酸化パワーの高いオレガノをじっくりとオーブンで焼くことで、野菜の持つ甘みや栄養素を感じられる逸品です。部屋中にオレガノのよい香りがただよい幸せな気分に。

材料（2人分）

オレガノ…3本
にんじん…1/2本（約60ｇ）
れんこん…1/4本（約70ｇ）
ごぼう…1/4本（約60ｇ）
さつまいも
…1/4本（約100g）
オリーブオイル…大さじ1
塩・こしょう…各少々

作り方

1 にんじん・れんこん・ごぼうは皮をむき、さつまいもとともにスティック状に切る。
2 ボウルに1を入れてオリーブオイル、塩、こしょう、オレガノを枝ごと入れてまぜ、5分おいて味をしみ込ませる。
3 耐熱皿に2を入れてオレガノを上におき、180度に予熱したオーブンで20分焼く。好みでオレガノの葉を飾っても。

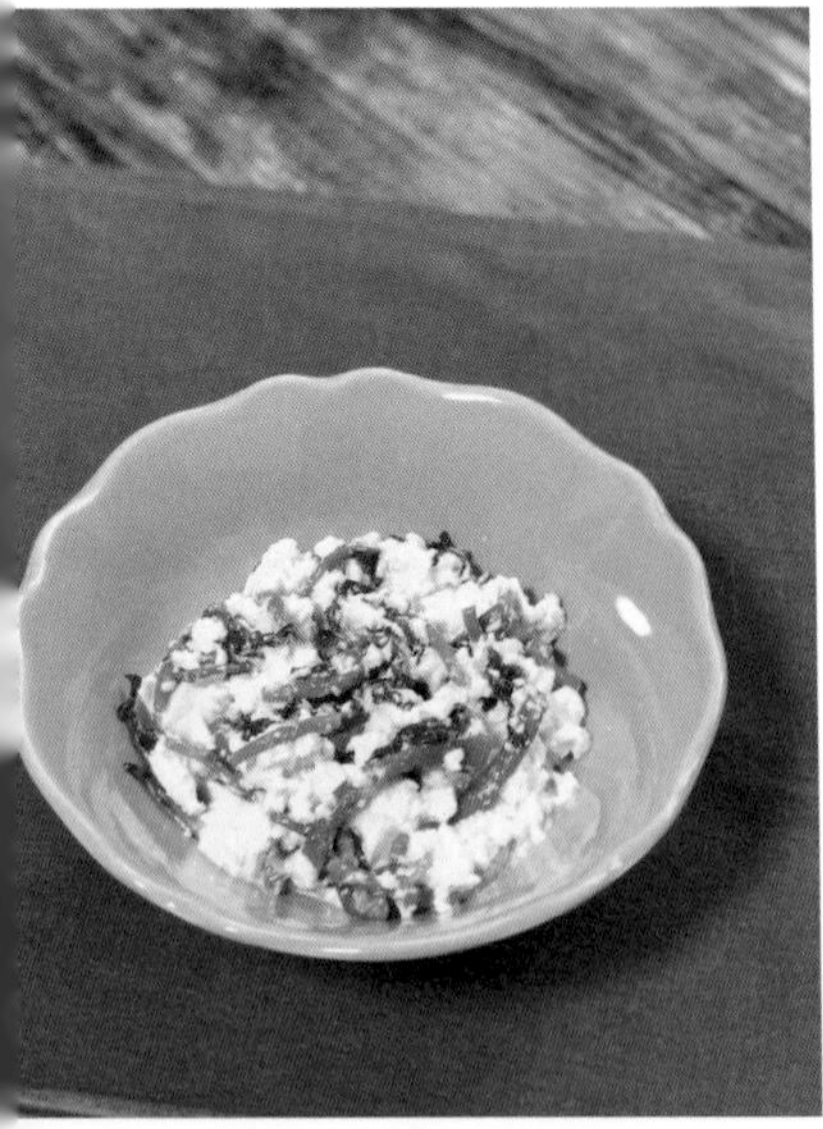

Menu 5　幸せホルモン活性化 クレソン白あえ

胃腸の消化を促すクレソンを必須アミノ酸のトリプトファンを含む豆腐で白あえに。トリプトファンは幸せホルモンとも呼ばれているセロトニンやメラトニンのもとになる成分。深い睡眠につながります。

材料（2人分）

クレソン…1束（50ｇ）
絹ごし豆腐…100ｇ
オリーブオイル
…大さじ1
塩…少々

作り方

1 クレソンは熱湯に約1分間浸したのち、水けをしぼって3㎝ほどに切る。
2 豆腐はキッチンペーパーに包んで水けをとる。
3 ボウルに1と2、オリーブオイル、塩を入れてまぜ合わせる。

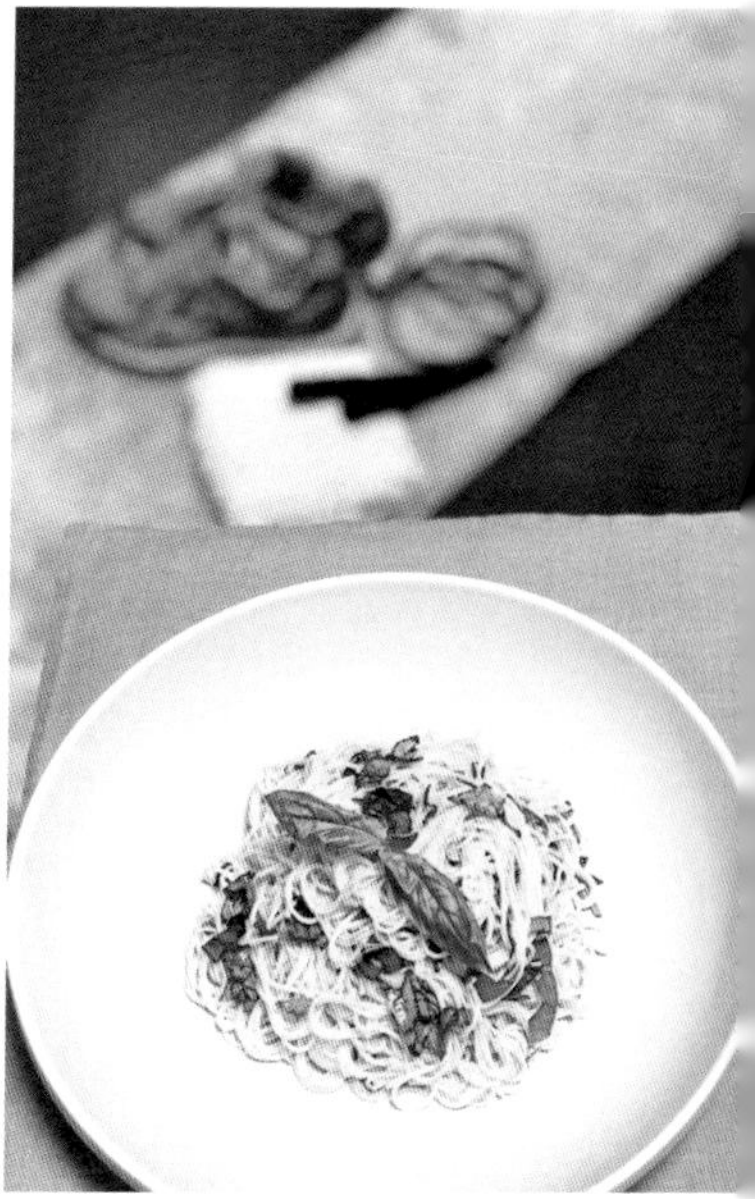

Menu 6　疲労回復 スイートバジルそうめん

休日のランチには、すぐに食べられるそうめんがおすすめ。バジルをまぜることで香りがよくなり、食欲も高まります。クエン酸たっぷりの梅を合わせることで運動後の肉体疲労回復にも役立ちますよ。

材料（２人分）

そうめん…２束
スイートバジルの葉…20枚
梅肉チューブ…大さじ１
オリーブオイル…大さじ１
ポン酢しょうゆ…大さじ１

作り方

1 ボウルに梅肉チューブ、ざっくり刻んだスイートバジル、オリーブオイル、ポン酢しょうゆを入れてまぜる。
2 そうめんは約１分間ゆでて、冷水でよく洗い、水けをしっかりときってから１に入れてあえる。好みでスイートバジルを飾っても。

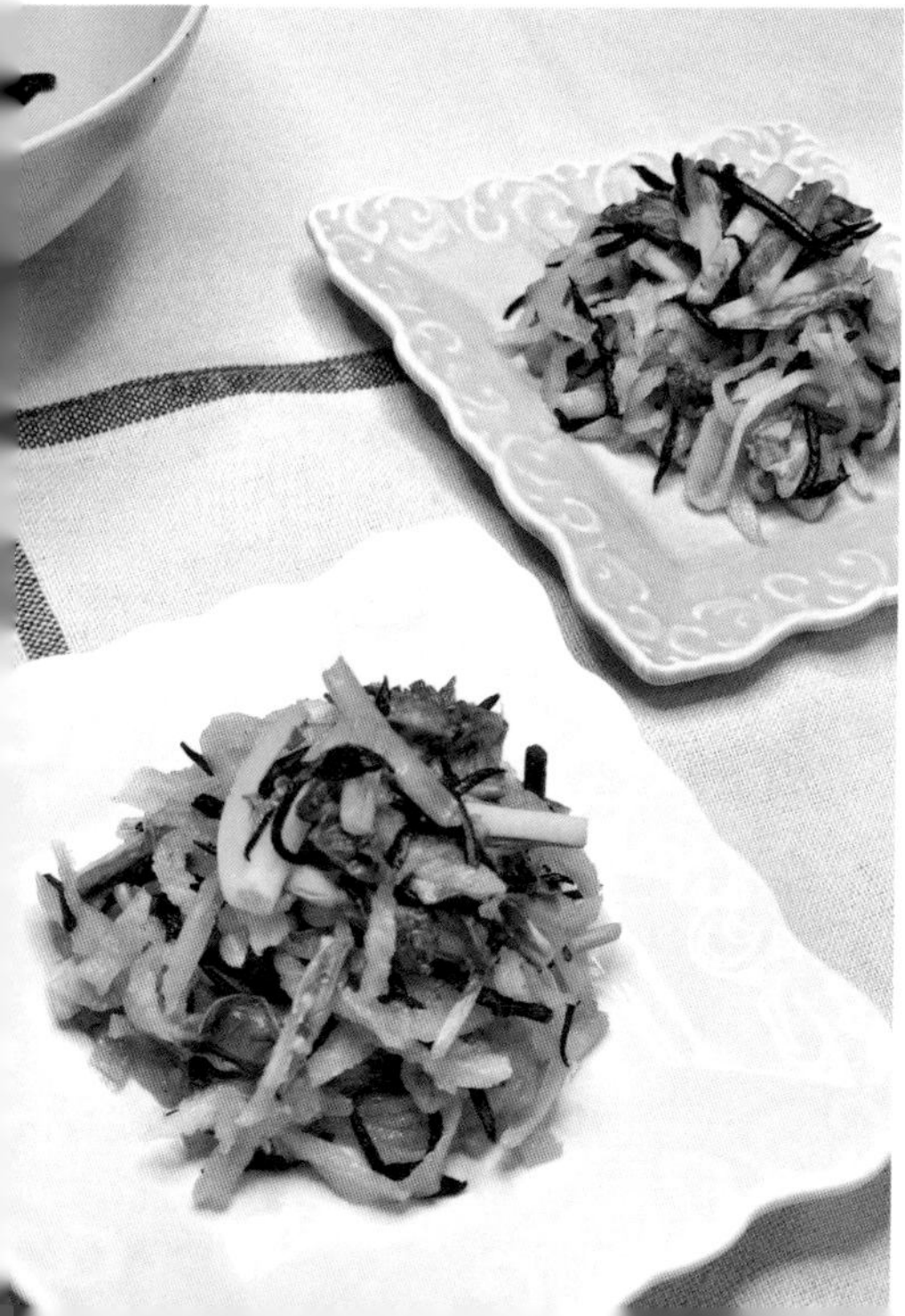

Menu 7　栄養倍増！天日干し野菜のルッコラ煮

切り干し大根やひじきなどには、現代人に不足しがちなビタミン＆ミネラルがたっぷり。滋味深い乾燥野菜とβカロテン豊富なルッコラを組み合わせることで栄養価がよりアップ。

材料（２人分）

ルッコラ…１束(50ｇ)
切り干し大根…25ｇ
ひじき…10ｇ
粉末だし…１パック(4ｇ)
しょうゆ…大さじ１

作り方

1 鍋に水500mℓ、切り干し大根、ひじきを入れて約10分おいたら、粉末だしを入れて火にかける。
2 沸騰したらしょうゆを回し入れ、弱火で約10分間煮る。仕上げに約３cmに刻んだルッコラを入れ、１分ほどたったら火を止める。

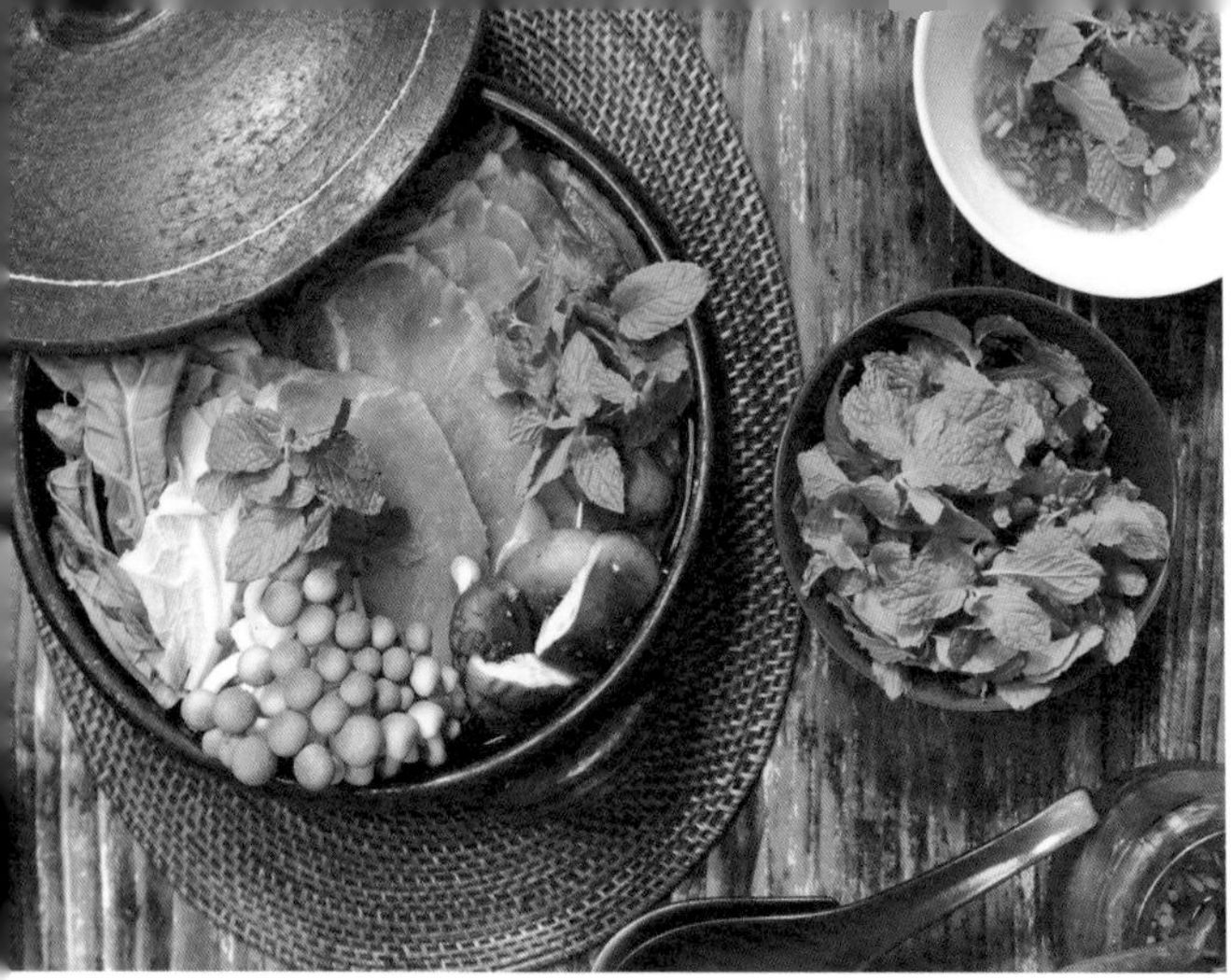

材料 （2人分）

スペアミント
…50枚（両手にいっぱい）
豚ロース薄切り肉…200g
白菜… 1/10個（80g）
好みのきのこ類…100g
昆布… 6㎝×3枚
チリソース（つけだれ用）

作り方

1 鍋に水適量と昆布を入れて火にかけ、沸騰寸前で昆布を取り出す。
2 白菜、きのこ類は食べやすいサイズに切る。
3 1の鍋に豚肉・白菜・きのこ類を入れて火にかける。
4 豚肉に火が通ったら、ミントを入れる。好みでチリソースをつけて食べる。

Menu 8

消化促進! さわやかミント鍋

スペアミントの爽快感と消化促進の機能で胃もたれを起こさず、食後も爽快さが残る不思議な味わいのお鍋。つけだれには調味料レシピ(p.151)のスペアミントのジェノヴェーゼソースやパクチー万能ソースも合いますよ。

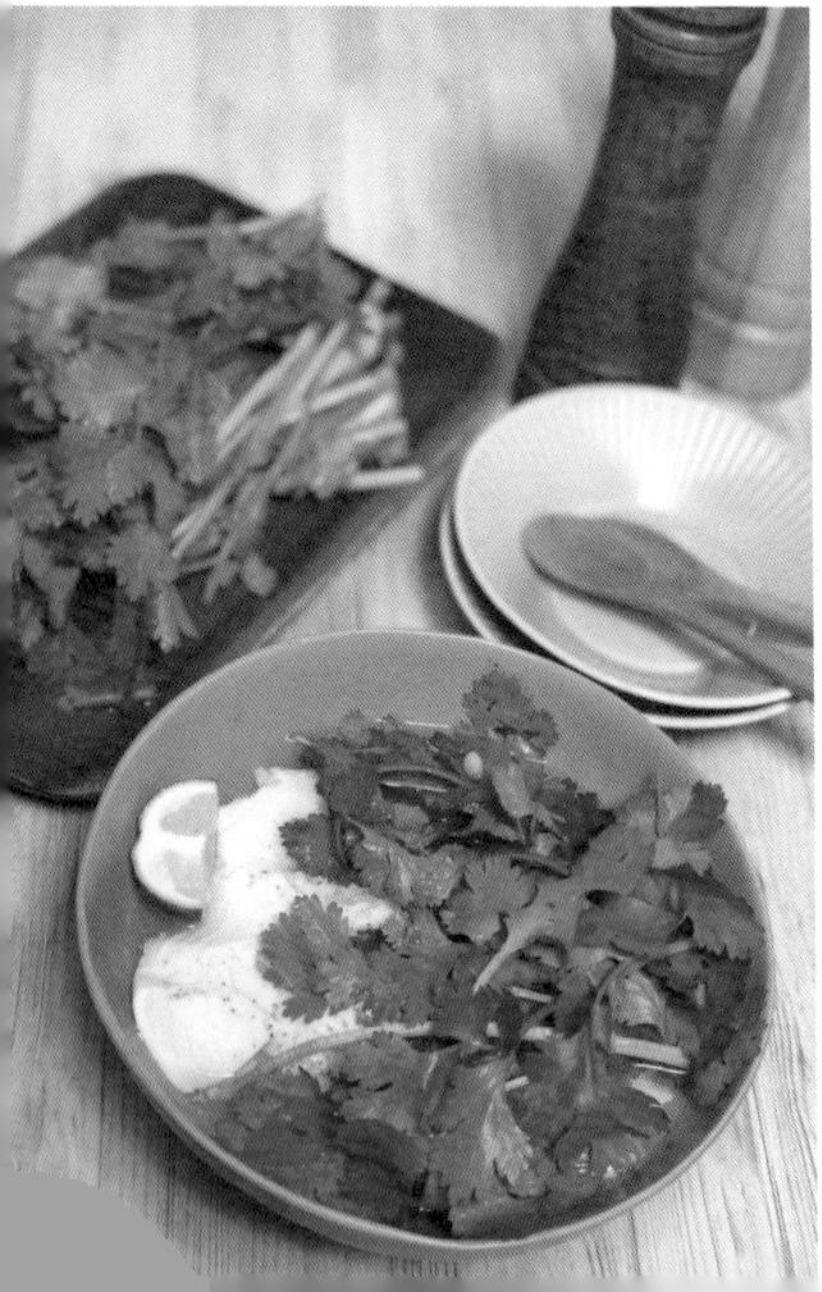

Menu 9

解毒パクチー入り湯豆腐

パクチーの持つ硫化アリルが肝臓に働いて解毒を促し、「畑の肉」ともいわれる豆腐の良質なたんぱく質が血液中のコレステロールを低下させます。黒こしょうをたっぷりかけると代謝促進や発汗作用も期待できます。

材料 （2人分）

豆腐…1丁
パクチー
…1束（50g）
昆布…6㎝×2枚
塩・こしょう・ゆず・ごまなどお好みで

作り方

1 パクチーは根の部分もしっかり洗い、ざっくり4等分に切る。
2 鍋に水適量と昆布を入れて、火にかける。
3 沸騰寸前で昆布を取り出し、豆腐とパクチーの根を入れて弱火で5分煮込む。
4 パクチーの葉の部分を入れて約1分間火にかける。

Menu 10　アンチエイジング ローズマリー×グレープフルーツジュース

グレープフルーツの苦み成分であるポリフェノールの一種ナリンギンには、食欲を抑制する働きがあります。さらに、抗酸化力の高いローズマリーを組み合わせれば、ダイエット中の間食に最適。

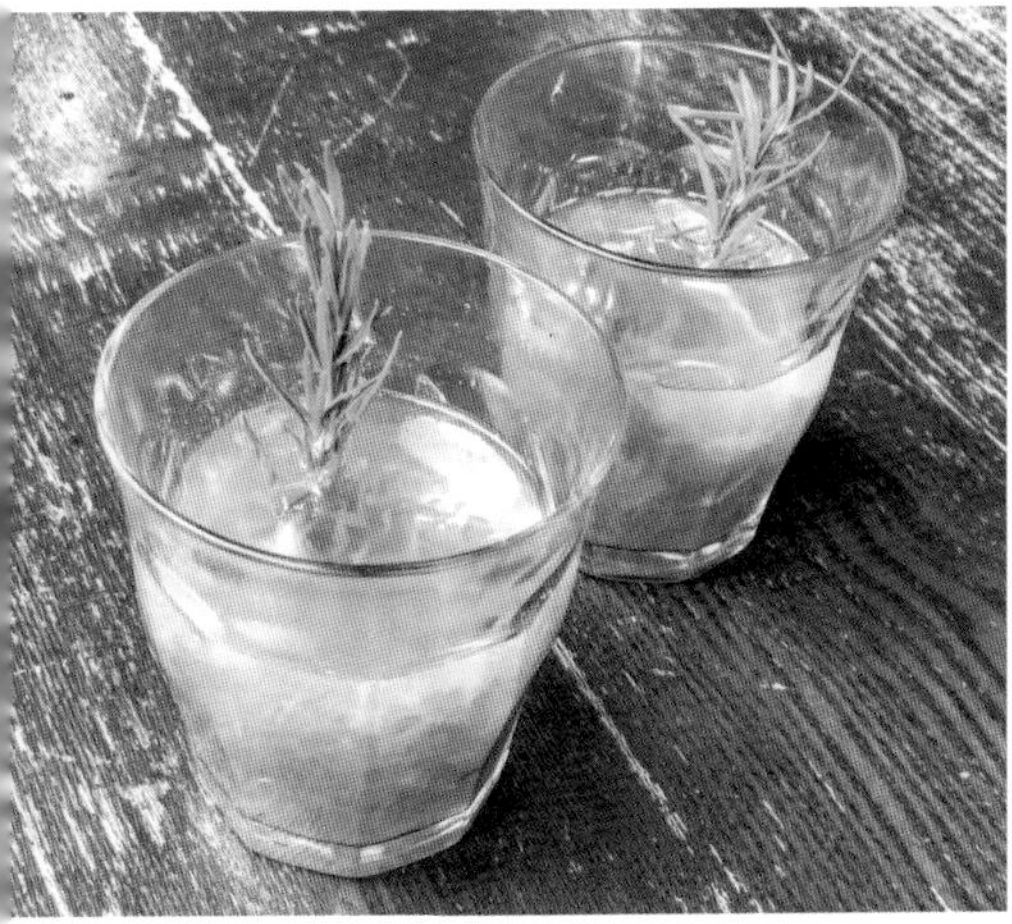

材料（２人分）

グレープフルーツ … １個
ローズマリー… ２本
はちみつ …お好みの量

作り方

1 鍋に皮をむいてざく切りにしたグレープフルーツ、ローズマリー、水400mℓを入れて、グレープフルーツをつぶしながら煮込む。

2 沸騰したら火を止めて、ローズマリーをとり除いてから、グラスに入れる。好みではちみつを入れるなどして甘みを足す。好みでローズマリーを飾っても。

Menu 11　パクチー＆アップル整腸スムージー

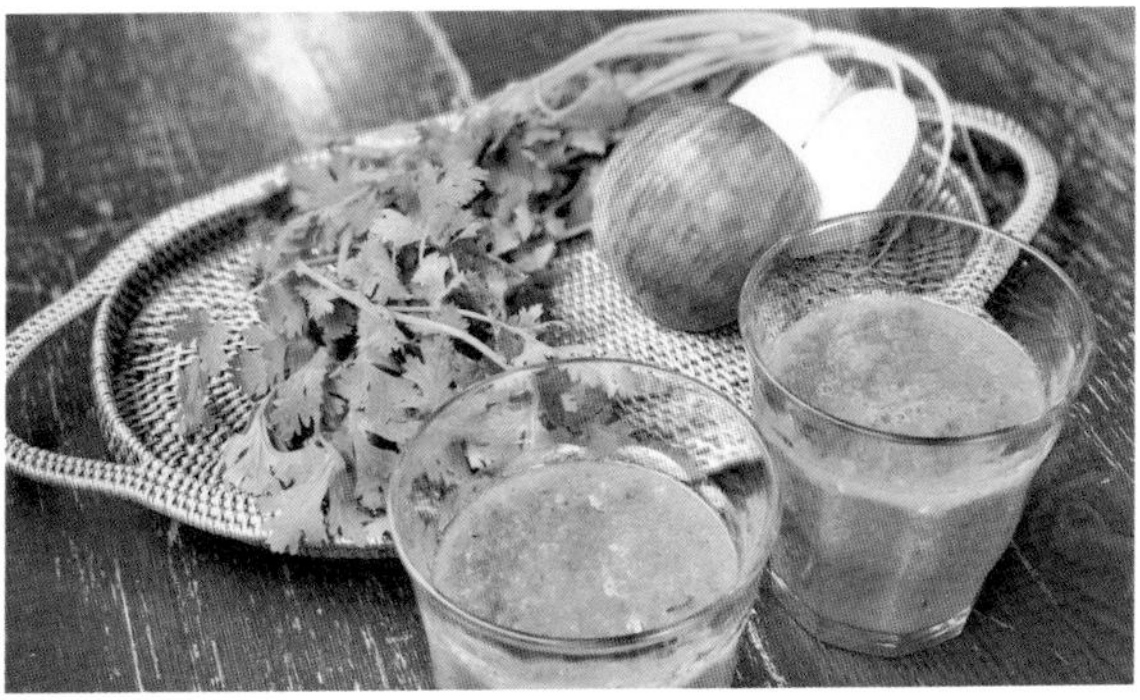

デトックス効果の高いパクチーに、整腸作用のあるりんごを組み合わせます。りんごには“自然の整腸剤”とも呼ばれるペクチンが豊富に含まれているため、おなかのゴロゴロや違和感にも効果的です。

材料（２人分）

パクチー…１束(50ｇ)
りんご…１個

作り方

パクチーは根元を切り落としてから、ざく切りにする。ブレンダーやミキサーにパクチー、ざっくり８等分に切ったりんご、水200mℓを入れて撹拌する。

from
ハーブの愛さん
COLUMN 6

ハーブをとり入れたファスティングで8キロやせました

ダイエットや健康維持目的で注目されている「ファスティング」。実は私は過去に10回以上、自己流で挑戦はしてきたものの、失敗ばかりでした。そこで、専門の先生から体系的に学び、ファスティングアドバイザーの資格を取得したのが2021年3月のこと。ファスティングにはハーブがとても効果的に働くことを、身をもって感じました。

「ファスティング」は日本語で表現すると「断食」です。「断食」とはイスラム教のラマダンに代表されるように、宗教的な儀式や修行のごとく、一定期間いっさい食べ物をとらずに水のみで過ごすことです。ただし、ファスティングは「断食」とは少し違う意味合いで使われていて、減量や健康増進のために数日間、固形物の摂取をお休みすることをさします。酵素ドリンクをとり入れながら、働き続けている胃腸や肝臓などの消化器官を休ませ、空腹時間を作ります。すると、細胞内の古くなったたんぱく質が新しく作りかえられるオートファジーが作動し、血の浄化が進みま

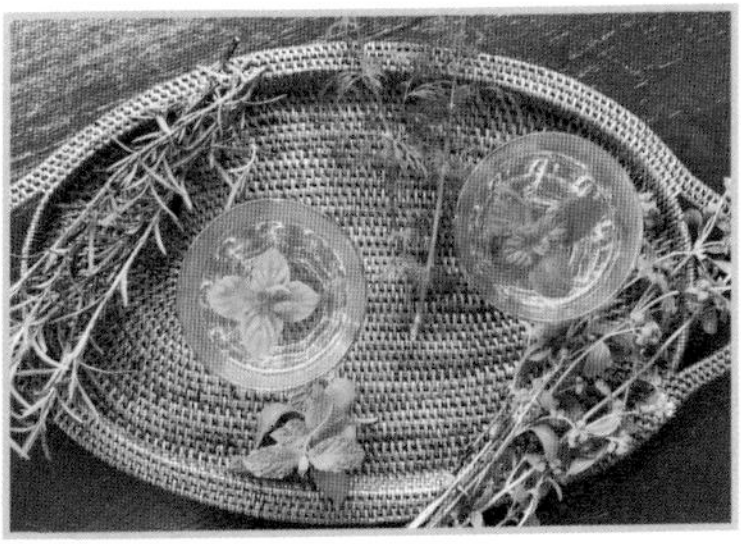

す。生活習慣病などの原因はどろどろ化してしまった血の汚れともいわれています。その血をサラサラにすることがファスティング最大の目的です。チャレンジして感じたことは、

【メリット】

１回につき３キロ前後の減量（私の場合は３回行って合計で８キロやせました）、疲労回復、肌のトーンアップ、乱れた食習慣を矯正できる。


【デメリット】

食べない日々はつまらない！　家族の食事を作ることがおっくう。ひとりだとくじけそうになる（仲間がいると心強い）。

ファスティングの進め方

「トータル15日間のファスティング」
４日間準備食
↓
７日間ファスティング（酵素ドリンクとハーブティーのみ）
↓
４日間回復食
のトータル15日間を約２カ月に１回実施

※準備食・回復食のルール
食べてＯＫ／ハーブ・玄米・白米・大豆系・野菜・いも類・果物・発酵食品・少量の油や砂糖
食べるのはＮＧ／肉・魚・乳製品・パン・麺類・大量の油や砂糖・カフェイン・アルコール
※酵素ドリンクは田中裕規さん開発の「ラクトクレンズ」を利用。
※個人差があるので、専門家に相談しながら行いましょう。

ハーブをとり入れたらつらくなかった!

ファスティング中につらいのは、好きなものを自由に食べられないこと! でも、リラックス効果のあるハーブをたっぷり食べたり飲んだりして、〝今だけの辛抱〟と言い聞かせると、気分が落ち着き、「食べたい欲」にも耐えられました。そして、最大のごほうびは血の浄化(=手の甲がつやつや、ほうれい線が薄くなる、デコルテに血の気が巡る、おでこのしわが薄くなるなど)。血の浄化をサポートするハーブをとり入れて、楽しく、ラクに進められました。

ハーブの役立て方 ❶

準備食・回復食の朝食や間食で「ハーブスムージー」

おすすめは…

- パクチー&りんご(レシピ167ページ)
- ローズマリー&グレープフルーツ(レシピ167ページ)
- スイートバジル&バナナ&豆乳
- スペアミント&キウイ&はちみつ
- ディル&豆乳ヨーグルト&塩
- イタリアンパセリ&オレンジ&オリゴ糖

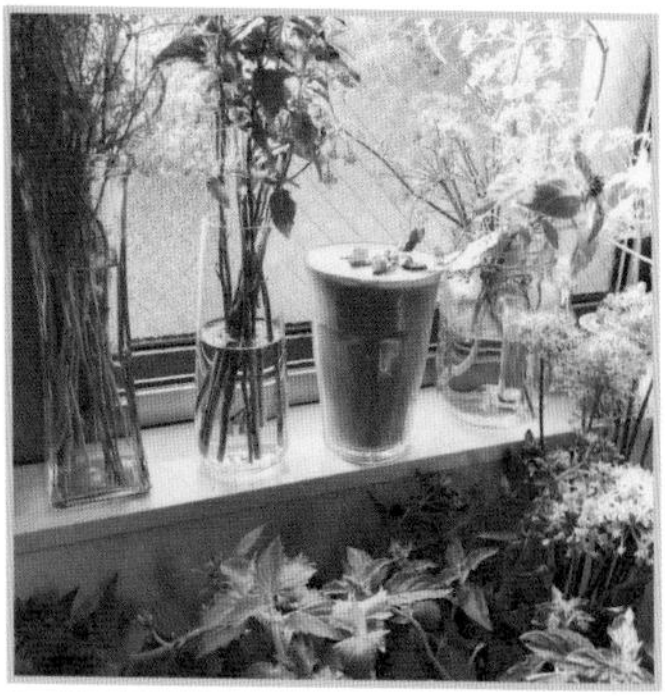

ハーブの役立て方❷

準備食・回復食のランチ弁当や夕食で「ハーブ入りメニュー」

おすすめは…

- スイートバジル＆納豆（１４６ページ）
- ルッコラ＆ひじき煮（１６５ページ）
- パクチー＆トマトサラダ
- イタリアンパセリ＆大根サラダ
- ディル＆きゅうり
- タイムの小豆煮
- レモングラスの春雨スープ
- ローズマリーのふかしじゃがいも

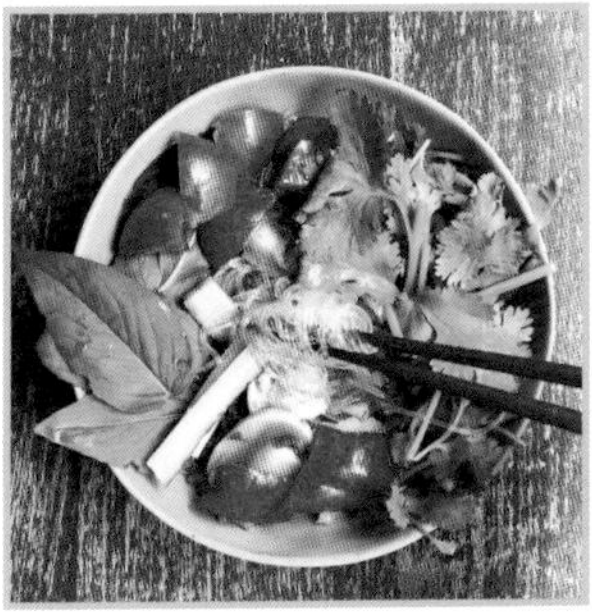

ハーブの役立て方❸

7日間ファスティング中に「ハーブティー」を飲む

リラックス効果のあるスペアミント、レモンバーム、レモングラスなど

ついつい食べ物のことを考えたり、先の長いファスティングで途方に暮れたりしたときにリラックスできます。

デトックス効果のあるネトル、エルダーフラワー、エキナセアなど

発汗作用、利尿作用、浄血作用のあるハーブをたっぷり摂取し、体内から滞留物質のデトックスを促進。

リフレッシュ効果のあるハイビスカス、ローズマリー、ペパーミントなど

ファスティング中は読書や企画書作成など集中作業がはかどる！　作業の合間にハーブティーを飲んでリフレッシュ。

おわりに

最後までお読みいただきありがとうございました。この本で、ハーブをとり入れることへのハードルが少しでも低くなり、興味を持ってくださったかたが増えたらうれしいです。

体の不調は慣れてしまうとついそのままでも大丈夫と感じてしまうかたが多いようですが、自分の体や心はやはりいたわってあげたいもの。

ハーブは、食事に、飲み物に、生活雑貨に、育てて観賞して…と好きなようにとり入れられます。タイムのうがい薬を使う、モスカールドパセリの入ったお風呂につかる。香りも味もハーブティーで存分に楽しむ。ハーブのある生活が、皆さんにとってなじみ深いものになれば幸いです。さらに、不調も改善されますように。

この本の監修に、多大なるお力添えいただいた日本薬科大学漢方薬学の糸数七重先生、ならびに日本薬科大学の都築稔副学長に心からお礼を申し上げます。豊富な知見やご助言をいただいたことで、読者の皆さんに安心して読んでいただける一冊を作ることができました。

また、ハーブのいろはやとっておきのハーブレシピなど、秘伝のハー

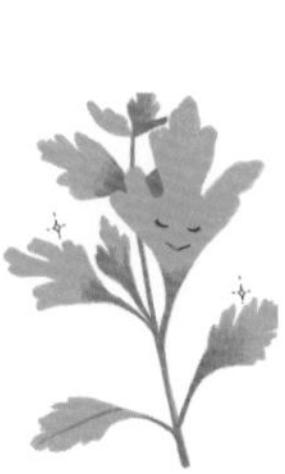

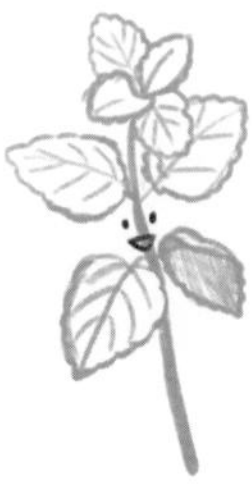

ブ情報を丁寧に教えてくださったポタジェガーデン創業者の吉岡清彦会長、平田智康社長兼農場長、安部薫副社長にも感謝を申し上げます。ハーブをたくさん食べて、健康寿命がさらに延びる世の中を、ともにかなえたいものです。

フリー編集ライターの新里陽子さんにも、心より感謝申し上げます。「こんな本があったらいいよね」の一言で、この本の企画がスタートしました。たくさんのアイディア出しも楽しく進められました。かわいらしくてわかりやすいイラストを描いてくださったイラストレーターのよしもとななさん、デザイナーの太田玄絵さん、一緒に走り続けてくださり感謝いたします。最後になりましたが、出版実現に向けてご尽力くださった主婦の友社編集担当の金澤友絵さん、主婦の友社の皆さんには心より感謝申し上げます。

日常にハーブがあることは「いい気分」が増えるものです。気持ちがほんの少し上向きになるはずです。読者の皆さんの日常がハーブによって「いい気分」の連続であることをお祈り申し上げます。皆さん、健やかなハーブ時間をお過ごしください。

２０２１年11月

ハーブコンシェルジュ

小早川愛

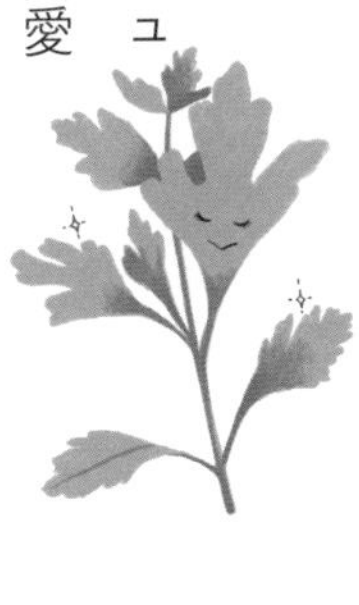

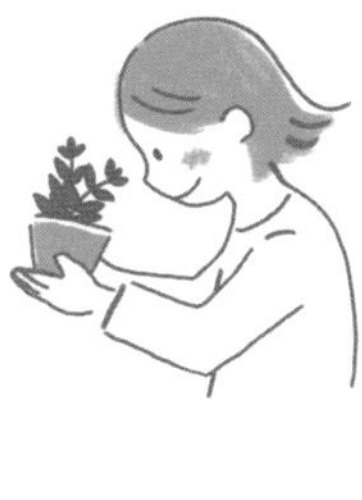

参考文献リスト

『アロマ＆ハーブ大事典』林真一郎監修(新星出版社)
『ハーブ大百科』デニ・バウン著(誠文堂新光社)
『「暮らしとからだに効く植物の名前」300がよくわかる図鑑』河村ゆかり企画(主婦と生活社)
『ココロとカラダに効く ハーブ便利帳』真木文絵著(NHK出版)
『ハーブのすべてがわかる事典』特定非営利活動法人ジャパンハーブソサエティー著(ナツメ社)
『メッセゲ氏の薬草療法』モーリス・メッセゲ著(自然の友社)
『メディカルハーブ事典』レベッカ・ジョンソンほか著(日経ナショナル ジオグラフィック社)
『メディカルハーブの事典 主要100種の基本データ 改訂新版』林真一郎編(東京堂出版)
『ラルース　美しいハーブの図鑑』ジェラール・デュブュイーニュほか著(ONDORI)
『ワイル博士の医食同源』アンドルー・ワイル著(角川書店)

索引

STAFF

ブックデザイン　太田玄絵
イラスト　よしもとなな
写真撮影　小早川愛
DTP制作　天満咲江（主婦の友社）
編集協力　新里陽子
編集担当　金澤友絵（主婦の友社）

わたしに効《き》くハーブ大全《たいぜん》

令和3年12月31日　第1刷発行
令和6年7月31日　第3刷発行

著者　小早川愛《こばやかわあい》
発行者　丹羽良治
発行所　株式会社主婦の友社
〒141-0021
東京都品川区
上大崎3-1-1目黒セントラルスクエア
電話　03-5280-7537（内容・不良品等のお問い合わせ）
049-259-1236（販売）
印刷所　大日本印刷株式会社

ISBN978-4-07-449444-6

著者

小早川愛（こばやかわ・あい）

ハーブの魅力と使い方をわかりやすく伝えるハーブコンシェルジュとして活動。ハーブ農場の㈱ポタジェガーデン入社後、営業担当としてのべ10000人以上にハーブの使い方を伝授。ハーブレシピ本自費出版をきっかけに、会社の枠を超えた対外的な活動も広がり、TBS「マツコの知らない世界」出演、料理教室やセミナー登壇、ハーブキャンディーも監修。現在も農場の一員として営業や催事を担当する一方で、企業や自治体のハーブ関連事業、商品・レシピ開発に積極的に取り組む。2021年㈱HERBiS設立（https://herbis.net/）。日本薬科大学の市民講座「漢方アロマコース」講師。産経新聞「ハーブと暮らす」連載中。上智大学外国語学部イスパニア語学科卒。4児の母。Instagram：@ai_kobayakawa

監修

糸数七重（いとかず・ななえ）

日本薬科大学薬学部漢方薬学分野講師・同大学漢方資料館学芸員補。東京大学薬学部卒。同大学院薬学系研究科修士課程・医学系研究科博士課程修了。博士（医学）、薬剤師。国立医薬品食品衛生研究所生薬部研究員、武蔵野大学薬学部一般用医薬品学教室助教を経て現職。医療関係者を中心とする一般社会人に統合医療を幅広く紹介する目的で開講される日本薬科大学漢方アロマコースのサブディレクターも務める。専門は漢方薬学・社会薬学・統合医療。日本薬科大学の姉妹校である台湾・中国医薬大学の都築伝統薬物研究中心研修派遣研究員として日本と台湾を行き来しつつ、漢方・薬膳、およびそれらの知見に基づく地域連携活動に関する研究および教育、実践を行う。